東京帝国大学医学部薬学科

西川 隆 著

人物と事績でたどる「宗家」の責任と挑戦

薬事日報社

はじめに

　わが国の薬学教育は明治初頭に始まる。その源流は政府の政策を反映して4つの潮流を生んだ。第1の潮流は、東京大学薬学部の前身となる明治6年（1873）に新設された第一大学区医学校の「製薬学科」である。これがわが国近代薬学教育の発祥となる。修業年数は5年（予科2年、本科3年）と長く、講義はお雇い外国人教師が外国語の教科書を用いて外国語で行った。明治19年（1886）に帝国大学医学部薬学科となった以降は、国の手厚い庇護を受けながら、欧州の近代薬学を独占する形で「宗家」として発展した。

　第2の潮流は、明治10年（1877）に薬学の門戸を広げて薬剤師を速成するため、上記の製薬学科に「通学生制度」（後に「製薬学別課」）が設けられたことである。修業年限は2年で、日本人教師が日本語で教えたが、明治20年（1887）12月に廃止となった。

　第3の潮流は、千葉・金沢・長崎の国立大学薬学部の前身となる高等中学校「薬学科」である。明治22年（1889）の学制改革で開設され、修業年数は3年であった。当初は5校の高等中学校医学部に薬学科が開設されたが、途中で岡山と仙台が廃止となった。明治25年（1892）の法律改正により、卒業生には東京大学・東京帝国大学薬学科の卒業生と同様に、無試験で薬剤師免状が交付された。

　第4は、東京・京都・明治の各薬科大学の前身で、明治13年（1880）以降に全国各地に開設された数多くの「私立薬学校」の潮流である。これらは明治7年（1874）の「医制」により、薬舗開業のために試験による免許制度が導入されたことへの対応で各地に設立された。私立薬学校のなかには、後に官公立に移管して大学薬学部（熊本、富山、大阪、名古屋市立など）になったところもある。

　この4つを源流として、わが国の薬学教育機関は復々線方式で誕生・定着・発展して行くが、誕生後も明治政府の施策の影響を受け、多くの教育機関、特に第3の潮流の官立医学部薬学科や第4の潮流である私立薬学校は試練に襲われ、経済的理由から閉校したものも少なくなかった。だが、それを克服して大正中頃には建学の道を歩み出したところも数多く存在した。

本書は、第1の潮流である、わが国薬学の「宗家」として最高学府に位置付けられて創立された東京帝国大学医学部薬学科が、その前身校を含めて国家の庇護を受けながら、時代時代の指導者たちが留学を通して欧州薬学を独占導入し、わが国に近代薬学を根付かせ、それを発展させた闘いと責任の足跡を、人物と事柄を通じて、その道筋を辿り検証したものである。制度的にはGHQ占領時の教育制度改革で東京帝国大学薬学科は消失したが、「宗家」の薬学先人たちの闘いは、戦後昭和の高度成長期以降まで薬学・薬業の世界に強い影響力を発揮しながら続いた。

　そのため、本書で記述した主な時代区分は、明治政府のドイツ薬学導入を起点にして、その終点は「宗家」の教授陣から東京帝国大学薬学科出身者が去り、それに代わって東京大学薬学部出身者が各講座の担当教授に就任した昭和60年代初頭頃までとした。

目　次

はじめに　1

第1章　製薬学科から帝国大学薬学科へ ……………………………… 7
　1　ドイツ医学の導入　7
　2　外国人教師の薬学導入進言　8
　3　製薬学科の設立　10
　4　最初の外国人教師ニューウエルト　13
　5　洋語学校から邦語学校へ　15
　6　帝国大学の誕生　17
　7　製薬学科廃止の危機　18
　8　長井長義を製薬学科教授に招聘　19
　9　丹羽藤吉郎が教授兼薬局長に　21

第2章　学術独占を進めた講座制と学位授与権 ………………… 24
　1　薬学科は3教授3講座　24
　2　学位「製薬士」に不満　25
　3　博士学位の授与権　26
　4　初の薬学博士を下山・丹波・長井・田原に授与　27
　　1.　下山順一郎──薬学創始者の本流の責任を貫く　28
　　2.　丹波敬三──水質・食品検査と毒物鑑定は薬の役割　30
　　3.　田原良純──薬事衛生の達識者　33
　　4.　長井長義──わが国薬学の父　34
　5　丹羽・柴田も推薦薬学博士　36
　　1.　丹羽藤吉郎──模範薬局開設などで実行力示す　37
　　2.　柴田承桂──薬学と薬事制度の創始者　38
　6　池口慶三らも「推薦薬博」に　40

第3章　「薬学振興論」と草創期のエリートたち ……………… 43
　1　柴田承桂の薬学振興論：薬物の生体との関連を知れ　43
　2　長井の「薬学の進むべき」論：生薬成分の解明と合成力を世界に示せ　46
　3　薬学科教授の不仲説　49
　4　「宗家」を離れ活躍したエリート先駆者　52

　　1．高橋三郎——日薬会長時代は混乱招く　53

　　2．池口慶三——薬界の巨星に相応しい活躍　55

　　3．安香尭行——「薬剤師の師父」と尊敬される　59

　　4．酒井甲太郎——近代的病院薬局の先駆け　61

　5　衛生試験所や薬学校などへの進出　64

第4章　医薬品不足を回避した国家的貢献 ……………………… 67

　1　ドイツからの輸入途絶　67

　2　臨時薬業調査会を設置　68

　3　衛生試験所の努力と貢献　69

　4　民間企業の製薬熱　70

　5　帝国大学薬学科も全面協力　72

　6　医薬品不足を回避　74

　7　衛生試験所部長村山義温のその後　75

第5章　世界に伍す2代目教授と門下生たち ………………………… 79

　1　近藤平三郎と薬化学講座の落合英二、津田恭介、宮木高明たち　80

　　1．近藤平三郎教授——不撓の開拓精神を持つ指導者　80

　　2．後任教授・落合英二——有機化学、アルカロイド路線を継ぐ　85

　　3．薬化学講座は岡本敏彦が継承——天然物の構造決定と生物活性で功績　88

　　4．津田恭介——広範な社会貢献を果たした指導者　89

　　5．宮木高明——薬学の再構築を目指し走り続けた　93

　　6．落合の研究後継者たち——世界的業績を挙げる　98

　2　朝比奈泰彦と生薬学講座の浅野三千三、野上寿、柴田承二たち　104

　　1．朝比奈泰彦教授——世界を目指した天然薬物研究の先駆者　104

　　2．浅野三千三——薬学の歴史を変える指導者　108

　　3．野上寿——わが国薬剤学の創始者　115

　　4．柴田承二——菌類から生薬学・天然物研究を展開　119

　3　慶松勝左衛門と薬品製造学講座を支えた人々　123

　　1．慶松勝左衛門教授——薬学・薬業の「中興の祖」　123

　　2．後任教授・菅澤重彦——キノリン類の合成研究で新境地開く　131

　　3．菅澤の後任教授・山田俊一——光学活性化合物研究で世界的成果　134

　4　服部健三と衛生裁判化学講座の秋谷七郎と浮田忠之進たち　135

　　1．服部健三——生活に直結する研究に徹する　136

　　2．後任教授・秋谷七郎——「下山事件」の鑑定で名を馳せる　140

　　3．浮田忠之進——微量水銀測定で公害の核心を衝く　142

第6章　慶松勝左衛門の薬学振興策とその成果 …………………… 147
　1　東京帝国大学薬学科の講座増設　148
　　1．寄付講座で増設を計画　148
　　2．学位論文審査期間の短縮など　149
　2　薬学に生物系分野を導入した先駆者たち　150
　　1．緒方章教授——「薬の研究をしたい」と訴え続ける　150
　　2．後任教授・伊藤四十二——緒方の意思を継ぎ生理化学分野を築く　154
　　3．高木敬次郎——初の薬理学講座を構築　157
　3　京都帝国大学に医学部薬学科創設　160
　4　京都帝国大学初代5教授の足跡　162
　　1．高木誠司教授——薬品分析化学講座の創始者　163
　　2．刈米達夫教授——薬事行政を主導した世界的生薬学者　165
　　3．高橋酉蔵教授——鎮痛薬アミノプロピロンを創製　169
　　4．富田真雄教授——初代薬学部長として貢献　171
　　5．石黒武雄教授——大手製薬企業社長を務めた先達　173
　5　新制京都大学薬学科発足で2講座増設　175
　　1．掛見喜一郎教授——製剤設計で有効・安全な薬物治療を目指す　175
　　2．鈴木友二教授——薬学における生化学の重要性を示す　177
　6　東京帝国大学に薬品分析化学講座　179
　　1．石館守三教授——新薬創製と日薬会長などで社会貢献　179
　　2．後任教授・田村善蔵——臨床化学分析の重要性を訴える　188

第7章　民主化で帝国大学の特権消失、平等へ …………………… 193
　1　占領下の歩み　193
　　1．GHQが教育改革に乗り出す　193
　　2．薬学教育分野の改革　194
　　3．帝国大学と薬学専門学校が一様の「新制大学」へ　196
　　4．薬学研究者養成指向の「宗家」　198
　2　薬学の在り方を巡る反省と変革の方向　200
　　1．新薬を創製できないとの批判　200
　　2．宗家は「薬の総合科学」確立を目指す　201
　　3．薬害研究施設を新設　205
　　4．大学院薬学研究科が独立へ　207

3 次世代を背負う教授誕生で新時代へ　209
　1．続々新制大学出身の教授が生まれる　211
　2．変革と挑戦の姿勢を明確に　214
　3．薬剤師教育の芽生えと「宗家」　216
　4．宗家の薬学科と薬科学科　217

結びに代えて …………………………………………………………222

あとがき　227

解　説　229

索　引　233

第 *1* 章 製薬学科から 帝国大学薬学科へ

1 ドイツ医学の導入

　明治維新となってからの新政府は、欧米先進国から政治・経済・教育・文化など各階層の専門家を招聘して直接指導を受けることで、わが国の近代化政策を進めた。医学分野では医道改正御用掛の相良知安（**写真1**）が、今までのオランダや英国の恩義を慮る政府高官を説得し、当時、世界に冠たる存在であったドイツ医学を手本とすることを主張した。政府顧問で大学南校教頭のオランダ生まれの米国人宣教師フルベッキ（G.F. Verbeck）も相良の意見を支持したため、幕末長崎でフルベッキに師事した佐賀藩出身の大隈重

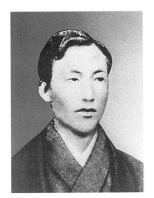

写真1　相良知安

信、副島種臣両参議らがこれに同調して、ドイツ医学を範とすることが決まった[1]。

　政府要路の高官たちがドイツ医学の採用に踏み切った大きな理由は、プロイセンの政体が立憲君主国でわが国の政体と近似していたこと、しかもドイツは西欧の列強に比べてアジアへの進出（侵略）が遅れ、これがかえって政府要人に好感を持たせたことであった[2]。

　両国の恩義に対しては、オランダには官立にした長崎医学校に従来通りオランダ人教師を置くことで解決した。また、戊辰戦争で傷ついた政府軍将兵の手当てに当たった英医ウィリスは、参議西郷隆盛が鹿児島医学校校長に招聘することで決着したというのが定説になっている[3,4]。

② 外国人教師の薬学導入進言

　ドイツ医学導入を決めた政府が招聘したドイツ人教師の外科医ミュルレル（Leopold Müller：写真2）と内科医ホフマン（Theodor Hoffmann：写真3）の2名は、明治4年（1871）8月に来日し、大学東校でドイツ医学教授の準備を始めた。開講に際してミュルレルは、翌5年（1872）に薬学教育の必要性を訴える次のような「建白書」を政府に提出し、ドイツ薬学の導入を進言した[5]。

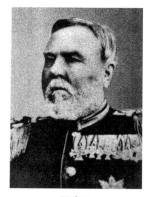

写真2
レオポルト・ミュルレル

　　自分たちは医学医術を日本の学生に教授するために招聘されたもので、薬学は専門でもないし教えもしない。従って卒業生の医師は薬について素人である。しかるに日本では欧米と違って医師自ら患者に投薬する習慣がある。この習慣は直ちに正さなければならないが、この状態では薬のことを知らないものが投薬することになる。政府がドイツ医学を導入する考えならば、同時に薬学に優れた専門家を招聘して薬学教育を併せて行う必要がある――

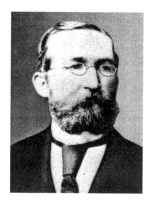

写真3
テオドール・ホフマン

　この進言は、日本では医師が自ら患者に投薬するため、医師に対する薬の使用法や調製法、保存法などに関する教育を行う必要性があることから、ドイツにおける薬の専門家である薬剤師の招聘を求め、薬学教育に当たらせるというものであった。つまり、近代医学を振興させる前提として、薬学の必要性と医師と共に医療に従事すべき薬剤師の役割を指摘したのである。

・オランダ人薬学者の要望[6,7]
　一方、東校は明治5年（1872）8月の学制改革で第一大学区医学校と改称した。同年2月に文部省に医務課が設置され、翌6年（1873）3月医務局に

昇格した。この頃、長崎医学校予科教師のオラン
ダ人薬学者ゲールツ（Anton Johannes Cornelis
Geerts：**写真 4**）は、長崎税関の依頼により輸入
薬品の鑑別試験を行っている。その試験結果は、
彼を驚かせることとなった。日本人が西洋薬品に
関する知識を持たないために、不良品や贋造品が
余りにも多かったからである。明治 6 年（1873）
1 月、ゲールツは試験結果を長崎税関長に提出し、
次のように現状の改善を強く訴えた。この意見書
が、わが国における「薬学誕生」の第一歩となる
不良医薬品取締機関としての「司薬場」の創設に
繋がることとなる。

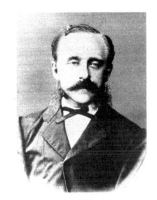

写真 4　ゲールツ

　　輸入薬品には不良品あるいは贋造薬品が多い。不良薬品の横行は日本国
　民の健康に悪影響を及ぼす重大問題である。薬品監視の実施と薬品試験所
　を早急に設置する必要がある。創設する際には協力を惜しまない――

　長崎税関長がこの意見書を政府に取り継いだことで、輸入薬品の実情と税関
の訴えが表面化した。文部省は明治 6 年（1873）9 月、太政大臣三条実美に「司
薬場設置に関する伺書」を提出し、三条は医務行政を担当する文部省に対応策
を命じた。

・「薬剤取締之法」作成

　ちょうどその時期の明治 6 年（1873）3 月、
欧米の医薬制度を視察し、自身も衛生学を修めた
文部少丞長与専斎（**写真 5**）が帰国、医務局長に
就いた。長与は直ちに医学校教師のミュルレルと
ホフマンに西洋の薬剤取締制度について諮問し、
答申を得た。長与はそれをもとに「薬剤取締之法」
を作成し、同年 5 月 20 日太政大臣に提出した[8]。
　同法は、わが国薬事制度の原型をなすものであ
るが、そればかりでなく古くから漢方医を主体と

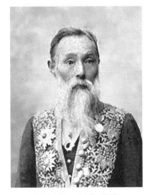

写真 5　長与専斎

してわが国で行われてきた医療上の旧習を否定し、近代的な医療制度の導入に向けて必要と考えられる新しい思想を基本に据えていた点で意義のあるものであった。

その内容は28条から構成されているが、要約すると次の4つに分けられ、その最後に製薬学校の創設（第27条）を求めた。

- 第1に薬品の売買は政府より免許を受けた薬舗に限定し、その資格者の教育に関する規定を設けるとしたこと
- 第2に医薬分業を実施するため、医師は処方箋を薬舗に送り、原則として薬の販売を禁じたこと
- 第3に医薬品の品質を確保するための検査制度を確立し、検査は司薬場で基準書に従って行うこと
- 第4に医薬品の自給を図り、製薬を進歩させるために製薬学校を設けること

3 製薬学科の設立

第4に示された製薬学校の設立計画は、長与自身により急ピッチで進められ、明治6年（1873）6月24日、次のような「製薬学校設立申請書」が文部卿に提出された[9]。

薬学の目的として、薬石の精錬、真贋の鑑別、輸出入の方法から毒殺の裁判に至るまで皆これに関係しないものはない。故に文明諸国では殊に薬学が重視されている。わが国が文明諸国に比べて製薬学の基礎となる理化学の後進性が薬品製造研究を阻み、輸入に依存するうえ、真贋を鑑別する知識に暗い。そのため外国商人の奸計に陥り、贋薬や粗悪薬品が流通し、生命・健康に危害を及ぼす。そればかりか輸入超過で国家経済にも重大な損失を招くことは自明の理である――

・薬学の目的は「真贋鑑定」と「製薬」にあり

上記の製薬学校の設立申請書は、長与が欧米の視察で得た「医学と薬学は並進すべきもので、薬学は文明諸国で重要視されている。しかも薬学は人命に関するのみならず、国家経済にも重大な影響を及ぼす処すこぶる大である」とい

う考えを反映していた。

　すなわち、ミュルレルが自国のドイツや欧州諸国で実施している医薬分業を通じて、薬剤師の必要性と役割の重要性から薬学導入を訴えたのに対して、長与はわが国に必要なのは「真贋鑑別」の薬学であり、「製薬」の薬学であると訴えたのである。

　このことを製薬学校の設立申請書が明確に物語っている。つまり、薬学導入を巡り、まず薬剤師の招聘を求めるミュルレルと、製薬を中心に置く長与の考えとの間に差があったのである。どちらの意見も近代国家の建設には不可欠なものであったが、ミュルレルと長与のわが国創始期の薬学に対するこの僅かな考え方の差が、130年後の薬学6年制実施をめぐる議論の芽に結びつくのである。

・製薬学科設置を布告

　明治初期に、こうした薬学教育と製薬研究が近代国家には欠かせない要素であることを訴えたミュルレルの建白書と長与の設立申請書は異議なく採択された。文部省は明治6年（1873）7月25日「製薬学科設置」を布告、修業年数は予科2年、本科3年の5年制とした。予科2年の間に「ドイツ語」「ラテン語」「数学」を学び、本科では3年で学ぶ科目は「化学」「動物学」「金石学」「物理学」「植物学」「薬方学」「化学演習」「製薬化学」「製薬学器械」「用法学」「実用化学」「薬物分析学」で、製薬学科の最終目的である「専ら精錬等を司どる」ための科目編成となっていた。そして夏季には「従前学ぶ所の諸科を薬局に於いて実地経験せしむ」とあり、「大試問」が行われるとあった[10]。

・旧武士階級の出身者が入学

　製薬学科は明治6年（1873）9月1日、第一大学区医学校製薬学科として東京・神田和泉町に開校、下山順一郎、丹波敬三、丹羽藤吉郎ら20名が第一回生として入学した。彼らは旧武士階級の出身者であっただけに、国のため、あるいは自身の出世のためという意識を抱き、「我らこそ薬学の創始者たらん」と燃えていた。

　下山順一郎は、嘉永6年（1853）2月18日、愛知・犬山藩の士族に生まれた。明治3年（1870）に同藩の貢進生として大学南校に入学し、明治6年製薬学科に入学した。丹波敬三は、嘉永7年（1854）1月28日、現在の神戸市元町

の蘭方医の三男に生まれ、幕府海軍操練所で蘭学を学んだ。明治5年（1872）、17歳の時に第一大学区医学校に入学したが、翌年医学校に製薬学科が開設されたので薬学に転じた。丹羽藤吉郎は安政3年（1858）2月2日佐賀藩士族に生まれ、同藩貢進生としてドイツ語を大学南校で学んでいたが、製薬学科に入学した。貢進生は藩の費用で留学が許されたエリートである。

　下山ら一回生は、明治8年（1875）9月本科に進級した。その間、前年の明治7年（1874）5月の学制改革で第一大学区医学校は「東京医学校」に改称され、医務局長の長与専斎が医学校長を兼務した。そして、校名は「東京医学校製薬学科」となった。予科では医学科と合同でドイツ語、ラテン語、理化学、数学、物理学などを学んだ。だが、下山ら製薬学科予科生はこれらの課程に不満を抱き、早期の製薬学開講を望んだが叶わなかった[11]。

・柴田承桂が最初の教授に就く

　長与校長は、開校間もない東京医学校製薬学科の日本人教授の選定に苦慮していた。折よくベルリン大学でA.W. ホフマン教授の下で有機化学を学び、またミュンヘン大学のペッテンコーファー教授による衛生学の研修を終えて帰朝した柴田承桂を最初の製薬学科教授に任命した。柴田は、薬学教育の基礎づくりに当たった。当面の問題は製薬学科専任のドイツ人教師の招聘と実験設備を整えることであった。だが、試験管からろ紙に至るまですべてを輸入に頼らねばならない状況であったので、実習室などの新設は予算の関係で早急な実現は望めなかった。

　そこで長与局長兼校長の権限で文部省医務局の管轄下にある東京司薬場（現在の国立医薬品食品衛生研究所）内に薬学実習室を急造して、明治7年（1874）から下山ら予科生は司薬場に通い、司薬場が招聘したドイツ人教師マルチン（G. Martin）から初めて化学実験の指導を受けた。しかし、翌8年（1875）6月に医務局が内務省に移管されたため、司薬場での実習は10ヵ月足らずで打ち切られることとなり、製薬学科予科生の授業は下山らが満足するものでなかった[12]。

・教頭ランガルトが着任[13]

　製薬学科専任のドイツ人教師も不在のまま、明治8年（1875）9月から下山らは本科生に進級することとなった。そのため、ドイツから専任教師が着任

するまでの暫定措置として、東京外国語学校教諭のドイツ人薬剤師ハンゼン（Hansen）を製薬学の臨時講師に委嘱したほか、教授柴田承桂（製薬学）、助教飯盛挺造（物理学）、同大井玄洞（製薬学）の担任で、本科の授業が開始された。

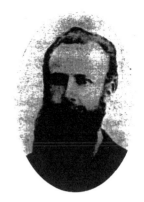

写真6　ランガルト

　同年11月になって、長与と柴田の依頼によりベルリン大学留学中の長井長義（後に薬学科教授）と池田謙斉（医学部初代総理）が推薦した、日本の薬学教育の基礎づくりに最も重要な学殖豊富な教師としてランガルト（A. Langgaard：写真6）が教頭で着任した。ランガルトはベルリン大学のリープライヒ（Oscar Liepreich）教授の下で薬理学を専攻し、難関の学位を得た秀才の誉れが高いドイツ人薬学者であり、来日した時は27歳であった。

　ランガルトは直ちに柴田と共に製薬学科の教授要領を策定した。ドイツから機器、薬品、書籍などの教材が届き、ようやく西欧の薬科大学に準じた日本独自の薬学教育・研究の準備が整った[13]。

④ 最初の外国人教師ニューウエルト [14]

　上記のように、製薬学科専任ドイツ人教師ランガルトの着任で柴田と長与の納得するわが国独自の薬学教育・研究が始まったが、ここで明治政府が最初に招聘したドイツ人教師のニューウエルト（Niewerth）に触れたい。ニューウエルトに対する評価が、わが国薬学の在り方に強く関連するからである。

　医学校のドイツ人教師ミュルレルが医学と並行して薬学を導入するよう政府関係者に進言したのを受けて、最初に招聘されたのがドイツ人薬剤師のニューウエルトである。ニューウエルトは明治5年（1872）11月に来日した。その任務は第一大学区医学校の「付属医院薬局教師」であった。前述のように、翌6年（1873）医学校に製薬学科が設立され、予科課程にあった下山ら第一回生は語学や基礎学科の予科授業に飽き足らず、「早く製薬学を開講してほしい」と要望したが、当局に受け入れられなかった。その理由として、当時校長の相良知安は、ニューウエルトが製薬学科における薬学教育の兼務を固辞し、付属医院薬局の整備に従事したいと希望したことを挙げ、下山らの要望を退けたという[5,15]。

・付属医院薬局を整備

このことは、ミュルレルが推薦した薬剤師ニューウエルトの考え方は、わが国薬学の目的が「製薬にあり」という長与専斎や柴田承桂らの考え方と明らかにミスマッチであったことを意味している。とは言え、ニューウエルトは来日した使命を見事に果たしたのである。

というのも、ミュルレルがニューウエルトに求めたのは、ミュルレルが来日当初に見た医学校付属医院薬局の現状を改善し整備することであった。毒劇薬の区別もなく、薬名の統一すら行われていないずさんな薬局管理の解消を依頼したのである。彼はその使命を見事に果たした。ずさんさを解消したばかりでなく、ドイツ式薬局の管理と組織をつくり、整備したのである。そして、ニューウエルトは学生に処方調剤や薬品の鑑定法、管理法など基本的な技術指導を行って、司薬生（薬剤師の卵）の養成に努めるなど数々の成果を挙げ、明治8年（1875）に帰国した[5]。

このようにニューウエルトの功績は、ドイツ人薬剤師の能力を発揮して、今日の東京大学付属病院薬局の源流となる医学校に近代的薬局をつくり、そこで薬剤師の卵たちを養成する大きな使命を達成したことである。ミュルレルがまずニューウエルトのようなドイツ人薬剤師を求めたのは、あまりにも常軌を逸していた当時の医学校の薬局管理の杜撰・乱雑さを整備するためであった。同時に、薬局を整備しなければ、ドイツ式の医学教育はできないと判断したためでもあった。その期待にニューウエルトは見事に応えたのである。

それにも拘らず、わが国薬学創始者の間ではニューウエルトの評価は高くない。むしろ評価は低い。ニューウエルトに関する資料は殆ど残されていないし、履歴書や顔写真さえ見当たらない。フルネームや出自も判明しないのである。

・柴田承桂らは低い評価を下す

事実、日本人最初の製薬学科教授となった柴田承桂は、ニューウエルトの招聘を快く思っていなかった。薬学の使命は「製薬にあり」としていたからである。柴田は学殖査定を行わずにニューウエルトを受け入れたのは誤りだと悔やみ、彼の任期満了後の外国人教師の人選には前轍を踏まないようにしなければならないとさえ述べている[16]。

柴田や長与専斎が考えていた外国人教師の条件は「薬学教育の基礎づくりに重要な学殖豊富なドイツ人薬学者」で、製薬学科本科で「無機化学」「有機化

学」「製薬化学」の講義と実習を教授できる薬学者を指していた。薬剤師であるニューウエルトは、この条件にマッチしなかった。そればかりでなく柴田や長与ら創始期の薬学者は、ニューウエルトが基礎を築いた医療に不可欠な「薬局」に関する学問への関心は薄く、「〜化学」（なになに）より低位に置いていた。わが国薬学は草創期から「宗家」としては「製薬」を目標にし薬学者・薬学研究者の養成に重点を置き、薬剤師養成には眼を向けず、以後もこの姿勢を貫いたのである。

・丹羽藤吉郎が薬局整備に乗り出す

　それでも明治10年（1877）の教科編成で初めて「薬局調剤」と「同実習」が加えられた。その要因は、明治7年（1874）8月公布の「医制」が謳った医薬分業を実施するために不可欠な薬舗主（薬剤師）教育を行うため、卒業生には無試験で薬舗開業免状を与えたからである[17]。しかし、実質的にどの程度、付属医院薬局で薬局調剤の講義と実習が行われたかは疑問である。

　というのも、付属医院薬局が医局管理となっていたこともあって、ニューウエルトが明治5年（1872）から3ヵ年かけて築いたドイツ式薬局は、知らず知らずのうちに毒劇薬の管理も乱雑になり、目に余る旧態に戻っていたからである。とても製薬学科の薬局調剤と実習に活用されていたとは思えない。特に明治9年（1876）11月に医学校が付属医院や製薬学科などと共に本郷加賀藩邸跡に新築移転した後の下谷和泉橋の付属医院薬局は酷かった[18]。

　こうした乱雑振りは、明治22年（1889）4月に助教授の丹羽藤吉郎が医科大学長三宅秀の要望で付属医院薬局の監督（薬局長）に就任して、一気に解消に向かった。ここに薬局管理に関係するようになった丹羽の原点があった。

5 洋語学校から邦語学校へ

　開講した当初の製薬学科の授業の特徴は、予科・本科を通じて外国人が外国の教科書を用いて外国語で行う「洋語学校」であったことである。例えば、予科ではドイツ語、ラテン語、数学、物理学などを外国語で学び、本科ではドイツにおける最新の製薬化学や有機化学、無機化学、薬用植物学、分析学など専門科目の講義と実地演習がドイツの薬学教科書を用いてドイツ語で行われ、その内容も高度であった（**写真7**）。

ニューウエルトの後の製薬学科の外国人教師は、柴田・長与らが求めた条件に合う薬学者あるいは化学者が招聘された。主席のランガルトをはじめ、マルチン（G. Martin）、コルシェルト（O. Korschelt）、エイクマン（J.F. Eijkmann）の4名は、任期時期こそ異なっていたが、熱心に教育・研究を教授し、薬学の先駆者足らんとする学生の学習意欲を奮い立たせた。なかでも学生の信頼を集めたランガルトは、明治14年（1881）11月の帰国に際し、明治天皇に拝謁を許され、勲四等が授与されたほど熱心に教育に当たった。

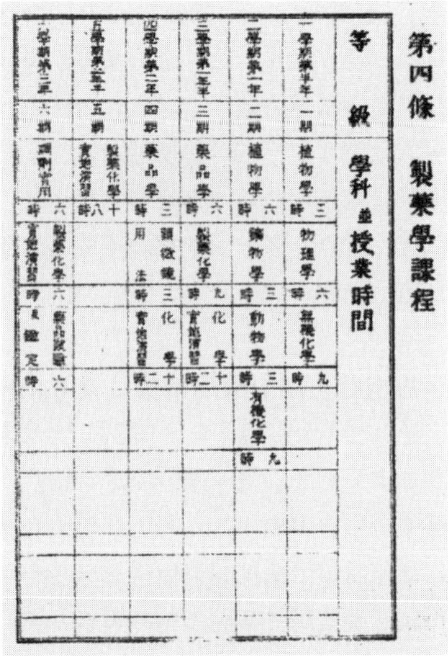

写真7
第四條　製薬学過程（『東京大学医学部一覧　明治13〜14年』より）

この間、明治10年（1877）4月に東京医学校と神田一橋の東京開成学校が合併して、わが国最初の近代的総合大学として医学・法学・文学・理学の四学部を統合した東京大学が創立された。東京医学校は東京大学医学部となり、製薬学科は「東京大学医学部製薬学科」となって、翌11年（1878）に首席の下山ら9名の第一回生が卒業した。そのうち下山順一郎・丹波敬三・丹羽藤吉郎は助教として大学に残り、他の小山哉、高橋三郎、納富嘉博、吉田学ら6名は各地の県病院や陸海軍、官庁に就職した。

・下山、丹波が留学して邦語学校への移行を準備

外国人教師による教育はその後、明治18年（1885）8月に帰国したエイクマンを最後に、外国人教師の手を離れた。そのため、明治14年（1881）6月には下山・丹波・丹羽が助教授に昇格した。これは日本人の記した教科書（原著翻訳）を用いて、日本人が行う自主教育体制の下でも高度な教育・研究を可能とする「邦語学校」へ移行する準備であった。

同時に、誕生間もない東京大学が日本人による近代科学を推進するためには、明治12年（1879）以降、医・法・文・理の4学部から人材を欧米諸国に派遣

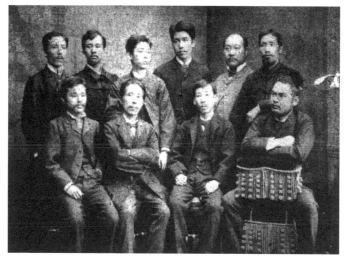

写真 8　留学生たち（後列一番右が丹波敬三、左から 2 人目が森鷗外）

する必要があった。その象徴的な動きを、薬学科では下山と丹波の留学にみることができる。明治 16 年（1883）9 月、下山がドイツ・ストラスブルグ大学フリュッキゲル（Flückiger）教授の下で生薬学研究の使命を帯びて官費留学を命じられた。研鑽を積み「日本産モチゴメ澱粉の化学的研究」および「キナアルカロイドの定量法」の論文でドクトルの学位を受け、教授への資格を整えた。

　丹波も翌 17 年（1884）8 月に自費でエルランゲン大学に留学（**写真 8**）、A. ヒルゲル（Hirger）教授について衛生・裁判化学の研究に励み、「青酸塩類と無毒青酸複塩を裁判化学的に区別する方法」と題する論文にまとめ、ドクトルの学位を得て、下山と同様に教授への資格を整えた。さらに丹波はベルリン府衛生局助手を務め、ブタペスト大学で衛生化学を研修した後、ストラスブルグで下山と合流、製薬学を聴講して帰国した。

　こうして下山・丹波は、わが国薬学の先駆者ならんとする決意を留学という行動を通して自他ともに表したのであるが、特に丹波の私費留学は、次回の官費留学の機会が何時くるか不明であったためであった。

6　帝国大学の誕生

　こうした時期の明治 19 年（1886）3 月、政府は「帝国大学令」を公布、東

京大学は「東京帝国大学」になった。帝国大学令は 14 条から成っているが、その第一条と第二条は次のように記載されていた。

　第一条　帝国大学は国家の須要に応ずる学術技芸を教授し及びその蘊奥を攻
　　　　　究するを以って目的とす
　第二条　帝国大学は大学院および分科大学を以って構成す　大学院は学術技
　　　　　芸の蘊奥を攻究し分科大学は学術技芸の理論及び応用を教授する所
　　　　　とす

　これにあるように、帝国大学は「国家の須要」に応えることを目的に掲げ、国家の絶大な庇護のもとに発足した「国家の大学」であり、「唯一の大学」であった。ここに帝国大学がわが国にとって特別な大学であることの根元があった。帝国大学令により東京大学は法・医・工・文・理の 5 分科大学を擁する東京帝国大学となり、製薬学科は「東京帝国大学医科大学薬学科」となった。
　つまり、帝国大学は明治政府が東京大学を核に、欧米諸国の大学に肩を並べられる水準の、わが「帝国」を代表する大学として創立され、わが国唯一の大学として高等教育システムの頂点に位置付けたのである[19]。
　帝国大学令第一条、第二条を冒頭に記したが、19 世記後半の世界でこのようなことを謳う国はなかった。ドイツには大学院らしい大学院はなかった。米国では伝統的な大学には大学院はあったが、大学だからといってすべて大学院を持っていなくてはならないという通念はなかった。帝国大学では研究と教育の両方を行うことになったが、これはフンボルトの理念（教育と研究の統一）である学問の探求と、その教授こそが大学の役割であるというベルリン大学の理念に通じるものであった[20]。

⑦　製薬学科廃止の危機

　しかし、この帝国大学令による学制改革に際して、萌芽したばかりのわが国の薬学教育の芽が摘み取られようとする思いもよらぬ危機に見舞われた。その直接の原因は、製薬学科が開講された 10 年後の明治 16 年（1883）以降、製薬学科本科生が皆無となり、化学部門は理科大学化学科に吸収させて、経費の合理化を狙ったというのが廃止の理由であった[21]。

・廃止の理由は何か

　入学者の集まらない原因は、卒業しても働く場所が少ないことにあった。当時は最先端の新しい学問である薬学を学んでも、政府が掲げた医薬分業は医師たちの反対で実施されず、また本格的な製薬事業を展開する製薬企業も興らず、エリートの彼らを迎え入れる余地は殆どなかった。「卒業しても各地の司薬場、軍病院、国公立病院に職を求めて全国に散った」[22] というのが実情であった。こうした社会状況や苦労が付きまとう明治 10 〜 20 年代に入学希望者が少ないのも頷ける状況であった。

　入学者皆無が続くどん底の明治 19 年（1886）に文相・森有礼の計画した「製薬学科廃止案」が急浮上した時、折悪く下山順一郎、丹波敬三の両助教授は前述のようにドイツに留学中で、留守を預かっていたのは同期で正義感の強い丹羽藤吉郎助教授ただ 1 人であった。

・丹羽の陳情が廃止回避

　廃止の報に接した 31 歳の丹羽は、その責任を一身に背負う覚悟で森文相に直談判し、薬学の必要性、その応用はわが国の殖産産業発展の基礎であることを説明、陳情を繰り返して翻意を促した。文相も丹羽に種々実情を質し、非を認めると潔く廃止令を撤回した。そして文相は帝国大学医科大学薬学科として復活する措置を取り、薬学教育の存続が公認されたのであった[23]。

　この丹羽の「薬学の死守」と呼ばれる捨て身の事件の結果、わが国唯一の最高学府である大学に薬学科の設置が決定したことは、大学において薬学が教育・研究体制を維持できることになったことを意味し、丹羽の功績が高く評価される要因となった。もしも、この時に薬学が最高学府の大学から閉め出されていたら、良くも悪くも薬学の持つ技術・学問が「国家須要に応える学」に当たらないことになり、その後のわが国薬学・薬業の発展に大きな負の影響を与えたに違いない。こうした意味からも、『東京大学百年史』（薬学部）に「丹羽の大功は、薬学部の今日ある所以と伝えられている」と記されているとおり、丹羽の奔走はエポック・メイキングな出来事であったと理解できる。

8 長井長義を製薬学科教授に招聘

　東京帝国大学医科大学薬学科として再出発した後、明治 20 年（1887）7 月、

最新の欧州の薬学を修学し、ドクトルの学位を得てドイツから帰国した下山順一郎、丹波敬三が教授に昇進、丹羽藤吉郎は助教授に留任した。下山は生薬学・薬用植物学・製薬化学を、丹波は衛生化学・裁判化学・植物解剖学を、丹羽は有機体考究法・調剤学・薬局方などを担当した。

　下山は生薬学者としてその名を馳せているが、本人の生き甲斐は「製薬化学」であった。そのため、大学当局の命令で生薬学の担当を余儀なくされたことを生涯の痛恨事として不満を抱いていたという後日談も残されている[24]。

　明治26年（1893）8月には帝国大学官制が公布され、「講座制」が誕生し、薬学科は3講座で3教授となった。第1講座（生薬学）下山教授、第2講座（衛生裁判化学）丹波教授、第3講座（薬化学）丹羽助教授に決まった。同時に丹羽の教授昇任も約束されていた。だがこの時、薬学科講師の長井長義は理科大学化学科第2講座教授に任命された。長井は徳島藩貢進生として政府の第一次海外留学生としてベルリン大学化学科のA.W.ホフマン教授の下で有機化学を学び、同教授の助手を務めたわが国有機化学の第一人者であった。

・丹羽が教授ポストを譲る

　長井を薬学に残すべきと決意して行動を起こしたのが助教授丹羽だった。丹羽は、自身の教授への栄達を捨ててでも、薬学の振興には長井を薬学科第3講座教授に配置換えさせることが欠かせないと考え、文部省や帝国大学総長、医科・理科両大学の間を奔走した。独断的な行動ではあったが、丹羽の熱い要望を聞いて文部省や総長ら関係者はその意向を受け入れたので、彼の目的は果たされた。長井は10月薬学科第3講座教授（薬化学）に就任した。

　かくして、下山・丹波・長井の3教授と助教授丹羽の構成で、日本人による「講座制」の薬学教育の骨格が完成した。それと共に前身校を含む帝国大学医科大学薬学科が、文字通りわが国薬学教育の「宗家」として礎を築いて行った。卒業生には、それまで不人気であった「製薬士」に代わって、「薬学士」の称号が与えられた。

　長井を招聘するため、この時に丹羽のとった自身が担当する予定であった第3講座を長井に譲った行動は、美談として後に薬学科教授となった近藤平三郎や緒方章が自伝のなかで次のように語っている。

　　薬学振興の目的から、わが国有機化学の第一人者で理学部教授の長井長

義を薬学に迎えるために、丹羽は自身の教授ポストを進んで長井に譲り、自分は長い間助教授で辛抱した。これは丹羽の高潔無私な性格の一端を表していた。

——近藤：『藤園回志』、緒方：『一粒の麦』

9 丹羽藤吉郎が教授兼薬局長に

　丹羽が教授に昇格したのは、明治40年（1907）5月に増設された第4講座「薬品製造学」の担任になった時である。付属医院初代薬局長も兼務した。同期の下山、丹波以来約20年が経過していたことから、丹羽の教授昇任と講座の増設は、薬学・薬業界ともに待ちに待ったものであった。この時の講座編成は、依然として教授1名、助手1名の不完全講座であり、助手の主な任務は学生の実習指導と経理面を委任されていたという。

・医科大学長の期待に応える

　丹羽が薬局業務に関わるようになったのは助教授時代に始まる。助教授丹羽は、帝国大学医科大学長三宅秀の要望により、明治22年（1889）4月付属第二医院の薬局監督に就任した。丹羽は翌23年1月の「薬律」施行に先立って薬局の整備と毒劇薬や局方不適合備蓄薬品の点検を徹底して行い、三宅学長の期待に応えた。さらに薬局の管理体制を医局から分離して医薬兼業を改め、名称も全国病院薬局の範となるべく「模範薬局」（**写真9**）とした[18]。

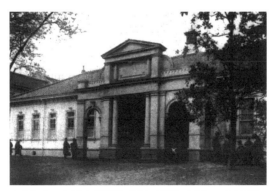

写真9　帝国大学模範薬局（明治44年：1911）

模範薬局とした理由は、「薬律」の施行に伴い地方病院の薬局長が街の薬局の指導者として医薬分業の受け入れ体制を整備するには医科大学の薬局が模範とならなければならないと考えたからである。この考えを実践するため、丹羽は衛生局（長与専斎局長）や医科大学（三宅秀学長）とタイアップして、自身は主催者の筆頭に名を連ね、同7月に第一回全国公私立病院薬局長会議を医科大学で開催した。席上丹羽は「薬局長は自らの病院薬局を模範となるように整備し、かつ市中薬局や医院調剤所の整備に当たるべし」と鼓舞した[25]。

・帝国大学模範薬局

　そして明治29年（1896）12月、本郷に新築移転した医科大学付属第一医院薬局監督を経て、明治41年（1908）6月に第4講座担当教授となり、兼任で付属医院初代薬局長に就任した。さらに明治44年（1911）3月には丹羽の設計による独立したブロック建築の薬局が落成、「帝国大学模範薬局」の門標を掛け、医薬分業を実施したモデルケースおよび全国の病院薬局の模範となった[26]。こうして病院薬局の「宗家」としての地位を確保する礎を築いた。

　しかし、丹羽の様々な努力にも拘らず、「宗家」の薬学科では唯一、医療に直結する「調剤学」や「調剤学実習」の授業時間は縮小傾向に向かった[17]。その理由は、「宗家」設立の主目的が「製薬」にあったため、下山、丹波も生薬学、衛生裁判化学の看板を掲げているものの、常に製薬学への執念を持ち続けていたからである。それに加え、「医制」や「薬律」に謳われた医薬分業は実施されず、さらに帝国大学薬学科卒業生には薬剤師資格が無試験で与えられる特権が与えられていたので、本来は在学中に充分に修得しなければならない科目であったが薬学科内では調剤学は軽視されていたのが実情だった。

　薬学科では丹羽だけが病院付属薬局の整備拡充に情熱を傾けており、後年、日本薬剤師会会長として医薬分業の実施を求めて全薬剤師の先頭に立って闘った源流は、この模範薬局にあったと言える。

参考文献

1. 根本曾代子. 日本の薬学、東京大学薬学部百年史考―近代薬学教育・研究の源流. 薬史学雑誌 1977；12（1）：19-27.
2. 菅原章. 日本医療政策史. 原書房；1976. p.12.
3. 石黒忠悳. 懐旧九十年. 岩波文庫；1983. p.177.

4. 長崎大学医学部．長崎医学百年史；1961．p.265．

5. 東京大学百年史．部局史二「第八編　薬学部」．東京大学出版会；1987．p.1047．

6. 清水藤太郎．日本薬学史．南山堂：1971．p.395．

7. 西川隆．わが国薬学の基礎を築いたゲールツ．薬学史事典．薬事日報社；2016．p.189-191．

8. 清水藤太郎．前掲．p.393．

9. 同上．p.438．

10. 東京大学百年史　前掲．p.1050-1052．

11. 根本曾代子．草楽太平記下山順一郎傳．廣川書店；1994．p.24-25．

12. 東京大学百年史　前掲．p.1052-1053．

13. 同上．p.1053-1054．

14. 西川隆．薬史あれこれ　第22回　薬学関連のお雇い外国人点描（5）．都薬雑誌
2017；39（12）：46-49．

15. 根本曾代子．日本の薬学　東京大学薬学部前史．南山堂；1981．p.81-82．

16. 同上．p.97-98．

17. 東京大学百年史　前掲．p.1057．

18. 同上．p.1073-1074．

19. 天野郁夫．大学の誕生（上）．中央公論社；2009．p.89-110．

20. 小高健一．日本近代医学史．考古堂；2011．p.111．

21. 東京大学百年史　前掲．p.1068．

22. 山﨑幹夫．薬と日本人．吉川弘文館；1999．p.87-88．

23. 丹羽藤吉郎回想録「明治維新後の薬学に関する沿革」．薬剤誌　1923；4．

24. 根本曾代子．前掲．草楽太平記下山順一郎傳．p.39-40．

25. 日本薬剤師会．日本薬剤師会史；1973．p.54-55．

26. 小清水敏昌．医科大学病院の「模範薬局」と丹羽藤吉郎．薬学史事典．薬事日報社．
2016．p.223-225．

第2章 学術独占を進めた講座制と学位授与権

　帝国大学が国家の大学であり、唯一の大学であることは前章で述べたが、このことは国家の庇護の下、西欧先進諸国の学問を主体とする学術を独占できることを意味していた。当時必要としていた近代的な学問を取り入れ、独占する具体的な仕組みは、①教育・研究組織としての「講座制」、②教育・研究人材の孵卵器としての「大学院」や「学位制度」、③各種の「学会」と「学術雑誌」などであったが、そのすべては帝国大学とその前身校である東京大学と共に誕生、発展した。これらの体制は帝国大学が学術を独占する上で重要な役割を果たした[1]。

1 薬学科は3教授3講座

　学術を独占する仕組みの1つを果たす「講座制」は、西欧に倣い学科において最も基本的な教育・研究の組織単位として設置された。講座制は、西欧先進国と同型・同水準の大学を目指す帝国大学にとって不可欠な仕組みであり、講座を担当する教授は「その専門の学術を講じ、指導し、研究を遂げる」ことが期待された。これは教授の担当責任を明確にし、教育・研究への専念を求めたものであった。同時に講座を構成する教授・助教授・助手の職務内容と定員を定めたことで、講座が教育・研究の基礎組織であると共に、教員組織と切り離せない関係であることを示した。つまり帝国大学だけに教育・研究の組織化を進め、学術の独占化を図ったのである。明治26年（1893）に制度が発足した際には123講座が設けられ、しかも講座制が許されたのは戦前期まで帝国大学だけであった[2]。

　123講座の内訳を見ると、講座数は法科22、医科23（うち薬学3）、工科

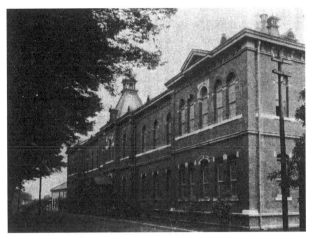

写真 10　明治 39 年竣工の薬学科教室

21、文科 20、理科 17、農科 20 であった。医科大学医学科は 20 講座、教授 17 名であったのに対し、薬学科は 3 講座で、教授は下山順一郎・丹波敬三・長井長義の 3 名、それに助教授丹羽藤吉郎という極めて小規模の構成であった[3]。(**写真 10**)

　とは言え、以後、小規模ながら下山（第一講座、生薬学）・丹波（第二講座、衛生裁判化学）・長井（第三講座、薬化学）・丹羽が、欧州の近代的薬学の学術と技術を独占し、わが国薬学のリーダーとして教育・研究を開始、明治期から大正期の薬学界ばかりでなく、薬業の世界（薬剤師会や製薬界など）でも「宗家」として君臨して行った。ただ、この時期の講座制は教授 1 名に助手 1 ～ 2 名という程度の不完全なもので、しかも助手の給料は安く、薬学校の講師を掛け持ちしなければ生活もおぼつかなかったという[4]。

② 学位「製薬士」に不満

　学術の独占体制を確立するために東京大学・帝国大学が持ったもう 1 つの特権に「学位授与権」がある。明治 11 年（1878）11 月、文部省は東京大学に学位授与権を与えた。この権利は欧州では中世から現代に至るまで、大学だけに許された最も重要な特権と言える。その制度を輸入したわが国は、明治 12 年（1879）の東京大学の第 1 回卒業式か、あるいは授与式で前年までの卒

業生全員に「学士号」を授与した。

　審議の結果、名称は法学・医学・文学・理学の 4 学士と、医学部製薬学科卒業生は「製薬士」と事前に決められた。製薬学科生はこの名称に納得せず、医学部総理に「製薬学士」を主張したが、取り合われなかった。その結果、製薬学科第 1 回卒業生 9 名と第 2 回卒業生 10 名に「製薬士」の学位が授与されることになり、明治 12 年（1879）12 月、卒業式に代わって東京大学医学部第 1 回学位授与式（医学士 18 名、製薬士 19 名）が行われた [5]。

　なお、学生たちに不人気の「製薬士」に変わって「薬学士」の学位が授与されるようになったのは、明治 19 年（1886）に帝国大学医科大学薬学科として再出発した以降である。「薬学士」の名称には皆、納得した。

③ 博士学位の授与権

　さて、最重要学位であるドクター（博士）学位は、明治 20 年（1887）5 月公布の「学位令」で制定された。その主旨によると、博士学位は大学院に入り定期の試験を経た者である時は、帝国大学総長の具申により、文部大臣が授与すると定めた。それ以外に、同等以上の学識である者を帝国大学評議会で審議し、三分の二以上の賛成が得られた場合に文部大臣が授与するとされていた。

　いずれも授与権者は形式上、文部大臣となっているが、授与の是非は帝国大学側が決定権を握っていた。博士学位の種類は分科大学の名称に対応する法学・医学・工学・文学・理学の 5 種類と定められたが、各学問分野の名称を冠した博士学位が授与された点が欧米諸国と違っていた。このため明治 31 年（1898）の第 2 次学位令まで薬学や農学の博士号はなかった [6]。

・医学博士号を断る

　博士学位の授与規定は定められたものの、この時期の明治 20 年（1887）はまだ大学院は設置直後で、該当者はいなかった。そのため、文部大臣の要請で法・医・工・文・理の各分科大学およびこれと同等以上の学識のある者を学内外から推薦し、帝国大学評議会で審議することになった。候補者はいずれも明治維新の動乱期に学修した経歴から学力の標準が一定せず、審議は難航したが、結局明治 21 年（1888）5 月に各界から選ばれた 25 名の新博士が誕生した。薬学関係では理学博士長井長義 1 人であった [7]。

この時、前年の明治20年（1887）6月に帝国大学教授に就いていた薬学科の下山順一郎と丹波敬三は医学博士に推薦された。だが、下山と丹波はこれを返上したので、学位は無期限保留となった。返上理由は「薬学科は医科大学に所属しているが、学問の上では薬学は医学と同様、独立した自然科学の一分科である。薬学博士なら戴くが、前例をつくる医学博士はお返しする」というものであった[8]。

4 初の薬学博士を下山・丹波・長井・田原に授与

薬学博士は、この10年後の明治31年（1898）12月に公布、実施された新学位令で制定された。制定理由として「薬学は医学と密接な関係があるが、医学と同列に論じられない薬学の特質による」ことを挙げた。旧令の法・医・工・文・理の5博士学位に、新たに薬学のほか農学・林学・獣医学の4種が追加され、9種となった。

・薬学を加えた新学位令制定

この新令の公布に10年前の下山・丹波の医学博士号辞退事件の精神が反映されていたのは明白である。加えて新令には学位審査の決定権は各分科大学教授会と博士会（のち解消）のほか、候補者が分科大学教授の場合は帝国大学総長の推薦により、文部大臣が授与すると規定（新学位令第2条）された。つまり、この新令では、推薦権が文部大臣から博士会および帝国大学総長の手に移っただけで、授与決定権は大学側が握り、推薦による博士学位の道が残された。

ちなみに、明治30年（1897）に京都帝国大学が創設されるまで、（東京）帝国大学だけが、またその後も大正7年（1918）の大学令公布まで、各帝国大学のみが博士学位の授与権を持ち、学術を独占する時代が続いた。

さて、この新学位令2条に基づき、医科大学薬学科教授下山・丹波・長井および内務省東京衛生試験所長田原良純の4名が推薦され、明治32年（1899）3月、わが国最初の薬学博士の栄誉を受けた。既に理学博士を得ていた長井は、2つの博士学位を有することになり、一部から批判を受けた。これに対し長井は「学位論文を書いてもよいが、誰が審査するのか」と、わが国有機化学の第一人者らしい反論をしたので鳴りを潜めたというエピソードも残されている[9]。事実、初代教授の論文を審査する学者はいなかっただろう。

いずれにしても、薬学博士の誕生はとかく医学の付属物視されていた新興の薬学部門の独自性を認識させ、学術分野における薬学の地歩を確立させるのに大いに貢献した。ここで最初の薬学博士号を授与された薬学創始者である下山、丹波、田原、長井の横顔を改めて検証した。

1. 下山順一郎——薬学創始者の本流の責任を貫く [8,10-12]

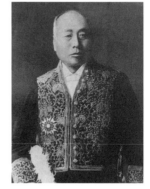

写真 11　下山順一郎

　わが国薬学の創始者である下山順一郎（**写真11**）は、嘉永6年（1853）2月18日、尾張犬山藩成瀬家の家臣で藩校「敬道館」助教下山健治の長男として生まれた。藩下役の下山家の経済は楽ではなかったが、明治3年（1870）に犬山藩貢進生（官費留学生）として大学南校に入学した。貢進生は藩が送り出した頭脳優秀なエリートであった。南校で3年間ドイツ語を学んだ後、薬学教場に転校し、明治11年（1878）に東京大学医科大学製薬学科の第一回生として首席で卒業した。製薬学科在任中、教師は全員外国人、主にドイツ人であったが、大学南校でドイツ語をみっちり学んだ下山は余裕綽々だった。この語学力が後のドイツ留学に大いに役立ったという。

・留学を経て生薬学教授となる

　卒業後、同級の丹波敬三、丹羽藤吉郎と共に大学に残ったものの、そこで受け取った「製薬局雇、日給35銭」という辞令に落胆した。しかし、わが国薬学の先駆者たらんと決意する下山は、製薬学科「別科」（薬剤師の速成養成機関）で懸命に指導に当たり、役目を果たした。卒業から2年後の明治13年（1880）に製薬学科助教授となり、明治16年（1883）ドイツ・ストラスブルグ大学に官費留学を命じられた。首席で卒業した下山への期待の大きさが伺える。留学先では生薬学の権威フルッキガー教授のもとで研鑽を積み、明治20年（1887）6月ドクトル・デル・フィロソフィーの学位を得て帰国した。留学に際し、下山の本心は生薬学より製薬化学を学びたかったという話も残っている。

　留学の間、明治19年（1886）に「帝国大学令」が公布され、本科への入学生ゼロが続いたことから廃止の危機にさらされたが、留守を守っていた丹羽助

教授の直訴が功を奏し、「製薬学科」は帝国大学医科大学「薬学科」となって再出発した。帰国後の翌7月に丹波と共に帝国大学教授に昇格し、9月の新学期から生薬学、薬用植物、製薬化学を担当した。

　下山は留学みやげとして持ち帰った豊富な植物標本を教材に精力的に授業を行った。その傍ら植物研究に努め、ドイツ薬学雑誌や「帝国大学医科大学紀要」に積極的に発表し、内外学界から脚光を浴びた。その反響で明治25年（1892）ロシア国立博物館名誉会員、翌26年（1893）に米国フィラデルフィア薬科大学名誉教授の推薦を受けた。

・欧州視察で製薬事業に関心を持つ

　また、その年は帝国大学官制が公布され、「講座制」が設けられた。薬学は3講座3教授となり、下山は第一講座（生薬学）担当教授となった。明治36年（1903）下山は文部省の下命により、1年間の予定でドイツをはじめスイスなど欧州各国の薬学教育や製薬産業の視察に出発した。

　視察では、約20年前の留学時に比べてドイツの製薬工業の発展に驚かされる。それに比べ、わが国の製薬業界の低調さを痛感した。帰国後は教科書や論文などの著作活動に代わって、自身が最も興味・関心を抱いていた製薬化学の指導実習に力を入れた。門下生や自身が顧問を努める会社で製品化されたものも多い。なかでも樟脳油の副産物から殺虫剤インセクトール、消毒薬デシンフェクトール、皮膚病薬チオノールなどが知られている。また、当時欧州で結核治療薬として使用されていたグアヤコールを、日本でも炭酸グアヤコールとして製品化し、繁用された。

・薬学校長、日薬会長の3役を兼務

　一方、明治20年（1887）最初のドイツ留学から帰国早々、先進国で行われている医薬分業を目の当たりにした経験から、日本でも「医制」が掲げた医薬分業の実施に備えて、有能な薬剤師養成機関の設立に強い意欲を示した。折りしもコレラ罹患で急逝した藤田正方が明治13年（1880）に創立した東京薬学校を明治21年（1888）から35歳の下山が校長を兼務し、経営と教育に当たった。今日の東京薬科大学の前身であるが、教員の多くは大学薬学科と兼務であったので、授業は早朝6時から始め、また夜間を利用して下山は生薬学と薬用植物学を教えながら校務に当たった。

だが、明治22年（1889）に公布された「薬律」は同校にとって逆風となった。同法附則第43条で「医師は自ら診察する患者の処方箋に限り（略）自宅において薬剤を調合し販売することを得（略）」の条文が加わったため、「医制」が謳った医薬分業は実質的に空文となったからである。

　こうした情勢にあったが、教師の多くが帝国大学出身者か、そこに席を置く若手研究者であったので、校長就任から10年足らずで入学者は300名を超え、校舎は手狭になった。そのため下山ら東京薬学校幹部は、校舎新築の適地として上野寛永寺の境内の一角（上野桜木町）を選び、寛永寺との借用契約を経て、明治30年（1897）12月に新校舎が完成、同校発展の基礎が固まった。

　さらに、下山は薬剤師会の活動にも積極的で、明治32年（1899）に第2代日本薬剤師会会長に就任、医薬分業を求めて先頭に立ったが、医師および医系議員の反対で分業問題は進展を見なかった。そこで下山は従来からの日薬の方針である分業一本槍戦術を改め、愛弟子の池口慶三（内務省技師）や正親町実正（初代日薬会長、貴族院議員）らの協力を得て、明治40年（1907）3月には薬剤師でなければ取り扱えない指定医薬品制度を創設する「薬律改正案」を成立させ、薬剤師の業権強化に尽力した。

　こうした帝大教授、薬学校校長、日薬会長の重職が続くなか、持病の糖尿病の悪化により明治45年（1912）2月12日重度の脳溢血で急逝、享年59であった。三職在任中の悲報に薬学薬業界は大きな衝撃を受けた。葬送の式は稀に見る盛儀で下山の高い功徳を偲ばせるものであった。勲功により従三位勲二等に叙され、旭日重光章が贈られた。薬学創始者本流の責任を貫き、常に帝国大学における薬学の隆盛と私立薬学校において実学を身につけさせる薬剤師の指導を忘れなかった指導者であった。

2. 丹波敬三——水質・食品検査と毒物鑑定は薬学の役割[13-15]

　薬学創始者として下山順一郎とともに歩んだ丹波敬三（**写真12**）は、嘉永7年（1854）1月28日、現在の神戸市元町の蘭方医丹波元礼の三男として生まれた。元礼は種痘普及に力を注いだことで名を馳せていた。その影響で敬三は幕府海軍操

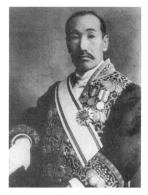

写真12　丹波敬三

練所で蘭学を学び、17 歳で上京、明治 5 年（1872）第一大学区医学校に入学したのだが、翌年医学校に製薬学科が設置されたため薬学に転じ、明治 11 年（1878）第一回生として卒業した。

・チーゲル教授の講義録翻訳が動機

　卒業後は同期の下山、丹羽藤吉郎と共に「別課」で指導に当たっていたが、27 歳の時、製薬学科の助教授に昇進した。この年に医学科チーゲル教授の講義録を訳し、『衛生・裁判化学』を著した。これが動機となって未だ方向性の定まっていない草創期のわが国薬学の必須科目に衛生化学・裁判化学を加えるよう大学当局に進言し、自らこの道の先駆者となった。

　こうして、わが国薬学の役割として、いち早く水質・食品検査と毒物検定を取り入れたのが丹波であったが、明治 17 年（1884）、ドイツ・バイエルンのエルランゲン大学に私費留学、A. ヒルゲル教授に師事して衛生・裁判化学の研究に励み、翌年ドクトル・デル・フィロソフィーの学位を受けた。下山と共にわが国薬学の先駆者たらんと意気高い丹波は、次回の官費留学を待ち切れず、私費で留学したのであるが、その費用は神戸で貿易商を営む実兄が捻出したという。学位を受けた後、さらにベルリン府の衛生局助手となり、上下水道の水質検査などの実地研修を行い、技術を習得した。その後、ブダペスト大学で衛生化学を学び、さらに下山が留学中のストラスブルグ大学で製薬化学を学び、2 人で欧州の薬学教育や薬事制度を視察して、明治 20 年（1887）6 月に帰国した。

　その年、下山と共に帝国大学医科大学薬学科教授となり、自らが進言して誕生した「衛生裁判化学」を担当した。その一方で、明治 22 年（1889）に東京始審裁判所嘱託として裁判化学の毒物鑑定が犯罪捜査に欠かせない証拠となることを実証し、誕生間もない薬学の振興に努めた。

・サリチル酸を清酒の防腐剤に

　丹波は第二講座の衛生裁判化学教授在職中の明治 37 年（1904）、文部省命により欧米の薬学・衛生事情の視察目的で外遊した。帰国後は大蔵省醸造試験所評議員を委嘱され、政府が清酒の防腐剤としてサリチル酸を公認したのも丹波の指示によるものであった。これにより、わが国の灘や伏見の酒造家がサリチル酸を清酒の防腐剤として使用する動きが一気に加速された。そればかりで

なく主に輸入や時には採算を度外視した不経済な製造法に頼っていたサリチル酸の国産化への改良研究にも拍車がかかり、その結果、高圧法（シュミット法）によるサリチル酸の国産化が軌道に乗った。関西では田辺五兵衛商店が、関東では三共が製造に当たった。

・サルバルサンの合成に成功

　また、第一次世界大戦でドイツからの医薬品輸入が途絶した折りには、不足する駆梅薬サルバルサンの製造研究に着手、助手服部健三（後に丹波の後任教授となる）の献身的協力により2ヵ月後の大正15年（1926）に試製に成功、タンバルサンと命名し民間企業から発売した。当時、梅毒患者は数百万人に及び社会問題になっており、サルバルサンの国産化成功はビッグニュースであった。大正6年（1917）2月の皇族懇談会で丹波はサルバルサンを取り上げて講演したが、その席で熱心にメモをとる久邇宮家の姫様（後の昭和天皇の皇后）の姿があったという後日談も残されている。

　その翌年の大正7年（1918）に63歳で東大教授を退官、正三位勲一等瑞宝章が贈られた。

　このほか、丹波は薬剤師の養成や業権の確立にも積極的に関わった。明治21年（1888）から東京薬学校（東京薬科大学の前身）の監督を兼務し、明治45年（1912）に下山が急逝した後は校長に就いた。校長時代には同校を専門学校に昇格させ、同時に卒業生には無試験で薬剤師免許証が与えられる特典を私学で最初に交付される快挙を成し遂げ、同校を私学の雄と評価させた功績を残した。

・公的行動は下山と歩む

　また、明治26年（1893）6月に創立された日本薬剤師会では理事を務め、下山の急逝後は明治45年（1912）に第5代日薬会長に選任された。前会長の下山と同様に先行きの読めない医薬分業一本槍路線を避け、実現可能な路線を歩み、会内をまとめる努力を続けた。大正3年（1914）3月には丹波が制定に尽力した「売薬法」が公布され、売薬の無害有効が確認されたことで、売薬は簡易治療薬の地位を獲得した。同時に売薬の製造・販売に薬剤師が主体的に当たるように法的に規定されたので、薬剤師の新しい業権確立に効果を発揮した。それ以降、売薬は国民の簡易治療薬となって広く使用され、薬剤師は売

薬の製造・販売に積極的に関わって行った。

　しかし、会内にはこうした丹波の新しい業権の確立を評価する空気は少なく、皮肉にも同級の丹羽藤吉郎が指導する分業実施を求める急進派の声が一段と高まり、丹波の漸進派執行部は「売薬法」が公布された直後の5月に退陣した。辞任に際し丹波は「代議員会では会長が同意しないにも拘らず、国会に医薬分業法提出の決議をした。自分はその折衝に当たる確信がない」と述べ、約4年の会長職に幕を引いた[16]。

　丹波は生涯を通じて公的な行動では下山と進退を共にしたが、はるかに長寿を全うし、昭和2年（1927）10月19日、東京薬学専門学校校長兼理事長の在任中に74歳の生涯を全うした。帝国大学教授でありながら稀に見る庶民性と温情性を持ち、加えて社交性に富む人柄は多くの薬学薬業人に慕われた。

3. 田原良純――薬事衛生の達識者 [17,18]

　推薦の薬学博士号を受けた田原良純（**写真13**）は、安政2年（1855）7月5日に佐賀藩士（田原右源治）の長男として生まれた。16歳の時、明治政府の英才公募の選に入り、佐賀藩の貢進生として明治4年（1871）大学南校に入学して理化学と鉱山学を学んだ。卒業後は工部省鉱山寮に勤務したが、職を辞して明治9年に東京医学校製薬学科に入り直し、明治14年（1881）に第3回生として卒業した。

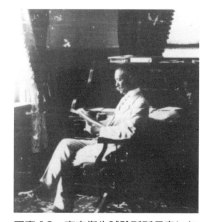

写真13　東京衛生試験所所長室における田原良純

　直ちに内務省に入り、東京司薬場（明治16年（1883）に東京衛生試験所となる）勤務となった。そこで外国人教師エイクマンから2年間にわたり直接指導を受け、薬品検査と食品の栄養化学分析を手掛け、わが国の真贋薬検査と食品衛生など国民の健康に直結する薬事衛生行政の先駆者となった。明治16年（1883）には同試験所検明部長に昇進し、さらに食品・水・空気などについて衛生化学面の検査に取り組み牽引した。

・ふぐ毒テトロドトキシンを発見

　その一方で、所長長井長義の漢薬牡丹皮成分ペオノールの研究に協力しながら、明治 17 年頃からふぐ毒成分の研究にも着手した。長井の退官後、明治 20 年（1887）に東京衛生試験所長に就任、大正 11 年（1922）に退官するまでの 35 年にわたり同所長を務めた。その間、明治 23 年（1890）ドイツに 3 年間留学し西欧諸国の薬事衛生行政を視察、その傍らペオノールの構造式を決定し、さらに合成にも成功したが、ふぐ毒研究は中断していた。

　こうした業績により推薦で薬学博士の栄誉を受けたのであるが、「宗家」において薬学教育・研究に直接関わることはなかった。ドイツ留学から帰国した明治 27 年（1894）にふぐ毒研究を再開したものの難航した。明治 42 年（1909）になってようやくテトロドトキシンを発見し、その分離に成功した。フグ科の学名 *Tetraodontidae*（4 枚の歯板を持つものの意）と毒を意味するトキシン toxin を組み合わせてテトロドトキシンと命名した。この業績で大正 13 年（1924）に帝国学士院会員に列せられた。ちなみに、この構造決定は昭和 39 年（1964）に京都で開かれた国際天然物化学会議において、田原の薬学科薬化学教室の後輩にあたる津田恭介のグループらから報告された。

　このほか、第一次世界大戦により、わが国はドイツからの医薬品の輸入が途絶、医薬品不足に陥ったが、その打開のため政府施策である医薬品の国産化を大所高所から指導し、危機を乗り切ったことでも名を残している。昭和 10 年（1935）6 月、薬事衛生行政の達識者として 81 歳の人生を閉じた。生前に正三位勲二等旭日重光章が贈られた。田原が基礎を築き発展された東京衛生試験所は今日の国立医薬品食品衛生研究所として国民の日常生活になくてはならない重要な衛生行政を司る機関となっている。

4. 長井長義——わが国薬学の父 [19,20]

　理学博士に続き薬学博士号を与えられた長井長義（**写真 14**）は、弘化 2 年（1845）6 月 20 日徳島藩の御典医で本草家の長井琳章の長男に生まれた。だが、成長するに従い医学よりも植物や化学へ関心が移り、当時わが国唯一つの化学書である『舎密開宗（せいみかいそう）』に没頭したという。明治 2 年（1869）、

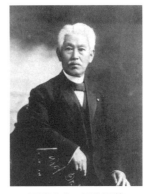

写真 14　長井長義

34

24 歳の時に藩から派遣されて大学東校に入学したが、近代化の人材育成を目的に欧米へ留学生を派遣する政府の第一回海外留学生に選ばれ、翌 3 年 (1870) ドイツに留学しベルリン大学に入学、明治 6 年 28 歳の時に有機化学者 A.W. ホフマン教授に師事した。翌 7 年官費による留学の期限は切れたが、旧藩主より留学費用を借用して留学を続けた。

・ホフマン教授の助手に

　ホフマン教授から最初に与えられたテーマは丁子油からオイゲノールを抽出し、その誘導体を合成することであった。長井はこれを成し遂げた後も数々の合成に成功したことで認められ、34 歳の時にホフマン教授の助手（有給）となり、36 歳でベルリン大学助手に採用され、その年に大学からドクトル・デル・フィロソフィーの学位を授与された。長井の当初の留学目的は治療学であったが、リービッヒの弟子であるホフマンの講義に魅せられて、有機化学に転向した。続いてベルリン大学助手にも任用され、教育者の道を歩み始めており、経済的にも安定していた。

　だが、わが国の近代化のために不可欠な人材であった長井は、政府の懇請に応え明治 17 年 (1884) 5 月 39 歳の時、帰国した。ホフマンは長井のドイツ残留を求めたが叶わなかった。

・政府懇請で帰国、エフェドリン発見

　政府の懇請で帰国した長井には数々の重職が待ち構えていた。帝国大学教授をはじめ内務省御用掛、衛生局東京衛生試験所長として薬学教育と医薬行政に携わり、さらに半官半民の製薬会社の製薬長として日本薬局方医薬品製造の指導に当たるなど、数々の成果を挙げた。帰国直後の明治 18 年 (1885) には麻黄から有効成分を単離、化学構造を決定しエフェドリンと命名、後に気管支ぜんそく薬エフェドリン「ナガヰ」(**写真 15**) として発売された。

　麻黄は中国産で、古来解熱剤や鎮咳剤として欧州でも用いられていた。長井が麻黄からエフェドリンを発見したことは日本人の手による初めての本格的な業績であった。研究する

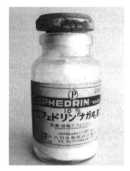

写真 15
エフェドリン 「ナガヰ」
散 25g

ことがまだ極めて不自由な時代にあって、長井がこの業績を挙げたことはどれ
ほど高く評価されても過ぎることはなく、長井の存在が次の世代に対する大き
な刺激となった[21]。

　その後も長井は、様々な漢薬・生薬から数々の有効成分を抽出し、日本に
おける天然物化学の基礎を築き、わが国「薬学の父」と呼ばれた。「宗家」の
東京帝国大学薬学科では最初の「薬化学講座教授」に就任し、また明治20年
(1887) から昭和4年 (1929) に死亡するまでの42年間の長きにわたり初代
の「日本薬学会会頭」を務めるなど、有機化学を主軸とするわが国薬学の方向
性を決定づける原動力となった。また、女子の化学教育にも熱心で、日本女子
大学校（現在の日本女子大学）や東京女子高等師範学校（現在のお茶の水女子
大学）にも関係し、薬学・化学分野で活躍する女子研究者を育てた。昭和4年
(1929)2月10日、84歳で死去。生前の勲功により勲二等瑞宝章が授与された。

・多くは名誉称号の「推薦博士」

　以上のように、初の薬学博士4名（下山・丹波・長井・田原）が誕生した
明治30年 (1897) 初頭の時代は、薬学に限らず大学院の制度はまだ実質的に
機能しておらず、また論文提出による学位取得者も限られていた。例えば、学
位令は明治31年 (1898) に大幅改正されたが、それまでの10年間の博士学
位授与総数は139名に達していたものの、そのうち基本とされた大学院修了
による取得者は4名の理学博士のみであった。また、論文を提出して各分科
大学教授会の審査をパスした博士号取得者も19名（うち医学8名）で、両者
を合わせても全体のわずか14％に過ぎなかった。

　多数を占めたのは文部大臣の指示を受けて評議会が審査し推薦した「推薦博
士」であった。また、文学博士の一部を除き、博士のすべては海外留学経験者か、
帝国大学ないしその前身校の出身者であった。そのため、博士たちの主流を占
めていたのは審査を経ているものの、言わば「功なり名を遂げた」学者に与え
られる身分的なものであり、「名誉の称号」とみられる傾向にあったという[22]。

5 丹羽・柴田も推薦薬学博士

　明治32年 (1899) に最初の薬学博士を授与された下山・丹波・長井・田原
は、いずれも上記のような「推薦博士」であったが、続いて明治36年 (1903)

に薬学博士を授与された薬学科助教授の丹羽藤吉郎と製薬学科初の日本人教授
柴田承桂の場合も同様であった。

　ここで、推薦薬学博士となった丹羽藤吉郎と柴田承桂の足跡を改めて紹介す
るが、下山・丹波・長井・田原とは異なる足跡が見えてくる。

1. 丹羽藤吉郎——模範薬局開設などで実行力示す[23]

　丹羽藤吉郎（**写真16**）は、安政3年（1856）2
月2日佐賀藩御舟方（海軍）の丹羽與左衛門の次
男に生まれた。明治3年（1870）14歳の時、藩
の貢進生として上京し、明治6年17歳で東京医
学校製薬学科一回生として入学した。下山順一郎、
丹波敬三と共に、わが国薬学生え抜きの薬学創始
者の1人であるが、下山や丹波とは異なり、その
薬学人生は時に思い切った行動に出るなど、波乱
に富んだ道を辿ったと言える。

　その具体的な動きは助教授時代に突如浮上した
製薬学科廃止案を撤回させた文部大臣への直訴行

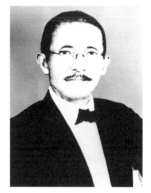

写真16　丹羽藤吉郎

動をはじめ、当代一の有機化学者長井長義を薬学科教授に迎えるために自身の
教授ポストを譲り、長く助教授で辛抱したこと、さらに後年日本薬剤師会会長
にあった時、医薬分業運動をめぐる強硬運動を展開し、下山・丹波と袖を分け
たことなどを思えば理解できる。

・独自の主張を貫く

　丹羽は助教授時代の明治33年（1900）7月から3年間にわたるドイツ留学（ベ
ルリン大学薬学教室に入り、H.トームス教授について有機化学を専修した）を
終え、その後半年足らずであったが、パリに滞在し、各地の薬学・薬業を視察
して帰国した。その年の明治36年（1903）12月に帝国大学総長山川健次郎の
推薦により薬学博士を授与された。

　ちなみに、丹羽の学位記には「佐賀県士族　従五位勲五等　丹羽藤吉郎　右
東京帝国大学評議会に於いて学位を授くべき学力ありと認めたり。仍て明治
31年勅令第344号学位令第2条に依り茲に薬学博士の学位を授く」と記され
ている[24]。その後、丹羽は明治44年（1911）4月、薬品製造学講座が増設さ

れたのに伴い、41 歳で第 4 講座担当教授となり、研究・教育の組織化と独占体制を築いて行ったのは、下山・丹波・長井と同様であった。

ただ、丹羽は教授就任後も付属病院薬局長を引き続き兼任し、薬学科内では調剤学は軽視されるなか丹羽だけが付属病院薬局の整備拡充に情熱を傾けた。そして薬局を医局から分離独立させ、医薬分業を実施したことは、ほかの薬学科教授では成し得なかったことである。さらに薬局に「模範薬局」の看板を掲げ、全国の病院薬局の模範になるよう自身の薬局員ばかりではなく、各地の病院薬局長をも指導するなどその行動力は医科大学三宅秀学長や医務局長の長与専斎からも高く評価された。昭和 5 年（1930）3 月 12 日、日本薬剤師会会長在任中に死去。享年 75 歳であった。生涯を医薬分業に捧げた薬学者であった。

2. 柴田承桂——薬学と薬事制度の創始者[25,26]

わが国の薬学と薬事制度の創始者である柴田承桂（**写真 17**）の足跡には重いものがある。嘉永 2 年（1849）5 月 12 日尾張藩医（蘭方外科）永坂周二の次男に生まれた。幼時に同じ藩医であった柴田の養嗣子となり柴田家を継ぎ、明治 3 年（1870）21 歳の時に尾張藩貢進生の推薦を受け、大学南校に入学した。同年 12 月政府の第 1 次海外留学生として、有機化学の世界第一人者であるベルリン大学化学科の A.W. ホフマン教授のもとに留学し、ヤラッパ根成分コンボルブリンの研究に従事した。ホフマンは近代

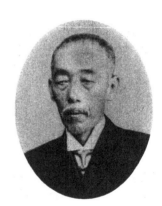

写真 17　柴田承桂

有機化学の創始者の 1 人であるリービッヒの高弟として名を馳せていた。少し遅れて、徳島県貢進生の長井長義もホフマンの研究室に加わった。ここで長井と親交を結んだ。

・有機化学から「衛生学」へ

一方、明治 5 年（1872）、右大臣岩倉具視を全権大使とする政府の欧米視察団がベルリンを訪れた。この一行に加わっていた文部少丞の長与専斎は、留学中の柴田に対し病人個人を対象とする「医学」とは異なり、集団で生活する人々の健康を守る学問分野で日本では未開発である「衛生学」の必要性を説いた。

この時が柴田と長与の初めての出会いであった。

　柴田は長与の話に共感し、留学期間の後半は専門分野の有機化学研究を盟友の長井長義に委ねた。そして自身はミュンヘン大学に赴き、衛生学の権威ペッテンコーファー教授から衛生学の講義を聞いた。同教授はミュンヘン宮廷薬剤師の叔父を持ち、この地で哲学のほか自然科学・医学を学び、天保 14 年（1843）に薬剤師試験に合格、ドクトルの学位を得て実験衛生学を創始したこの分野の権威者であった。

　聴講後、ヨーロッパの衛生事情を視察して帰国した柴田は、衛生学こそが日本の近代化に必要と考え、確固とした化学研究の基礎を持つ薬学こそが、これに当たるべきであると考えていた。

・製薬学科教授を辞し内務省入り

　帰国後、柴田は弱冠 24 歳で日本人最初の製薬学科教授となり、下山ら製薬学科第 1 回生を送り出し、製薬学科に新設された「通学生」制度の教授を兼任で務めた後、29 歳の若さで教授職を辞した。辞職理由には不明な点が多いが、情熱を傾けて育て送り出した製薬学科 1 回生のうち、下山・丹波・丹羽の 3 名を製薬学科の助手として研究・教育に当らせたものの、3 名の辞令は「製薬局雇」という教員とは名ばかりの日給 35 銭の日雇いであり、医学科卒業生とは不当な差別があったため、この差別改善を当局に申し入れたが、聞き入れられなかったことに抗議した辞職であったかと思われる。柴田の辞職は下山らを送り出した直後のことであった。

　この時、柴田は屈辱感を抑えて校長の池田謙斎を訪ね、その時の無念さを次のように書き残している [27]。

　　　国民健保衛生面の理想実現には、原則的に医薬は同格であることはドイツに留学経験のある校長にはお分かりでしょう。第一回卒業生を送り出し、創学に当たって私の任務は果たした。私の推薦した 3 名の学生は日本薬学の開拓者として医学生に比べていささかの遜色もない。私の後継者として見守ってほしい──

　その後、衛生局長の長与専斎の懇請に応じ、辞任直後の明治 11 年（1878）5 月内務省御用掛として衛生局に勤務した柴田は、第一版日本薬局方やわが国

薬事法規の原典である「薬律」（薬品営業並薬品取扱規則）の制定など、近代国家を目指すわが国の薬事制度の創設に尽力した薬学および薬剤師の「生みの親」と言える指導者であった。

「薬律」は明治23年（1890）法律第10号として公布されたが、条文の上では医薬分業を謳いながら、医系議員の介入によって「医師の調剤を認める」との附則がつけられたことに対する柴田の無念の涙は、昭和60年（1985）の医療法抜本改正によって医薬分業が軌道に乗るまでの間、約一世紀続いた。追記すれば「薬剤師」という名称は「薬律」で初めて法定の名称になったが、ドイツのApotheker（アポテーカー）を柴田が薬剤師と訳したものである。また、昭和51年（1976）に東京大学薬学部教授を定年退職後、明治薬科大学生薬学講座教授を務め、平成28年（2016）100歳で天寿を全うした柴田承二の祖父に当たる。

6 池口慶三らも「推薦薬博」に

下山順一郎や丹波敬三、長井長義、田原良純、柴田承桂、丹羽藤吉郎の6名は、いずれも推薦による薬学博士の学位を有していたが、欧米諸国と違って帝国大学では博士号が教員として任用の基本的用件とされることはなかった[28]。しかし、製薬学科では指導的立場にある卒業者は博士号が必要とされたので、薬学という学術と技術の独占体制の確立と発展のために薬学博士号は欠かせない役割を果たした。

このため、その後は「薬学博士会推薦」という形で、製薬学科を明治11年（1878）（第1回生）から明治27年（1894）（第11回生）までの卒業生のうち衛生試験所、病院、軍薬剤官、薬学校などで活躍中の指導者12名に薬学博士が贈られた（**表1**）[29,30]。これらの人たちが下山・丹波・長井・丹羽・田原・柴田とともに草創期のわが国薬学・薬剤師界を支え、発展に結びつけた。

ちなみに、大学院で長井長義の指導を受け、助手を務めた永井一雄（薬学科明治30年卒業・台湾総督府技師）が論文審査による薬学博士号取得の最初である。台湾総督府在任中に台湾産の魚藤（ドクフジ）根から殺虫剤成分ロテノンを抽出し、それに関する研究という実用性の高いテーマで学位請求論文を提出した。その論文が医科大学教授会の審査に合格して明治35年（1902）1月、論文審査による第1号の薬学博士の学位を受けた。

表 1　「薬学博士会推薦」による薬学博士授与者

```
明治 40 年（1907）授与
    平山増之助（陸軍薬剤監・私立熊本薬学専門学校校長、明 15）
    山田董（宮内省侍医療薬剤師長、明 12）
    高橋秀松（海軍薬剤中監、明 12）
    小山哉（海軍薬剤大監、明 11）
    高橋三郎（海軍薬剤大監・日本薬剤師会会長・明治薬学専門学校長、明 11）
    島田耕一（衛生試験所技師・長崎医学専門学校薬学科教授、明 12）
    池口慶三（内務省技師・日本薬剤師会会長・東京薬学専門学校長、明 23）
大正元年（1912）授与
    古屋恒次郎（千葉医学専門学校薬学科教授、明 23）
大正 2 年（1913）授与
    安香堯行（県立熊本病院薬剤師長・熊本薬学専門学校長、明 15）
    平山松治（大阪衛生試験所長・富山薬学専門学校長、明 23）
大正 4 年（1915）授与
    小野瓢郎（富山県立薬学専門学校長、明 26）
    大槻弌（大阪薬学専門学校長、明 27）
```

注：（　）内は当時およびその後の主な肩書、卒業年次。

　その後、大正 9 年（1920）の学位令改正により、授与権は大学が持つことに変わりはなかったが、博士号は論文提出のみとなった。

参考文献

1. 天野郁夫．大学の誕生（上）．中央公論社；2009．p.191．
2. 同上．p.204-206．
3. 東京大学百年史．部局史二「第八編　薬学部」．東京大学出版会；1987．p.1075．
4. 村山義温．サラリーマン五十余年、廣川書店；1963．p.1-4．
5. 東京大学百年史．前掲．p.1060．
6. 天野郁夫．前掲．p.194．
7. 東京大学百年史．前掲．p.1074．
8. 西川 隆．薬学創始者本流の責任を貫いた指導者・下山順一郎．薬学史事典．薬事日報社；2016．p.217-219．
9. 東京大学百年史．前掲．p.1965-1082．
10. 同上．p.1079．
11. 根本曾代子．日本の薬学―東京大学薬学部前史．南山堂；1981．p.168-169．

12. 東京薬科大学．東京薬科大学百三十年；2011．p.20-21．
13. 東京大学百年史．前掲．p.1065-．
14. 東京薬科大学．前掲．p.27-28．
15. 西川隆．水質・食品検査と毒物鑑定を薬学の役割とした丹波敬三．薬学史事典．薬事日報社；2016．p.229-222．
16. 日本薬剤師会．日本薬剤師会史；1973．p.220-221．
17. 国立衛生試験所．国立衛生試験所百年史．1975．
18. 末広雅也．薬事衛生行政の達識者、田原良純．薬学史事典．薬事日報社；2016．p.226-227．
19. 砂金信義．日本の薬学の父・長井長義．薬学史事典．薬事日報社；2016．p.211-213．
20. 金尾清造．長井長義伝．日本薬学会；1960．
21. 山下愛子．長井長義についての一考察―そのエフェドリン研究について―．化学史研究 1965；10-12月号：156．
22. 天野郁夫．前掲．大学の誕生（上）．p.195-196．
23. 根本曾代子．前掲．p.244-245．
24. 日本薬剤師会史．前掲．p.102．
25. 西川隆．くすりの社会誌．薬事日報社；2010．p.44-46．
26. 相見則郎．薬学・薬事制度の方向性を示した柴田承桂．薬学史事典．薬事日報社；2016．p.214-216
27. 薬学雑誌 1885；38：128-139
28. 天野郁夫．前掲．p.198-199．
29. 日本薬剤師会．前掲．p.133．
30. 根本曾代子．前掲．p.192．

第**3**章 「薬学振興論」と草創期のエリートたち

　わが国薬学の創始者である柴田承桂と長井長義は、まだわが国薬学の方向性が定まらない明治18〜19年頃に、いわゆる「薬学振興論」とも言える考えを発表している。柴田は「薬学の運命如何」と題し、長井は「薬学の進むべき道」と題して「薬学雑誌」に収録されている。両者の見解には、柴田が「薬理学などの導入」の重要性を強調したのに対し、長井はそれらは他の分野に任せ天然物成分の「合成化学」が薬学の進むべき道であると説くなど、際立った相違があった。以下にそのポイントを柴田、長井の順で紹介しながら考察を加えた。

1 柴田承桂の薬学振興論 ：薬物の生体との関係を知れ

　日本人最初の製薬学科教授を5年間ほどで、いわば抗議辞職したと思われる柴田承桂だが、その後も薬学に対する情熱は衰えず、明治18年（1885）3月に「薬学の盛退」[1] と題する講演を行った。その内容は「薬学の運命如何」と改題して翌月の「薬学雑誌」に掲載された[2]。柴田の論文（写真18）は、わが国薬学者のなかで最初に発表された、いわば「薬学振興論」とも読める内容である。そのなかで剤型・製剤の重要性、薬用植物成分解明の重要性、薬物の生

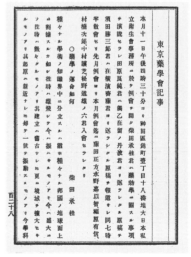

写真18　柴田承桂の「薬学ノ運命如何」の論文

体との関係の重要性などを訴え、その研究には欧州の薬学研究で行われているような生理学、解剖学、薬効学など他科学問の修得が必要と強調している。まさに「育ての親」と評されている柴田に相応しい見解である。

　しかし、その後のわが国薬学指導者は、この方向性を見失ってしまったように見える時期が、後に薬学科教授となる緒方章の「臓器薬品化学講座」の設置構想が浮上する大正中期まで続いたのが歴史の推移であった。言い換えれば柴田の遺志は緒方により引き継がれたのである。

　さて柴田は、薬学の進歩発展を図るには２つの方向があると指摘した。１つは薬学内部を強くする方向（内強的）であり、もう１つは薬学外部の学殖を取り入れる方向（外伸的）である。以下で論文の要旨を紹介するが、その卓見には目を見張るものがある。

・内強的方向

　２つの方向性のうち、前者の「内強的方向」として柴田は、以下のように述べている。

　まず現在の薬学領域に属する諸科目を精査することだ。薬物の化学的および植物学的検査、精錬、調剤諸法の発明改良など薬学者が努力すべき業務は極めて多い。しかし、近年の薬学研究の方法は純粋の万有理学に近づく傾向を示し、製剤の形状のような薬学に緊要なことを課題にしなくなりつつある。例えば粉末キニーネの苦味、解熱剤や鉄剤などのほか胃腸を害する酸類、金属塩類、溶解性によって内服、皮下注射に適しないもの、分解しやすいため不変の製剤をつくり難いものなどについて適当な形状を発見し、また改良すれば、それらを用いる機会が拡大し益するところ大きい。

　このような研究は、社会にあまり評価されず、薬学者は研究することが少なかった。さらに薬学者が生体と薬物の関係を研究することの殆どないことと合わせて残念なことだ。

　このほか、化学的植物学的研究でも検討の余地が多い。解熱性芳香物、強烈な作用のアルカロイドなどの加工、製造のための化学的研究も必要である。植物成分を化学的に検査研究するのはヨーロッパでも薬学者の任としているのに、日本植物中で成分分析を経たものは数十種に過ぎない。重要な薬用植物のロート根、ウズ、大黄、人参などはまだ完結して

いない。こうした薬学領域の内部を強くする部分でも薬学者の努力は重大である——

・外伸的方向

　もう1つの主張である「外伸的方法」については、柴田は次のように述べている。

　　旧態を守るだけでは死滅するのが常であるから、薬学は新天地を獲得しなければならない。このためには薬の一字に拘泥してはならない。「ファルマシー」とはギリシャ語の魔法の意からきた名称である。薬学の旗を掲げて万有諸学科の間を探索して、取るべき権利のある境域には遠慮なく旗を立ててよい。取らなければ直ちに他の所有になるであろう。

　　薬学の進出すべき権利のある新領域には衛生学、裁判化学、毒物学などが最もよい。衛生学は今のところ医学の独占であるが、大気、飲料水、住宅、食物は日常の要因であり、これらを精査究明するのは薬学が最も適当な業であり、少しも他に譲る理由はない。裁判上の分析検明から毒物・薬物の生体上における関係、および医療に供給すべき状態に至るまで皆順次、薬学の領域に入れなければならない。

　　薬物・毒物の生体上の関係を知るには生理学、解剖学を修めなければならない。それを修めずして単に化学、植物学に関する薬学を修めるのは愚なことである。生理学、解剖学といえども医学の専有するものでない。何時でもそれを用いて薬学の援兵とすべきである。薬学は進んで生体上における薬物の関係を研究すべきであり、これが薬学を外伸的に進歩させる方法である。

　　薬学に新境地を開拓するには、旧来の理化学動植物学だけでは十分な成果を上げられない。必ず生理学、解剖学など諸科にわたり、あるいは病理学の総論をも研究しなくてはならない。これらは私一人の発言ではない。往年ロンドンで開かれた万国薬学会議において薬学の教科の中に生理学、毒物学などの導入を論じたものが少なくなかったことをみても、世界の動きがこの方向にあると言うべきである——

　以上が柴田の薬学振興論であるが、その発想の由来から具体的な方法まで示し、今日にも通ずる内容を含んでいる。柴田は、その後も持論を展開した。薬

学と他科との関係を進め、「化学構造と生理作用」の関係に着目し、「薬効学」の重要性を説いている[3]。

こうした先見の明を持った柴田ではあったが、これ以降、「化学構造と生理作用」などの関係についての見解を発表することはなかった。また、薬学博士号の授与は教え子の下山順一郎や丹波敬三より遅かったのは、製薬学科教授を約5年間で抗議辞職したことに原因があったかも知れない。

次に薬学会会頭として長井長義の「薬学の進むべき道」論を紹介するが、盟友柴田承桂とはわが国薬学の方向性について僅かながら基本的な部分で異なる見解を有していたことが興味深い。

② 長井の「薬学の進むべき道」論：生薬成分の解明と合成力を世界に示せ

長井は帝国大学教授の傍ら、薬学を学び指導する学者・研究者の「精進の場」と言うべき「日本薬学会」の初代会頭に明治20年（1887）就任した。それ以降、昭和4年（1929）に死去するまで42年間の長期にわたり、その地位に君臨し続けた。それができたのは長井が薬学創始者のなかで最年長という理由もあったが、自分はA.W. ホフマン教授に師事して13年、有機化学者として大成しているのみか、国際的見識を身につけてきたし、薬学の先進国の事情にも精通しているという自信と実績を自他ともに認めたためであったろう。

・長井の薬学独立の3方向

長井の注目すべき会頭就任演説[4]（**写真19**）は、柴田承桂が発表した「薬学の運命如何」の2年後に行われた。そのなかで長井は自信に溢れた「薬学振興論」とも言うべき「薬学の進むべき道」と題して次のように述べている。その視点は常に世界に向いていた。

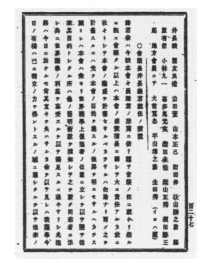

写真19　長井長義の「薬学会会頭就任挨拶」の論文

　わが国の薬学は世界の薬学に対して後進であるため、これまでの外国の
発明や新説に学び、世界の知識を取り入れてきた。これは誤りではないが、
このままでは他者の努力によって得られたところを座して利用することで
あるから、世界の薬学に対してわが国薬学は独立を主張できず、黙従せざ
るを得ない。私の考えでは、このあたりで日本の薬学も独立して新しい独
自の研究を行い、世界の薬学と共に進歩を図らねばならない――

　その方法について長井は、既に 3 項目にまとめて発表しており[5]、わが国薬
学の研究すべき道として次の 3 点を示した。
第 1．薬品をできるだけ吸収されやすい形態に変えること
第 2．有効成分未知の本邦産の草根木皮を分析して成分を明らかにすること
第 3．合成で従来つくれなかった薬品をつくり、あるいは未知の新薬を創製
　　　すること

上記 3 項目について、長井は次のように述べている。

　これらのうち、今すぐ何を研究すべきかを考えると、わが国にはまだ
明らかになっていない薬草が多いので、その成分を解明することが成果
を上げるのに最も早く、成果も大きい。これを直ちに行うべきで、行わ
なければ外国人に成果を上げられるのが必至だ。私は諸君と共にわが国
生薬の成分分析に従事すれば、世界薬学の進歩に寄与し、わが国薬学の
存在も知られるようになる。私の意見に賛同され、共に薬学会の目的を
達成したい――

・薬理学などへの視点を欠く
　この長井の就任演説は、文字通り近い将来を目指す「薬学の進むべき道」で
あったが、明治 20 年（1887）当時のわが国の薬学・薬業の現状を考慮すれば、
会員に勇気と夢を与える論であったろう。それだけに実現には色々な難しい状
況があった。
　演説のうち、第 1 の吸収されやすい薬を創り出すというのはもっともな見
解である。ただ当時、わが国では西洋のような製薬産業はまだ起こっておらず、
その技術を発展させる調剤学や製剤学も「医薬分業」が実施されていない実情

では不可能であったであろう。また、第3の合成化学の面は、第2の天然物の有効成分の化学構造を解明する手段として、天然物有機化学の合成化学研究が明治・大正期から進み、以後わが国の薬学研究者の特技として進歩し、それ以降、わが国薬学は長井の指向する有機化学を主体とする方向に進んだ。

　しかし、その後のわが国薬学は長井が第3で指向した「未知の新薬を創製する」という点では、長井の願うようには全く進まなかった。と言うのは、この面の進展には、既に当時の欧州で実践されているような薬学独自で薬物の生理活性を追及する研究分野を持つか、あるいは化学を武器とする薬学研究者と基礎医学者、臨床医学者との協力研究が不可欠であったからである。また、製薬産業からも、わが国独自の創薬を促す必要があった。だが、これらのいずれもが、わが国では欠如していた[6,7]。そのため、長井は基礎化学として第2の道を歩み、その手段として有機化学重視の方向性を打ち出したと考えられる。

・薬物の生体研究は他に依頼

　こうした指摘を受ける、あるいは指摘ができる長井の薬学会会頭就任演説であったが、この演説は、前述した柴田承桂が行った明治18年（1885）3月の講演（「薬学の盛衰」）やその内容を「薬学の運命如何」と改題して「薬学雑誌」に発表した論文を参考としたと思われる。しかし、柴田の薬学領域に薬物と生体との関係を追及する生理学や薬理学、解剖学を研究すべしとする積極性に対し、長井はやや積極性を欠き、この時には触れていない。就任演説の3年後の明治23年（1890）の薬学会で文部大臣を前に長井は、わが薬学を如何に発展させるかについて再び講演した。そのなかで長井は医学関係者に対して、「我々が生薬から新成分を発見し、また新化合物を合成した時、生体でそれらの生理作用を研究し、治療効果を突き止め、社会に新薬を提供するよう協力して欲しい」と述べている。

　この言葉から、長井は薬物と生体の研究は他の領域に依頼して解決すればよいと考えていることがより明解になり、長井の考える薬学は生薬からの新成分の発見と有機化学を用いた新化合物の合成にあることが分かる。その考えは、以下に挙げるエフェドリンの薬理作用の発見などで実証されている。

・遅れた薬理作用の発見

　長井が明治18年（1885）に発見した麻黄成分エフェドリンに関する薬理作

用は、医学科薬理学教室の高橋順太郎教授と三浦謹之助 [8] の研究により、瞳孔散大作用を有することが明治 21 年（1888）に見出された。さらにエフェドリン発見の約 40 年後の大正 13 年（1924）になって北京大学の陳克恢と米ペンシルベニア大学の C. シュミット [9] により、エフェドリンが喘息治療薬への応用に至る気管支拡張作用が報告されている。

　これらのことから、「薬物と生体の研究は他の領域に依頼して解決すればよい」という長井の考えが裏付けられる。長井のこの考え方が、その後のわが国薬学が有機化学を武器として物質の合成を中心に発展し、生体との関係に殆ど眼を向けないという方向性と、その体質を醸成する原点となったと考えてよいだろう。同時に気管支拡張作用が米国で発見されたことは、当時の米国では既に新規医薬品について治験が行われ、その後に臨床で患者の治療に適応される仕組みが確立していたことを意味している。薬効評価に関する考えは、わが国の現状とは雲泥の差のあることが理解できる。

　こうした経緯をみると、エフェドリンの発見と治療効果を、20 世紀になって日本では長井による「創薬」と位置付けているが、この認識は正しいのかという批判があるのも当然かも知れない [10]。

　ただ、長井の掲げた 3 項目のうち、第 2 と第 3 の研究が医薬品開発や生産とかけ離れていても、わが国薬学の「特技」として発達したのは、有機化学者・長井の存在と牽引力が絶大であったためであろう [11]。また、長井のこの演説の約 30 年後に朝比奈泰彦（下山順一郎の後継者となった 2 代目教授）が欧州の学会でも難問とされていたアネモニンの推定構造の提出、全合成という世界の天然物化学界の先頭に立つ成果を上げたのは、長井の先見の見事さを示したものであったと評価できる [12]。同時に実施した生薬成分の構造決定と合成が、その後のわが国薬学の方向性に決定的な役割を果たした。

③ 薬学科教授の不仲説

　こうした柴田承桂・長井長義が訴えた草創期における薬学振興論の実現を目指して 4 教授（長井・下山・丹波・丹羽）は、一致協力しなければならなかった。だが、実は不仲であったと伝えられている。明治 40 年（1907）に創刊された薬業雑誌「東洋薬報」第 1 号には 4 教授の不仲を伝える次のような主旨の記述がある。

薬学の中心といえば長井、下山、丹波、丹羽の４博士だが、この４人は大学で毎日顔を突き合わせ、同じ釜の飯こそ食わねど、同じ風呂敷の中から俸給を配けている仲間なのだから、四海波静かに和気あいあいといきそうなものだが、中々左様には参らぬものとみえる——

　この４名の感情を下世話的にとらえれば、長井は最も年長であり、自分は13年間もA.W.ホフマン教授の助手を努めた有機化学の第一人者であり、先進国の薬学の事情も知っているという実績と自信を誇示する一方、下山には日本の薬学を背負うのは製薬学科の生え抜き、それも一回生の我々だという気概がある。丹波も同じ気概に燃えて下山と同一の道を進むが、時に下山と長井の調整役を務め、自分が薬学をまとめているという自信を示す。丹羽には廃止の危機にあった「薬学を死守」した祖であり、化学界の主砲長井を薬学に迎えたという自負があった。

　重要なのは、４教授の不仲が原因で薬学の発展にどの程度の障害をもたらしたかである。一概には説明できないが、その障害として、例えば柴田が提唱した草創期の薬学について薬物と生理作用の関係を研究する分野の導入を巡り、十分に議論も行わず、かつ意見の一致も得ないままに進んだのではないか。こうしたことが、誕生間もないわが国薬学の方向性に関しマイナス効果を生んだことは否定できない。

・長井が42年間も薬学会会頭

　こうした不仲説を理解して薬学４巨頭の大学外の「薬学会」と「薬剤師会」における活動をみると、長井と下山・丹波・丹羽との活躍振りには特徴的な差が見られる。

　長井の場合は、「薬学会会頭」を昭和４年（1929）に死去するまでの42年間務め、学会トップとして君臨し続けるという状態であったことは既述したが、長井以外にも欧州に学び、現地の最新薬学を修学・調査してきた学者はいた。しかし、長井が指導的地位に置かれたのは、ドイツ・ベルリン大学A.W.ホフマン教授に師事し、その後助手（有給）として有名なアミンの研究やメチル化脱窒法などの研究に参加した、わが国有機化学の第一人者という経歴から、自他ともにその地位にあったのは必然であったと考えてのことであったろう。加えて、政府がわが国薬学および製薬事業の発展のために、在独中の長井の帰国

を強く要請した事情もあった。そして何よりも、帰国早々に麻黄からエフェドリンを発見するという日本人による初めての世界的な業績に対し、誰もが長井のほかに薬学会会頭に相応しい人物を見出せなかったのだろう。

　こうした長井の有機化学者としてのエフェドリンの発見と帝国大学薬学科教授の名声、さらに政府が掲げる製薬事業の発展策と相まって、42 年間にわたり薬学会会頭として君臨した結果、わが国薬学は長井の有機化学を主軸とする方向に向かったと考えられる。それに長井と対等に議論できる盟友柴田承桂は、早々に学問の世界から離れ、内務省衛生局員として薬事行政畑へ転身したため、柴田の薬学振興論で示した薬学の在り方を巡り、その後長井と議論することもなく、わが国薬学は長井の思考する方向に進展して行った。

・著作活動と医薬品国産化の意欲

　一方、この時期の下山・丹波らは、長井と異なり、草創期にある薬学を普及するために必要な書物の著述に当たっていたので、彼らの業績の大半は著述であった。例えば、下山は明治 21 年（1888）に『製薬化学』を出版し、続いて『薬用植物学』の総論を明治 23 年（1890）、各論を同 25 年（1892）に、さらに同 23 年には『生薬学』といった具合に矢継ぎ早に出版した。これらの著書は全国の薬学関係者の指針となり、下山の没後も後継者により校訂増補が行われ紙価を高めた。なかでも心血を注いだのは、明治 24 年（1891）に出版された『日本薬局方注解』であり、第 4 版以降は門下の朝比奈泰彦らに引き継がれた[13]。

　こうした状況にあったため、下山・丹波・丹羽は製薬学科第一回生でありながら「薬学会」では主に副会頭を務め、薬学振興の旗印の下に会員を鼓舞、長井を補佐したが、胸中には忸怩（じくじ）たるものがあったに違いない。

　特に首席で卒業した下山は終生、長井に反発し胸襟を開くことはなかったという。まして下山は「製薬化学」に生き甲斐を見出していたので、大学当局の命令で生薬学担当を余儀なくされたのを生涯の痛恨事として不満を抱き、「自分は製薬化学者」と称していた。教科書として『製薬化学』の著書も出版し、長井とは折り合いが悪かったこと[14]は既に述べた通りである。この葛藤が要因で長井の薬学振興論の受け入れを躊躇したことは分かるが、恩師柴田の振興論についてもどのような見解を抱いていたか定かでない。

　ただ、1 年間にわたり視察した 2 回目の欧州外遊から帰国した明治 37 年（1904）以降は、国民の保健衛生を司る薬学領域の医薬品の製造分野が、欧州

先進国に比べてほど遠い現状にあるのを思い知らされたため、それまでのように教科書など著作活動や実験室の研究に止まらず、輸入品に代わる医薬品の国産化に乗り出し、製品化に結びつけた動きを示したことは既に述べた。これが製薬化学者としての下山の一つの薬学振興への気概であったろう。下山のこうした動向は、長井の視線とは異なるものの、医薬品の国産化という実益を求める製薬化学が、当時のわが国薬学には不可欠であることを強く認識したのは理解できる。

・日薬会長として業権確立へ

その一方で、下山は丹波・丹羽と共に教授職を務めながら、東京薬学校（東京薬科大学の前身）の校長を務め、副校長役の丹波と一緒に薬剤師の養成教育に尽力した。明治の揺籃・激動期にあって、薬業の発展、特に医薬分業の実施には薬剤師の養成が急務と考えたからである。そのため下山は、大学教授・薬学校長の二足の草鞋に加え、「日本薬剤師会」の歴代会長や理事といった三足の草鞋を履く責任を背負った。折からの第二帝国議会における「医薬分業」の実施を巡る政治闘争をはじめ、薬剤師でなければ扱えない「指定医薬品制度」の創設など薬剤師の先頭に立って指揮した。こうした努力は、薬業の発展には薬剤師が関わる法的基盤を構築しなければ成就できないとの信念を抱いていたからに他ならない。

これら信念の実現に当たり、盟友丹波や下山の腹心で衛生局に勤める池口慶三（明治23年薬学科卒業）の心血を注ぐ尽力を得て、下山の日薬会長時代は「指定医薬品制度」の創設など業権確立に実績を残し、薬剤師に大きな影響を与え続けた。しかし、脳溢血により明治45年（1912）2月59歳で急逝、その思想は丹波、池口に継承された。丹羽とは医薬分業の政治論争を巡って漸進か急進かの路線対立があり、急進派の丹羽とは袂を分かっていた。

とは言え、下山・丹波・丹羽・池口はエリートとして、いずれも明治、大正、昭和初期の日薬会長を務めるなど、「宗家」出身者の責任を果たすべく薬剤師の指導から業権の拡大と薬事制度の近代化に至るまで挑戦を続けた。

④ 「宗家」を離れ活躍したエリート先駆者

話はもどるが、薬学科廃止の危機を免れ、明治19年（1886）再出発した帝

国大学医科大学薬学科は、下山・丹波・長井・丹羽が主導して教育課程も新しく制定した。しかし、明治23年（1890）から明治38年（1905）までの卒業生は例年5名以下と低調であった。ただ、そのなかには後に第2世代の講座教授に就いた近藤平三郎（長井の後任：薬化学）、慶松勝左衛門（丹羽の後任：薬品製造学）、朝比奈泰彦（下山の後任：生薬学）、服部健三（丹波の後任：衛生裁判化学）などを輩出した。

　さらに、近藤・慶松・朝比奈・服部より先輩、あるいはほゞ同時期の卒業生で、大学からは離れて各地の薬学校・薬学専門学校での教育や衛生行政、軍病院、軍薬剤官、民間企業の先駆者となった人たちがいる。それらの人たちは、それぞれの分野を開拓しリードしたエリートであった。それら先駆者のなかから、「宗家」出身者として特記すべき足跡を残した高橋三郎、安香堯行、池口慶三、酒井甲太郎について、その責任と挑戦振りを検証した。

　高橋は海軍薬剤官の育ての親であり、日本薬剤師会会長や薬学専門学校長を務めた。池口は「薬界の巨人」と評価されるほどの逸材で、薬剤師の業権拡大と薬剤師養成に心血を注いだ。安香は陸軍薬剤官から教育界に移り、生涯を赴任地熊本で薬学教育者として全うした。また、酒井は陸軍薬剤官から九州帝国大学病院薬局長となり、病院薬剤師の育成に生涯を捧げた。

1. 高橋三郎——日薬会長時代は混乱招く [15]

　安政5年（1858）今の東京御徒町（現・台東区）で武家の家に生まれた高橋三郎 **(写真20)** は、12歳で洋学所のドイツ語科に入り、明治11年（1878）に東京大学製薬学科の第一回生として卒業した。第一回生のなかで最も年少だった。

・海軍薬剤官の先駆け

　卒業後は新潟県病院薬局長として赴任、薬学校設立に関わったが数年で辞職し、明治19年（1886）7月海軍に初めて薬剤官制が制定された時、志願して海軍大薬剤官に任用された。その後、

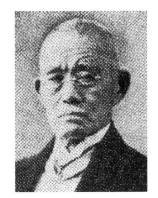

写真20　高橋三郎

東京海軍病院、海軍軍医学校に勤務し、大正元年（1912）に26年間勤務した海軍を薬剤監（海軍薬剤少将）を最後に退いた。その間、海軍における薬剤官

業務の確立と拡大に尽し、パイオニアの役割を果たした。以後、海軍へ薬剤官として勤務する「宗家」出身の薬学士や薬学専門学校出身の薬剤師が増え、そうした流れは戦後の自衛隊にも引き継がれている。

海軍退役後の高橋は、肝油（ビタミンA・D剤）を主力製品とする泰昌製薬株式会社社長に就き、製薬事業に取り組んだ。製品は民間や軍に納入された。その傍ら、日本薬局方調査委員、薬剤師国家試験委員など公的機関のご意見役を務め職責を果たした。

・難しい舵取り

その後、高橋は大正15年（1926）に副会長として日本薬剤師会入りしたが、会長丹羽藤吉郎の死去に伴い、昭和5年（1930）4月第10代日薬会長に就いた。会長選挙では前会長の丹羽が率いた分業運動急進派の明治薬学専門学校(明治薬科大学の前身）の人々が強く支持したので、高橋執行部は「明薬内閣」と呼ばれた。そのため、これを批判する立場の漸進派・東京薬学専門学校（東京薬科大学の前身）グループと対立せざるを得なかった。こうした派閥対立の下で会内運営は全くと言っていいほど進展しなかった。加えて会長時代には、薬局経営に大きく影響を及ぼしつつあった健康保険への対策などの難問にも直面した。

この健保対策の日薬の要求は、保険医療だけでも医薬分業を実施することであった。だが、それに向かって何ら有効な手立てを打てずにいるとの批判が高まり、高橋内閣は1年半で総辞職に追い込まれた。政府方針として医薬分業が認められていないにも拘らず、健康保険制度において分業制の採用を願って尽力しなければならないという苦難を強いられた時期の悲運な指導者であった。そのため高橋自身は「牛馬の如く鞭で打たれながら働くことはできない」として辞職したと伝えられている。以後、日薬は派閥対立が続き、混迷と泥沼状態が続く経過を刻むことになる。

・晩年は明薬校長となる

日本薬剤師会会長を辞職した後は昭和7年（1932）から明治薬学専門学校校長に就任、薬剤師養成の薬学教育に尽力した。同校の創立者で初代校長の恩田重信から請われて継いだ約10年間の第2代校長時代には、薬学専門学校昇格後未だ日の浅い同学の質的向上に務め、多くの実務薬剤師を世に送り出した。

その傍ら82歳まで日本薬局方調査委員など政府系委員や東京製薬同業組合長など関係団体の運営にも関与し、「宗家」出身者の責任を全うすべく務めた先人であった。その一方、「海軍の高橋」から逃れられなかった面もあった。昭和14年(1939)老衰のため87歳で死去。生前に従四位勲三等が授与された。

2. 池口慶三——薬界の巨星に相応しい活躍 [16-19]

「薬界の巨星」と言われている池口慶三（**写真21**）だけに、その足跡は薬学教育から薬剤師の業権の拡大確立に至るまで極めて広範囲に及んでいた。慶応3年（1867）4月、兵庫県村岡町の材木商の三男に生まれた池口は、上京して大学予備門から明治23年（1890）に東京大学医科大学薬学科を卒業した。直ちに長崎医学専門学校を経て千葉医学専門学校の薬学科教授となったが、明治30年（1897）警視庁技師兼内務省技師として官界に入り、警視庁衛生検査所の初代所長となった。国民の保健衛生向上を目

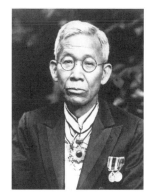

写真21　池口慶三

指し、最初に手掛けたのは「飲食物取締法規」の発令に寄与したことである。その担当者である衛生技術官に薬剤師を起用するなど、薬剤師の衛生技術面の開拓者となって中央および地方庁の勤務薬剤師の資質、地位の向上に数々の実績を残し、薬事衛生の行政官として非凡な手腕を発揮した。

・薬剤師の業権拡大に貢献

内務省技師や日本薬剤師会理事、さらに中央衛生会委員時代を通じて池口が心血を注いで取り組み、成就した業績は3つ挙げられる。1つは恩師下山順一郎の日薬会長を支え、「指定医薬品制度」を盛り込んだ「薬律」の改正（明治40年:1907）であり、2つは「売薬法」の制定（大正3年:1914）、3つは「薬剤師法」の制定（大正14年：1925）である。

「指定医薬品制度」とは薬剤師のみが取り扱うことができる医薬品を法的に指定する制度で、これにより薬剤師に医薬品に対する責任を持たせて、粗悪品の流通を防ぐなど、薬剤師の地位と業権を確立した意義は大きい。

また、「売薬法」の制定により、それまでの売薬に対する「無効無害」とい

う認識を改めさせ、初めて売薬の「有効無害主義」が法的に確立された。このことで売薬が国民の簡易な治療薬としての地位を得た。同時に薬剤師がその製造と販売に責任を持って関わるようになり、売薬の薬局での取扱高と生産会社の生産量は大幅に増大した。無効無害ということで、課せられていた売薬税も廃絶され売薬は急速に国民の間に受け入れられて行った。以後、戦前戦中戦後を通じて昭和36年（1961）に国民皆保険制度が実施されるまでは、売薬を中心とする「一般用医薬品」が医薬品の総生産額の約70％を占め、「医療用医薬品」を凌駕していた。さらに「薬剤師法」の制定によって、医師、歯科医師と同様に薬剤師の身分が法的に保証され、今日に至っている。

・池口の要請で動いた「宗家」の長老たち

　これら薬剤師の業権に関わる法律の制定は、内務省技師あるいは中央衛生会などの委員としての池口の活躍がなければ決して成就できなかったであろう。例えば、明治40年（1907）の指定薬品の制度化を求める「薬律」の改正問題では、国会審議の前に医系委員が過半数を占める不平等な構成の中央衛生会の審議を経た後も、既得権を主張する薬種商や薬剤師の台頭を嫌う医師議員の反対に遭うなか、池口は正親町実正（貴族院議員・初代日薬会長）、長井長義（東大薬学科教授・薬学会会頭）、下山順一郎（池口の恩師で当時日薬会長）を通じて貴族院を動かし、内務大臣の原敬をも説得して議会で成立させる活躍をみせた。また、大正3年（1914）の「売薬法」や同14年（1925）の「薬剤師法」の審議・成立に当たっても、池口は貴族院の西園寺公望や大隈重信らの説得に正親町・長井・丹波敬三ら薬学界長老をたびたび担ぎ出し、衆院では薬剤師代議士の大口喜六（東京薬学校、現東京薬科大学出身）と昼夜を忘れた綿密な議会対策による連携の末に、ようやく成就したのである。

　このような池口の情熱的な行動に対して、医師系議員の執拗な反対の大合唱のなかでも、池口の要請を快く受け入れた長井・下山・丹波をはじめとする長老の行動は、薬学の隆盛、薬剤師の業権の確立拡大を願う「宗家」のパイオニアの気概と責任を随所に見せた。池口の姿は全国の薬剤師の感動を呼び、その名前は一気に広まり、人望が高まった。

・健保制度に分業採用を訴える

　その後、池口は昭和2年（1927）3月、先輩の丹波・丹羽の懇請を受け入れ、

次回総会まで 1 年間の約束で第 8 代日本薬剤師会会長に就任した。この時期は、大正 15 年（1926）7 月に誕生した健康保険制度の保険給付が同年 1 月から始まり、薬局経営に深刻な影響（売薬の売り上げ減少）を及ぼす可能性があった。だが、前会長の丹羽執行部の対策は手つかず状態で全く遅れていた。そのため、池口はまず自身が要望して労働保険調査会委員となり、その直後の 10 月に開かれた同調査会で次のように発言した。

　　薬剤師は健保制度に協力すべく社会奉仕的な廉価で薬剤給付契約を結んだが、社会政策である保険医療では医薬分業を採用すべきだ。全医師の総投与点数中に占める薬剤点数は 50％ に達しているので、投薬だけを医師から引き離して、薬剤師に一任してくれれば 30％ で請け負う。余剰の 20％ は医師の再診料に充てられる。計算根拠は東大病院、慶応病院、三井慈善病院の調査による――

　こうした様々な健保分業運動を展開したにも拘らず、処方箋の発行枚数は微々たるものだった。昭和 2 年（1927）の日薬調査によると同年の処方箋発行枚数は約 6000 枚、報酬額は約 10,000 円で、これがピークであった。翌 3 年（1928）は約 3000 枚、約 6000 円と減少した。
　しかし、池口の行ったきめ細かい健保分業運動は、結果的には医師側を攻撃する主張となったため、医師の協力を得られなかった。そこで池口は労働保険調査会で患者が要求しても医師は処方箋を発行しない現状を改善するよう政府に求めた。保健局は昭和 3 年 4 月内務省令第 12 号で健康保険法施行規則の一部を改正し、医師が理由なく処方箋の交付を拒否することを禁止した。当初、保健局原案ではこの条文の違反者に対し罰則規定を設けていたが、公布された正文では削除されていた。医師会あるいは医師系政治家の暗躍により、何時しか罰則規定は消され、結局この改正も実質的には空文に等しいものとなった。『日本薬剤師会史』には「医師会の横車と官僚の無抵抗主義の典型的表れ」と怒りを込めて記されている。

・漸進派池口の日薬会長辞職
　池口のこうした主張にも拘らず、健保分業に対する誠意のない政府の態度や処方箋発行が進まない現状にあったが、約束の 1 年が経過したので池口は

日本薬剤師会会長の辞職を表明した。留任の要請を強く受けたが、昭和3年（1928）4月辞職した。「社会保険医療に分業制を採用すべきだ」とする日薬の健保対策は後任会長に手腕に委ねられることになった。後任会長に選出された慶松勝左衛門が辞退、高橋三郎も辞退するなど難航したが、翌4年（1929）に再び丹羽藤吉郎が選挙で選ばれた。しかし、以後日薬組織の泥沼化が露呈するのが歴史の経緯であった。

　日薬時代の池口は、下山・丹波の後継として、いわゆる医薬分業の漸進派主脳として、急進派の丹羽などと多くの場面で対立した。池口は「急進派の人々は実現性の少ない難問ばかりを捉えてあがく。なぜ実現可能な薬業、薬剤師の向上のために有用な実利問題を解決し、然る後に難問に取り組むことをしないのか」と常々不満を抱いていた。こうした日頃からの主張の具体化に挑戦し、まだ生まれて日の浅い薬学・薬剤師の業権を一歩前進させたのが、指定医薬品制度の法制化や売薬法、薬剤師法の制定であったと言える。薬剤師業務の不振を憤慨しつつも政府および医会長老と論戦を交わし、その拡大確立を目指して努力する池口の真摯な姿が多くの薬剤師の共感を呼んだ薬界の巨星であった。

・薬学は元来、薬品製造の学問

　会長辞任後の池口は、生前の東京薬学専門学校（現東京薬科大学）校長丹波敬三から後任を託されていたので、丹波の死去に伴い副校長から校長兼理事長に就任した。当時とすれば晩年の61歳だったが、東薬および薬学の使命として次のような決意を述べた。

　　薬学は元来、薬品製造の学問であり、医師の処方箋による調剤はその一部である。第一次世界大戦時、医薬品の輸入が途絶し治療界は混乱したが、製薬業の勃興で医薬品欠乏に至らなかったのは薬業家、薬剤師の努力の結果である。薬学は国家の枢要な学問であり、この薬学を教授して薬剤師を養成する本学の発展を校長として尽す——

　この表明は、それまでの「薬舗主」、つまり開局薬剤師の養成という薬学校時代の狭い職種の校是に止まらず、医薬品の国産化政策に関わる「製薬技術者」の養成という、もう一つの国家的な意義をもつ薬学を教授して、新しい時代を担う薬剤師を養成することが専門学校へ昇格した同校の使命であると宣言した

のである。この表明通り、池口は履修科目と教授陣の強化に取り組み、また就職先に製薬企業を選ぶ出身者が増えた。私立薬専のなかで製薬企業への就職者が群を抜いて多いのも同校の特色となった。

さらに池口は昭和 6 年（1931）に女子部を設立、女性職業人の育成にも力を注いだ。昭和 8 年（1933）3 月には文部省から卒業生には薬剤師試験が免除される特典を得たが、その喜びのなか、12 月入院中の慶應病院で肺炎のため他界、66 歳だった。葬儀は東京薬専葬をもって行われた。昭和 6 年（1931）には薬学会会頭にも選ばれた。生前の偉功が認められ、勲二等瑞宝章が授与された。池内の生涯は「宗家」出身者のなかでも「薬界の巨人」と評価されるに相応しく、薬剤師の業権確立に数々の事績を残した人材であった。

3. 安香堯行──「薬剤師の師父」と尊敬される [20-23]

明治末期から昭和初期までの約 30 年間にわたり、九州薬学専門学校（現熊本大学薬学部）校長として多くの薬剤師を養成した安香堯行（**写真 22**）は安政 2 年（1855）1 月、江戸に生まれた。幼児期に徳川直参の旗本である安香家の養子となった。戊辰戦争では函館の五稜郭に立てこもった義理の叔父に当たる榎本武揚と共に少年堯行も捕らえられたが、釈放されて静岡の養家に帰った。

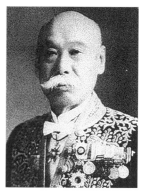

写真 22　安香堯行

・軍薬剤官から教育者へ

その後、上京して東京医学校製薬学科を明治 15 年（1882）に 5 回生として学友 4 名と共に卒業したものの、就職先は少なく陸軍病院に薬剤課僚（中尉相当）として勤務した。直ぐに名古屋にある第 3 師団の一等薬剤官となったが、その後も移動が続き、愛知県病院調剤所長、衛生材料大阪市厰長などを経て、熊本県立病院調剤部長に就任した。その傍ら明治 18 年（1885）に設立された私立熊本薬学校の開校に努め、明治 36 年（1903）5 月からは同校校長を兼務した。これが以後、30 年余にわたり熊本県で薬剤師養成に心血を注ぐ出発点となった。42 歳の時であった。

安香堯行が校長になった当時は、狭い校舎の軒は傾き、雨露をしのぐのがやっ

とという状態であった。しかし、安香は朝8時からの講義を終え、病院で調剤部長の職務を果たし、再び夕刻から学校に戻るという毎日であった。加えて同窓会は、明治31年（1898）に公布されていた「専門学校令」と「公私立専門学校規定」に拠って、専門学校への昇格を目指すことを決めていたこともあり、多忙な日が続いていた。

・専門学校への昇格実現

　専門学校へ昇格実現のため、校地購入や校舎新築、設備充実など難問山積のなか安香らによる涙ぐましい努力が始まった。校地購入や新校舎建設などに充てる校債を発行し、その募集に九州各県は勿論、大阪、京都、東京の薬業家にも足を運んで、専門学校への昇格の必要性を訴え、応募を依頼した。その甲斐あって、校債の申込みは約3万円に達した。それを基に校地3900坪を購入、そこに二階建て計約500坪の新校舎を建設、さらに設備費や図書費も賄えたので、一応の整備は終わった。

　そこで明治42年（1909）2月、安香と前校長の森本栄太郎、地元薬業家の渡辺敬衛門、園部交雅ら8名が創立名義人となって、私立薬学専門学校の設立申請書を文部省に提出した。翌43年（1910）1月鶴首していた文部省から認可の知らせが届いた。私立では最初の九州薬学専門学校が誕生し、安香の心血を注いだ努力が実った。日本薬学会は同校の創立を祝って、明治43年（1910）4月に学術講演会とその年の総会を、新装なった九州薬学専門学校で開催した。安香は準備万端を整え、「宗家」の東京帝国大学薬学科から薬学会会頭の長井長義、丹波敬三、丹羽藤吉郎の3教授、衛生試験所長田原良純、警視庁衛生検査所長池口慶三らを迎え、学術講演会と総会を盛会裡に終えた。

・官立移管へ県も動かし奔走

　一方、政府は大正8年（1919）、既に設置された学校を含めて設立整備すべき官立高等専門学校の数を発表、そのなかに薬学専門学校は2校を設立整備すべきと明記されていた。この2校のうち翌9年11月に県立富山薬学専門学校の官立移管が決定し、残る1校をめぐって九州薬学専門学校も在校生から官立移管運動が一斉に起こった。校長安香も官立移管に固い心願を立て、好きな煙草を止めた。12月には移管結成会を立ち上げ、熊本県知事や県議会を動かし、絶えず文部省とも折衝を続けた。関係機関へのたび重なる折衝で出費は

かさみ、勲章まで質草にする逼迫ぶりであった。

　こうした努力の結果、大正 10 年（1921）12 月には文部省から悲願の官立移管の内定通知がもたらされ、移管条件が示された。その条件も安香の闘志をかき立たせる酷とも言える内容であった。現在の施設に加え、約 20 万円で校地 6000 坪の購入と施設の充実を行った後、文部省に一切を寄付する。その上で文部省が約 30 万円を投じて現校舎の増改築を終え、大正 14 年度（1925）に開校するという内容であった。

　文部省の移管条件を満たすため、安香は県と市を相手に厳しい交渉を重ね、文部省が求める 20 万円を折半し、土地購入（10 万円）を県市が負担、建築設備（10 万円）を学校で負担することが決まった。そこで安香は、直ちに同窓会を中心に 10 万円の資金募集を始めたものの思うにまかせず、結局は九州薬学専門学校財団法人が負担し、文部省大臣官房建築課が直接工事することで、大正 13 年（1924）に許可された。こうして安香は九州薬学専門学校の土地、建物など一切の財産（約 45 万円相当）を文部省に寄付して、大正 14 年（1925）4 月に官立熊本薬学専門学校が開校した。

・実学の教育者として生涯を全う

　安香は官立熊本薬専の初代校長に就任したが、積年の過労のためか、3 年後の昭和 3 年（1928）1 月 5 日に急逝した。大礼服を着用した元旦の学校行事で風邪に罹ったことが原因であった。生前の功労により勲三等瑞宝章を授けられた。移管時の債務整理が終わり、九州薬学専門学校財団法人が解散したのは、昭和 5 年（1930）夏であった。

　このように安香は、私立熊本薬学校から最初の私立薬学専門学校への昇格を果たし、さらに官立薬学専門学校への移管という棘の道を実現させた。名校長として約 30 年にわたり多くの薬剤師を養成し、卒業生からは「薬剤師の師父」と尊敬された。至誠高潔を貫いた「宗家」出身の実学の教育者として人生を全うし、今日の熊本大学薬学部の基礎を築いた生涯だった。享年 72 歳。

4. 酒井甲太郎──近代的病院薬局の先駆け [24,25]

　明治 19 年（1886）に帝国大学令が公布されると、九州に帝国大学を設置する機運が高まり、長崎・熊本・福岡各県の激しい誘致合戦が行われた。その結果、明治 36 年（1903）福岡に京都帝国大学の分科大学として福岡医科大学が創設

されることになった。その年の４月に福岡県立病院が京都帝国大学福岡医科大学と改称され、その初代薬局長に就任したのが酒井甲太郎（**写真23**）である。

その後、同医科大学は明治44年（1911）に九州帝国大学医科大学となったので、酒井はそのまま九州帝国大学医科大学付属病院の初代薬局長となり、調剤器械の開発や近代的病院薬剤師の育成に尽力、その先駆者となった。

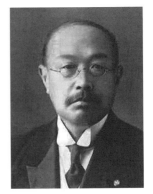

写真23　酒井甲太郎

・陸軍薬剤官から病院薬局長へ

酒井は明治元年（1868）８月、信州の松代藩士の家系に生まれた。父親が同藩士の佐久間象山（幕末の思想家・開国論者）と親しい間柄にあったので、幼少の頃から象山の影響を受けたという。酒井は母親の反対を押し切って上京し、明治25年（1892）に旧制第一高等学校の前身校を卒業、明治28年（1895）東京帝国大学医科大学薬学科をただ１名のみで卒業した。この時期の薬学科は入学者が少なく、その後も卒業生は１名という厳しい状態が続いていた。

卒業後は当時、有力な就職先であった陸軍に入った。直ぐに陸軍３等薬剤官となり、名古屋陸軍予備病院に勤務したが、勉学心が旺盛な酒井は軍籍のまま内地留学という形で、明治30年（1897）１月から翌年３月まで東京帝国大学の大学院に入学、長井長義（薬化学）、下山順一郎（生薬学）の指導を受け研究を行った。大学院時代に後輩で当時、薬学科学生の近藤平三郎、慶松勝左衛門らと知遇を得たという。

明治32年（1899）２月からは陸軍軍医学校教官として指導に当たり、医術開業試験委員なども務めたが、明治34年（1901）の義和団の乱（北清事変）や日露戦争の際には兵站医部門に所属して、傷ついた将兵たちの手当てにも立ち合った。

・薬局を整備し「調剤訓」で指導

こうした経験を積んだ後、明治35年（1902）１月に福岡県立病院薬局長に就いた。その後、同病院が京都帝国大学福岡医科大学と改称されたので、酒井は初代薬局長となったが、薬局長として最初に取り組んだのは、薬局内を整備

し、調剤器具の開発に当たることであった。例えば、座薬を調製するために木製で上下一組の組み合わせとして手作業で簡単にできる「酒井式座薬器」を考案した。それを用いて肛門用、尿道用、膣用として簡便に製剤化できるようにした。この酒井式座薬器は全国各地の病院薬局に普及して行った。

　また、薬局内で調剤・製剤業務に当たる薬剤師に向けて「調剤訓」を製作し、これを基に調剤する際の心構えや調剤作業上の注意などを薬剤師に説いた。「調剤訓」は酒井が医療人として薬剤師の育成に積極的に取り組んだ証であり、その内容は医療現場で働くことについての精神面を強く指導したものであった。

　例えば、次のような明解な言葉が記されている。

▽諸君は手足を以て作業せず、頭脳を以て手足を働かすべき。これは智識階
　級の人の当然とする
▽調剤を誤っては、まったく薬剤師たる価値がない。ゼロである
▽研究態度で事を処せば、その時には手間取ることがやがては功速に運ぶ階
　段となるでしょう
▽監査は誤りなきを期する手段であって、絶対に正確なりとの証に非ず。そ
　の意味を知って事に当たるべし
▽薬剤師なら薬剤師らしく調剤せよ

　こうした薬剤師の勉強の場として、明治 40 年（1907）に「益進倶楽部」をつくり、毎月 2 ～ 3 回、現職員、旧職員を含め薬学を基礎にした調剤・製剤に関する理論や実地など全薬剤師を対象とした勉強会を開催した。この倶楽部の勉強会を通して、酒井は明治から大正にかけて教育・研修・調剤の実地や理論など、病院薬剤師の育成に情熱を傾けた。

　その間、酒井の努力と共に名声は高まり、「薬局見るなら九州へ」と薬局見学が後を絶たなかったという。また、東京帝国大学医科大学薬学科教授兼付属病院薬局長の丹羽藤吉郎から好条件で招聘の交渉話が持ち込まれたが、あっさり辞退したというエピソードも残っている [26]。酒井にとっては創設以来、心魂を注いだ大学薬局は肉親のような愛情を覚え、栄転など毛頭考える余地はなかったのであろう。まさに「宗家」出身者の責任と挑戦に徹したと言える日常業務の毎日であった。

・生涯を病院薬剤師の育成に捧げた

　しかし、この先駆的指導者に思いもよらぬ不幸が襲った。大正9年（1920）
4月、初めて福岡市で開催される第40回日本薬学会総会の準備に追われてい
た酒井は、大会準備の心労が重なり、直前の3月31日に脳出血で倒れ、4月
4日に急逝した。享年53歳の惜しまれる逝去であった。総会初日の冒頭に薬
学会会頭長井長義をはじめ参加者全員が起立して弔意を捧げ、長井は葬儀にも
参列し冥福を祈った。

　酒井の姿のない薬学会総会は4月11日九州帝国大学医学部講堂で行われ、
翌12日には日本薬学会主催となった最初の病院薬剤部長協議会が付属病院会
議室で開かれた。この協議会は現在の日本病院薬剤師会が主催する「病院薬局
協議会／学術フォーラム」へと名称を変えて継続されている。

　酒井はこのように草創期の病院薬剤師の教育・研修・調剤技術の向上などに
その生涯を捧げ、病院薬剤師の育成に心血を注いだ先駆者であった。

5　衛生試験所や薬学校などへの進出

　これら第2世代教授の近藤・朝比奈・慶松・服部より先輩格に当たる「宗家」
出身者たちのなかで、衛生試験所長や各地の薬学教育者が多いのが目に付く。

　前者は、明治6年（1873）6月に長与専斎が政府に上申した「製薬学校設
立申請書」のなかで、薬学の目的の1つに「医薬品の真贋の鑑別」を挙げて
いたので、衛生試験所においてその鑑別研究や衛生化学の実学研究に先駆的役
割を果たした人材たちであった。

　後者は、文部省が明治15年（1882）7月に公布した「薬学校通則」のなか
で、製薬学科出身者を教員として置くことが必須条件として規定されたからで
ある。既に明治7年（1874）に公布された「医制」では医薬分業が謳われ、
調剤所となる薬舗開業には試験による免許制度の導入が実施されていたので、
その対応で明治期には薬学校が各地（東京・京都・大阪・愛知・熊本・富山・
札幌・岡山・福岡・横浜など）に設立された。だが、肝心の医薬分業は医師の
反対でなかなか実施されなかったため、学生が集まらず経営難に陥り、廃校の
憂き目をみたものも数多くあったが、「宗家」の出身者が創立者あるいは教員
として全国に赴任していた。

　公布された「薬学校通則」は薬学校を甲乙2種に区分した。甲種は、修業

年限が3年で通常の薬学講義を行い、入学資格は中学校卒業程度で、教員は大学製薬学科出身者2名が必須とされた。一方、乙種は修業年限が2年で速成の薬学講義を行い、入学資格は小学校卒業以上、教員は大学製薬学科出身1名が必須とされた。こうした決まりから、製薬学科あるいは薬学科出身者が創立関係者や就職先として進出したのである。衛生試験所、薬学校のほかの主な就職先は、各地の県立病院や陸海軍の薬剤官であった。

・就職先に製薬会社が加わる

こうした人材供給源でもあった「宗家」の薬学科は、明治39年（1906）以降になると入学定員20名に対し、卒業生は例年15名前後に増えた。明治45年（1912）には23名に達し、卒業者は前述のように衛生試験所、薬学校、県立病院、陸海軍薬剤官が主な就職先であったのに加えて、大正期になると第一次世界大戦の勃発でドイツからの輸入医薬品の途絶が契機となって政府の打ち出した医薬品国産化策により、数多く設立された製薬会社も就職先となり、経営や製造指導に当たった。卒業生は例年、確実に定員の20名前後に達し、大正期に入ると「宗家」として名実ともに確固たる礎を築いて行った。

参考文献

1. 日本薬学会沿革史. 日本薬学会編；1911. p.22.（本書は単行本でなく、明治43〜44年「薬学雑誌」の付録として印刷された）
2. 柴田承桂. 薬学の運命如何. 薬学雑誌 1885；38：128-139.
3. 柴田承桂. 薬学とその補助たる各学科との関係. 薬学雑誌 1885；231-237.
4. 長井長義. 会頭就任演説. 薬学雑誌 1887；217-129
5. 長井長義. 欧州薬学史. 薬学雑誌 1885；139.
6. 石坂哲夫. 薬学の歴史. 南山堂；1981. p.270-291.
7. 辰野高司. 日本の薬学. 薬事日報社；2001. p.92-93.
8. 高橋順太郎、三浦謹之助. エフェドリンの瞳孔散大作用実験、麻黄の瞳孔散大作用について. 東京醫誌2巻 1888；944-949.
9. K.K. Chen, Carl. F. Schmidt. The action of Ephedrin, the active principle of the Chinese drug, MaHuang. *J. Pharmacol. Exp. ther.* 1924；339-357.
10. 山川浩司. 医薬品と医療社会. 都薬雑誌 2013；35（9）：16-20.
11. 宮木高明. 薬学概論. 廣川書店；1971. p.197-198.
12. 安江政一. 柴田承桂と長井長義―先駆者たちの薬学振興論をめぐって. 薬学雑誌 1986；21（1）：33-40.
13. 村山義温. 薬化学史雑話. 東京薬科大学；1955. p.150-151.

14. 根本曾代子. 草楽太平記 下山順一郎先生伝. 廣川書店；1994. p.97.

15. 日本薬剤師会. 日本薬剤師会史；1973. p.383-386.

16. 西川隆. 指定薬品制度や売薬法制定を実現させた池口慶三. 薬学史事典. 薬事日報社；2016. p.263-265.

17. 水嶋元. 薬の王様―薬学博士池口慶三伝. 兵庫県村岡町；1998

18. 日本薬剤師会. 前掲. p.339-352.

19. 東京薬科大学. 東京薬科大学百三十年；2011. p.30-31.

20. 西川隆. 薬学・薬業人物小事典⑨・安香堯行. 薬事日報；2011 年 12 月 5 日付.

21. 熊薬百年史. 熊本大学薬学部事業部編；1985. p.50-53.

22. 小山鷹二. 明治における熊本の薬学教育. 薬史学雑誌 1998；33（2）：115-121.

23. 根本曾代子. 安香堯行先生を偲ぶ. 薬局 1958；9（11）：104-107.

24. 堀岡正義. 酒井甲太郎先生の調剤訓. 薬局 1970；21（12）：1583.

25. 小清水敏昌. 近代的病院薬局の先駆け・九大病院薬局長. 日本薬学史. 薬事日報社；2018. p.272-273.

26. 根本曾代子. 酒井甲太郎先生の面影. 薬局 1957；8（3）：369-371.

第4章 医薬品不足を回避した国家的貢献

[1] ドイツからの輸入途絶 [1]

　創立以来、「宗家」の帝国大学医科大学薬学科に独占・蓄積した薬学の「学」と「術」が社会的に貢献・発揮されたのは、大正3年（1914）7月に勃発した第一次世界大戦により、ドイツからの輸入が途絶したことで生じた医薬品不足の危機を回避した時である。日英同盟の関係で日本も同年8月ドイツに宣戦布告した。当時わが国の製薬技術は未発達であり、医薬品の国内生産量は需要の約30％を供給するに止まり、70％は欧州、特にドイツからの輸入に頼っていた。国産の製品は主として家内工場の域を出ない局方品が多かった。

　その頃のドイツは有機化学の進歩に加え、医薬品の開発を促進するのに不可欠な生化学、薬理学の発展と相まって、合成医薬品工業の全盛期にあった。ドイツ製医薬品は世界に進出し、日本もその恩恵を受けていた。ただ、その反面、わが国薬学はまだ実験室段階の研究が主体であったため、その恩恵がわが国製薬工業の発達を遅らせる結果を招いていた。

　ドイツ政府は開戦と同時に輸出を全面禁止した。開戦前に多量の医薬品を満載して積み出され、門司港に入港したドイツ船籍「セネガンビヤ号」までも荷を下ろさずに中国の青島まで引き返すなど、開戦以後はドイツから一品の医薬品も輸入されなくなった。

　こうした事態は、わが国薬業界に大きな衝撃をもたらした。国内の医薬品は日毎に品薄状態となり、輸入薬の価格は急騰した。大阪道修町では開戦直後の8月に入ると連日値上がりし、「1オンス3円50銭前後のサントニン（駆虫薬）は6円台に高騰、100ポンド4〜5円の重曹も20円台にもなり、大騒ぎになった」と記されているほど、市場は混乱状態に陥り、風評被害も加わって医療危

機を招きかねない深刻な状況になった。

② 臨時薬業調査会を設置

　事態を重くみた内務省は、国内の医薬品の需要・供給と製薬の奨励に関する事項を調査検討するため、「臨時薬業調査会」を設けた。調査会は政府、医学、薬学・薬業、工学、理学から選ばれた委員29名で構成され、薬学からは、①民間から高橋三郎（製薬学科第一回生、後に日本薬剤師会会長）、②帝国大学から長井長義、丹波敬三、丹羽藤吉郎、朝比奈泰彦、③陸軍から近藤平三郎、④内務省から池口慶三、⑤衛生試験所から田原良純、平山松治の9名が加わった。薬業家からは福原有信、塩原又策、田辺五兵衛、武田長兵衛、塩野義三郎、日野九郎兵衛、友田嘉平が参加した[2]。

　集められた委員の顔ぶれをみると、薬学からは帝国大学の教員ばかりでなく、出身者も含まれており、「宗家」としての薬学科が医薬品不足に立ち向かう国家方針に全面協力する意気込みと責任感が読み取れる。また、薬業家は、この調査会の設置を要求しただけに東京・大阪から代表的な企業人が参加し、医薬品市場の安定と不信感を払拭したい危機意識が滲んでいた。

　調査会は、政府の取るべき施策の1つとして、輸入の止まった医薬品を国内で生産するため、衛生試験所内に「臨時製薬部」の設置を求めた。これを受けて内務省は直ちに医薬品生産を奨励する国策として、主に技術的指導を行う目的で東京・大阪の両衛生試験所 **(写真24)** に大正3年（1914）10月、「臨時製薬部」を設置した。ここではドイツへの宣戦布告による特許権の解除を前提に輸入ストップによる「欠乏医薬品」の製造法を研究すると同時に、「必須医薬品」の試製を行い、その成績を官報に公表して積極的に国内生産の指導と奨励に乗り出した。

　また、企業に医薬品の生産を促すため、「染料医薬品製造奨励法」を公布した。これにより政府が推進する医薬品、主にタール系医薬品およびアルカロイドを製造する会社には向う10年間払い込み株金の8％に達する利益配分を保証する補助金が与えられることになった。この保護規定を受けて、内国製薬（資本金100万円）、東洋製薬（50万円）の2社が新設された[3]。

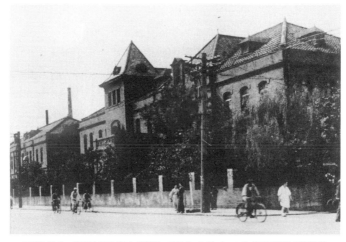

写真 24　昭和 20 年に戦災で焼失するまでの東京衛生試験所

3 衛生試験所の努力と貢献

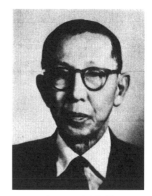

写真 25　村山義温

　この時、東京衛生試験所の臨時製薬部で、輸入が途絶えた医薬品の製造や試製研究に取り組んだのが村山義温（後に東京薬科大学長：**写真 25**）である。明治 16 年（1883）12 月に東京で生まれ、京都で育った村山は、旧制第一高等学校を経て明治 42 年（1909）帝国大学薬学科を卒業、生薬学講座の下山教授の助手に採用され、さらに同講座の後任の朝比奈泰彦助教授・教授の助手を勤めていた。その時期、衛生試験所長の田原良純が技術部門の強化を図るため、村山は朝比奈の推薦で臨時製薬部が設置される直前の大正 4 年（1915）に就職したエリートであった。臨時製薬部には村山以下、技師 6 名、技手 12 名が配属された。

　当時、欠乏・必須医薬品として重要医薬品に挙げられていたのは、石炭酸、サリチル酸、アスピリン、フェナセチン、クレオソート、グアヤコール、テオブロミン、モルヒネ、キニーネ、アトロピン、コカイン、クロロホルム、サルバルサンなど 50 品目ほどであった。これら欠乏・必須の医薬品を含め村山ら

東京衛生試験所製薬部で完成した試製医薬品は石炭酸、モルヒネ、キニーネ、コカイン、アトロピンなど約27品目に及んだ。また、平山松治（**写真26**）の率いる大阪衛生試験所でもサントニン、クロロホルム、抱水クロラール、テオブロミン、サルバルサンなど約21品目に達した[4,5]。

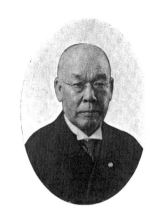

写真26　平山松治

これらの医薬品は試製が終わり、官報に掲載されたということは、わが国で初めて生産現場で通用する多量の生産が可能になったことを意味し、村山らはこれらの技術を企業に譲渡あるいは製造指導を行って橋渡しを行って、製薬の振興に役立たせた。これは「工業所有権戦時法」の公布により、ドイツの持っている特許を侵害せずに自由に使えたので、それら特許を活用して工業生産法を考え、また薬学科教授ら研究者によって生み出された合成法を工業生産の現場で活用できる規模に拡大するなどして苦労の末、試製に成功したのである。そこにはこれらを可能にした村山ら臨時製薬部技師や技手らの大変な努力があった。

つまり、当時の薬学科研究室で行われた工業生産の規模に達しない小規模でガラス器具を使うような精密な技術規模を拡大して、医薬品の生産現場でも通用するものに組み直す必要があった。その過程を製造規模に拡大し、技術を企業に譲渡・橋渡しを行ったのが臨時製薬部の研究者たちであった[6]。

その意味で、薬学科に独占蓄積された薬学の様々な最新技術が、村山らによって初めて社会的に活用・貢献されたと言ってよい。

4　民間企業の製薬熱[7]

この間、政府は既に述べたように「染料医薬品製造奨励法」や「工業所有権戦時法」などを公布して医薬品の生産を奨励した。その結果、東西衛生試験所の成果と原料価格を引き下げるために輸入原料の関税引き下げ（コカ葉、セメンシナ、白檀など）も行われたことと相まって、国内の製薬熱が一気に高まった。政府補償会社の「内国製薬」や「東洋薬品」のほか、民間製薬企業の新設や拡張、拡充が相次いだ。第一次国産化時代の到来である。

・輸入薬の代用新薬の製造へ

　武田、田辺、塩野義、藤沢、大日本、三共の各社は製薬部門を拡充し、ドイツからの輸入がストップした薬の「代用新薬」として同一成分あるいは類縁化合物の国内生産に向かった。これに加えてこの時期の顕著な現象は、新たに第一、万有、大正、ビオフェルミン、佐藤、持田、日本新薬、森下、山之内、星など多くの製薬会社が設立され、東京・大阪だけでも新設会社は 20 社を超えたことである。また、三共など資本金 100 万円以上を有する製薬会社もこの時に至って初めて出現した[8]。

　この時期に新設された企業のなかでも、第一、万有両製薬会社は、輸入の途絶したサルバルサン（梅毒治療薬）の国産化を目的としていた。当時梅毒患者は遊郭を主な感染場所として患者数は数百万人にも達していた。しかも一度感染すると加療治癒しない限り病状は絶えず進行し、後半には脳・神経系が侵され、先天性梅毒の原因になって親子 2 代に及ぶ悲惨な性感染症として恐れられていた。そのため、サルバルサンは国産化すべき最重要な医薬品の 1 つで、大阪衛生試験所で既に試製を終えていたが、第一製薬のアーミセンと万有製薬のエーラミゾールは、アルサミノール（三共）、タンバルサン（国産製薬所・武田、塩野義、田辺の出資会社）、サビオール（日本新薬）と共に、いち早く国産化に成功した。

　これらサルバルサンの国産化を巡る合成競争は、アーミセンから順に慶松勝左衛門（満鉄中央試験所）、岩垂亨（東京帝国大学理学部）、鈴木梅太郎（東京帝国大学農学部）、丹波敬三（東京帝国大学薬学科）および久原躬弦（京都帝国大学理学部）がほゞ同時期に個別に合成に成功した。サルバルサンの国産化は「わが国有機化学の創始」であったが、この時は研究者が知識を分かち合うことはせず、企業・商売単位で製造が行われた。効力の検定も国家が行ったのではなく、別々であった[9,10]。

・慶松とサルバルサン

　これら合成者のうち、慶松は明治 34 年（1901）に東京帝国大学薬学科を卒業した後、植民地満州の国策会社・南満州鉄道株式会社（満鉄）の中央研究所長として明治 41 年（1908）渡満し、医薬品の化学工業的生産や資源の開発に当たっていた。その折の大正 3 年（1914）に勃発した第一次世界大戦でドイツからの医薬品の輸入が途絶し、サルバルサンの輸入もストップしたので医療

不安に陥っているとの情報を内地から慶松は得ていた。そこで慶松は、同研究所研究員の協力を得て、翌4年（1915）サルバルサンの試製に成功、砒素＝アルゼンに因んで「アーミセン」と命名した。企業化は満鉄総裁の許可を得て内地で行うため、アーミセン商会（第一製薬の前身、現在の第一三共）を設立、その年の暮れに製品が完成し、発売された[11]。

5 帝国大学薬学科も全面協力

　一方、欧米の近代薬学の学問と技術を独占、蓄積してきた帝国大学薬学科は、内務省が打ち出した医薬品不足に伴う国内の需要調整や自給自足の製薬奨励方針に薬学科の存亡を賭けて全面的に協力した。当時はまだ実験段階の域を出ない有機化合物の合成を医薬品製造に直結させるのは難中の難であったが、この難問を解明するのが創学以来の薬学科の使命であるとの覚悟で、教員は臨時薬業調査会の委員となって立ち上がったという[12]。

　『東京大学百年史』（薬学部）には、当時の薬学科教員たちの活動と成果について次のように記されている。多少重複する箇所もあるが紹介する。

　ただ、そこにはわが国独自の合成医薬を創製する成果は認められない。当時の薬学科には、その条件が備わっていなかったからであろう。つまり、化合物の生理・薬理作用を実験確認する生化学といった部門や設備が整うにはまだ至っていなかった。そうした状況下で精一杯国家的課題に挑戦した成果は読み取れる。

・丹波・服部がサルバルサンを合成

　教授の丹波敬三は、医院長青山胤通の要望に応え付属医院で使用するサルバルサンの製造研究に着手した。協力者の助手服部健三（後に丹波の後任として衛生裁判化学講座教授となる）の不眠不休の研究で2ヵ月後の大正4年(1915)に試製に成功、丹波に因んで「タンバルサン」と命名した。伝染病研究所で行われた効力と毒性の試験成績もドイツ製の輸入品と比べ、遜色のない品質と確認されたので、民間の国産製薬所に委託して市販された。帝国大学病院でどれだけ患者に使用されたかは不明だが、後年タンバルサンは第一製薬が扱い、国内より中国大陸で大いに使用されたという。このほか丹波は高松豊吉（工学博士）や田原良純（東京衛生試験所長）との共同研究の成果を集大成した『化学

工業全書』を出版、これが製薬工業発達の指針となった。

・長井・丹羽らはコカイン、カフェインなど

　教授長井長義は、10年間政府補償の補助金が与えられる「内国製薬」の技術顧問となり、池口慶三技師長と共に、コカイン、ザロール、安息香酸、フェナセチンなどの重要医薬品を生産した。ただ、同社は大戦終了後に再び外国製品、主にドイツからの輸入が始まると、経営体質の脆弱さを露呈し、他の多くの弱小企業と共に大正9年（1920）倒産、経営強固な三共に合併された。製品は三共が引き継いで市場に提供した[13]。

　教授丹羽藤吉郎は、製薬研究を目的とする「薬品製造学会」を結成した。これを基に薬業家の依頼に応じて助手高橋隆造の協力で実地指導に当たった。なかには軍用の火薬安定剤やカフェイン、インジゴなどで製薬事業に大成した企業も少なくなかった。ちなみに助手の高橋はその後、大正14年から昭和10年まで富山薬学専門学校教授・校長を務め、同校の黄金期を創り上げた。

・近藤・朝比奈も合成や薬用植物を栽培

　助教授近藤平三郎は、陸軍衛生材料廠の要請で需要の多いグアヤコール（結核薬）、クレオソート、キニーネ、コカイン、アスピリン、ノボカイン、アミノピリンなど軍用医薬品の合成に先鞭をつけた。医薬品不足は軍も同じであったので、この功績で大正4年（1915）旭日小授章を授与された。

　明治45年（1912）に急逝した教授下山順一郎の後任となる助教授朝比奈泰彦は、製薬原料の国産化を目指し、大正6年（1917）夏、官命によりマラリア治療薬キニーネの原植物キナの苗木を屋久島や種子島で試作した。悪戦苦闘したが、この成功が誘因となって政府機関のほか武田、塩野義など民間企業がキナをはじめとする熱帯植物栽培に進出する礎となった。

・医学部薬学科と改称

　なお、この時期の大正8年（1919）の「大学令」公布に伴い、明治19年（1886）3月公布の第一次帝国大学令は全面改正され、翌大正9年2月には第二次帝国大学令が公布され、各分科大学に代わって学部によって構成された。これにより、東京帝国大学医科大学薬学科は東京帝国大学医学部薬学科と改称された。この名称が敗戦後の昭和22年（1947）まで続いた。

6 医薬品不足を回避

　以上のように、ドイツからの輸入ストップによる混乱は、政府の緊急要請により衛生試験所が主導し、それを帝国大学薬学科が人的・技術的にバックアップする形で、東西製薬家の協力のもとに立ち向かった結果、両3年の間に大部分の医薬品は新旧の製薬企業を通じて「国産代用新薬」として市場に登場し、医薬品不足の危機から脱することができた。これは衛生試験所・薬学科・製薬業界挙げての快挙であった。

・第一次国産化時代の到来

　国産代用新薬は、サルバルサンや麻薬類のほかにも、強心薬ジギタミン（塩野義）、局所麻酔薬のノボホルム（武田）とバンカイン（万有）、ネオカイン（塩野義）、補血強壮薬プルトーゼ（藤沢）、催眠薬のブロバリン（日本新薬）とカルモチン（武田）などが次々に登場した。これらにより第一次国産化時代が招来し、わが国製薬事業の発展の礎となった[14]。

　第一次国産化時代に生産された医薬品は、ドイツに対する宣戦布告による特許権の解除をした政策に加え、特許制度が「製造特許」なのが有利に働き、輸入薬の代用医薬品の製造を一気に増加させた。だが、わが国独自のものは殆どなく、大部分は輸入薬の模造範囲内のものであった。また、大戦が終了するや外国製品の流入が再び始まり、多くの弱小企業は倒産し、保護会社の内国製薬と東洋製薬も倒産するという思いもよらぬ結果を招いた。

　とは言え、医薬品不足の危機を回避し、第一次国産化時代を招来させたことは最高学府が建学約半世紀を経て、薬学の主目的は「製薬にあり」との使命の下で独占してきた教育・研究の成果を見事に発揮させたと言ってよい。同時に、帝国大学教授たちを象牙の塔から飛び出させ、彼らが行う製薬企業各社への製薬技術指導を通じて、さらに有機化学・合成化学が進歩・発展する源流となった。

・医薬品製造試験部に昇格

　この間、東京衛生試験所では大正7年（1918）、最新の器械設備を設置した2階建てレンガ造りの工場を増設したほか、臨時製薬部は「医薬品製造試験部」に発展し、村山義温がそのまま初代部長の座についた。医薬品製造試験部は技術面で第一次国産化時代誕生に大役を果たした。この大役を技術面で支えたの

は度々述べたように建学以来、帝国大学薬学科が独占蓄積してきた主に欧州の近代薬学の学と術を中心とする「有機化学」であった。それを現場で生かして製造に当たった製薬技術者のなかには、帝国大学教員の指導を受けた薬学専門学校出身の薬剤師技術者もおり、以後薬専出身者も衛生試験所に勤務する人が多くなった。

7 衛生試験所部長村山義温のその後 [15,16]

　第一次世界大戦下の医薬品不足を解消し、技術面で第一次国産化時代誕生の大役を果たした東京衛生試験所の初代製薬部長村山義温は、その後「宗家」出身者としてどのような足跡を残したのだろうか。

・欧米の製薬事情視察

　医薬品業界が活気を呈していた大正10年（1921）8月、村山は内務省命により欧米の製薬事情視察に出発した。途中マラリアに罹患したので加療静養を余儀なくされたが、英・独・スイス・米など各国の製薬会社、大学、研究所を視察して、翌11年（1922）に帰国した。

　その間、ドイツではベルリン大学薬学科で聴講の許可を得たほか、生薬学の実習や粉末生薬の鑑定法などの指導を受けた。その後、製薬会社のバイエル社、ベーリンガー社、クノール社などを訪問した。バイエルではアスピリンの自慢話を聞かされ、催眠薬プロムラールの本元クノール社では日本製の代用品ブロバリンやカルモチンが比較陳列されていて当惑したという。ミュンヘン大学では朝比奈泰彦の恩師ウイルステッター教授に会い、第一次大戦後のドイツ学会の状況を聞いた。

　スイスではバーゼル化学会社でエピネフリンなどの説明を聞き、ベルン大学の生薬学教室では世界各国から集められた形や種類の異なった包装を学んだ。ウィーンでは訪問した教授の実験室の実験器具が天井まで順序よく並べられているのを見て学ぶべきだと思ったという。米国ではワシントン化学局で唐辛子成分カプサイシンの研究者や衛生試験所を訪問し、帰路はグランドキャニオン、ナイヤガラに遊び、サンフランシスコから横浜港に着いた。当時の日本はようやく先進国の仲間入りをしたとは言え、まだまだ欧米先進諸国に比べ、製薬産業など国情には予想以上に大きな格差があり、見聞を広めた1年であったと

述懐している。

　欧米出張中に衛試所長は田原良純から西崎弘太郎に代わったが、村山は復職して再び医薬品の製造試験に従事した。その年に薬学科助手時代に研究した「唇形科植物の揮発油研究補遺」で薬学博士を取得、昭和2年（1927）には日本薬学会の学術奨励賞（現在の日本薬学会賞の前身）を受けた。

・熊本薬専校長、東薬大学長を務める

　その後、薬学3先輩（慶松勝左衛門、近藤平三郎、朝比奈泰彦）の推薦により昭和3年（1928）45歳で熊本薬学専門学校（現在の熊本大学薬学部）校長に就任した。校長時代には製薬化学に重点を置く薬学教育を行い、欧米の視察結果を役立たせた。学内には実習用のボイラーと煙突を建てた製薬工場を設け、ここで学んだ学生たちは関西方面の製薬会社に即戦力として就職するなど高く評価された。この間、勲二等瑞宝章を受章したのを機に、後進に道を譲るため、昭和17年（1942）に約15年務めた校長を辞職した。

　東京に戻った後、村山は帝国臓器製薬（現あすか製薬）取締役工場長に就いたが、戦後直後の昭和21年（1946）、戦禍を免れた東京・新宿の東京薬学専門学校（現東京薬科大学）校長に迎えられた。それ以後20年にわたり、昭和24年（1949）の大学昇格、教授陣の強化と教科目の整備に当たった。昭和38年（1963）には私立薬系大学で最初の大学院博士前期課程の設置、さらに翌39年（1964）には学科の増設を実現するなど村山の学長時代、同学は戦後の混乱期を経て著しい飛躍を遂げたと言われている。

　他方、学外活動では昭和20年代の連合国軍総司令部（GHQ）占領下で始まった学制改正時の薬学代表として文部省大学設置委員や大学基準協会薬学専門委員を務め、薬学教育の水準向上を目指す基準づくりに尽した。特に終戦直後の薬学教育審議会委員長時代には、旧帝国大学を含めた国公私立の大学・薬学専門学校は一様に4年制の新制大学に編成し、大学は薬学部または薬科大学とすることを決め、今日の薬学教育の礎を築いた。

　また、医薬分業法案の審議が続く昭和27年（1952）5月、村山は参議院厚生委員会で薬学教育者を代表して、東大医学部長児玉桂三ら5名の医学教育者と共に「医師に調剤能力ありや」の基本問題から分業実施の可否を巡り陳述した。医学者全員が「医師に調剤能力はある。法律により医師の調剤を禁止する強制分業に反対」と証言したが、村山は「薬学専門学校が新制大学に昇格し

ても調剤学の講義と実習は以前より重きをなしている。分業は法律により処方箋までは医師、調剤投薬は薬剤師と明確化した方がよい」「医学部の調剤学は不十分である」と薬剤師の気持を素直に陳述し、審議を進めた。

・学生に「中庸道」を説き続ける

　多くの功績を残した村山は、昭和41年（1966）東京薬科大学学長を退任。後任学長には寺阪正信が就任した。寺阪は村山の旧制一高、東京帝国大学薬学科の後輩であった。村山はその後、『薬学五十年』などで貴重な薬学の歴史を後世に残し、軽妙な随筆・慢筆を発表し余生を送っていたが、昭和55年（1980）5月、96歳の天寿を全うした。葬儀は大学葬をもって青山葬儀場で行われた。終生、学生には漢書から引用した「中庸道」を説き、自身も実践した穏やかな性質は誰からも慕われた。

　同校の創立140年の歴史のなかで、創立者藤田正方のレリーフ像のほか、胸像が飾られているのは名校長と誉れの高い下山順一郎・丹波敬三・池口慶三に次ぎ村山の4人だけである。いずれも東京帝国大学かその前身の出身者であり、同校が明治期の創立当初から「薬学宗家」と共に歩いてきた薬剤師養成機関であったことが分かる。

　また、村山の学長時代は、まだ医薬分業は実施されておらず、薬剤師教育といっても調剤学関係を除いては「薬学の目的は製薬にあり」という「ミニ東大」の基礎薬学重視の研究指向が濃厚であった。ただ、こうした姿勢が学生たちにも歓迎され、東京薬科大学が「私学の雄」と評価される所以でもあった。

参考文献

1. 池田松五郎．日本薬業史．薬業時論社；1929．p.308-309．
2. 西川隆．くすりの社会誌．薬事日報社；2010．p.63-64．
3. 吉田甚吉．薬業経営論．評論社；1962．p.61-62．
4. 村山義温．サラリーマン五十年．廣川書店；1963．p.5-7．（非売品）
5. 西川隆．前掲．p.65．
6. 辰野高司．日本の薬学．薬事日報社；2001．p.112-113．
7. 西川隆．前掲．p.61-69．
8. 吉田甚吉．前掲．p.60-69．
9. 日本の新薬史．薬業時報社；1969．p.190-204．
10. 日本薬学会．日本薬学会史；2016．p.134-153．
11. 日本の新薬史．前掲．p.196-198．

12. 東京大学百年史. 部局史二「第八編　薬学部」. 東京大学出版会；1987. p.1092-1093.
13. 吉田甚吉. 前掲. p.66.
14. 同上. p.63.
15. 西川隆. 医薬品国産化や薬学教育に功績を残した村山義温. 薬学史事典. 薬事日報社；2016. p.317-319.
16. 村山義温. 薬学五十年. 廣川書店；1958. p.14-59.（非売品）

第5章 世界に伍す 2代目教授と門下生たち

　第一次世界大戦は、薬学・薬業の世界に医薬品の国産化時代を誕生させたが、大正中頃には帝国大学薬学科の長井長義・丹波敬三・丹羽藤吉郎の初代教授は定年の時期を迎えていた。

　しかし、その頃は定年制について検討を進めていたものの、未だ実施されていなかった。そのため、それぞれの考え方や性格の違いから辞め方は様々であった。最年長の長井は矍鑠・毅然としており、退職勧告には丹波が当たったという。最初に 63 歳の丹波が大正 7 年（1918）に退職し、最後に退職したのは長井で大正 10 年（1921）76 歳であった。

・近藤・朝比奈・服部・慶松 4 教授の事績

　このため 2 代目の教授就任にはかなりの時間差があったが、大正 12 年（1923）までに近藤平三郎（薬化学）、朝比奈泰彦（生薬学）、服部健三（衛生裁判化学）、慶松勝左衛門（薬品製造学）の 2 代目教授が誕生し講座を継いだ。この頃になると不完全講座にも徐々に終止符が打たれ、教授・助教授・助手・副手のほか、大学院生・卒論学生・選科生・研究生で構成され、教育・研究体制が固められて行った。学生定員は国産化時代を反映して 1 学年 30 名に増員され、地下 1 階地上 2 階の教室が増設された。大学の建築のなかで、鉄筋コンクリート建築は理学部化学科に次ぐものであったという[1]。

　2 代目の 4 教授は、いずれも初代教授の下山（生薬学）・丹波（衛生裁判化学）・長井（薬化学）・丹羽（薬品製造学）の指示あるいは個別ルートで留学し、留学先の欧州で習得した最新の学術・技術の独占を通して「宗家」の継続と発展に尽した。欧州諸国の大学と学術研究の現実をつぶさに実体験した 2 代目は、いわば「新進気鋭」の教授らしく、全員が「このままで日本の薬学が世界の薬

学研究に伍して行けるのか——」という危機感を強く抱いていた。そこには初代教授に対する批判も含まれていたと見てよい。

　こうした危機意識を持つ2代目教授は、「宗家」としてわが国薬学と薬業の発展を目指して必死に努力を重ねた。その結果、積み上げた数々の基礎薬学の実績や功績は「ゴッドファーザー」として3代目教授と門下生たちに引き継がれ、戦中・戦後の薬学の世界において2代目と3代目から4名の文化勲章受章者を輩出する輝きを見せ、広く薬学・薬業の発展の礎となった。

　以下に2代目教授の近藤・朝比奈・服部・慶松の足跡とその門下の3代目世代の意識と活躍振りにも触れ、「宗家」の知的財産がどのように継承され、かつその発展にどのような貢献をしたかについて検証した。

1 近藤平三郎と薬化学講座の落合英二、津田恭介、宮木高明たち

　ここでは薬学創始者の長井長義の後継として第2代薬化学講座教授となった近藤平三郎と、その門下に育った落合英二（第3代薬化学教授）、岡本敏彦（第4代薬化学教授）、津田恭介（東大応用微生物研究所教授）、宮木高明（千葉大学薬学部長）の5名の足跡を通じて知的財産がどのように継承・蓄積され、わが国薬学の発展に寄与したかを探った。

　近藤・落合・津田は教室伝統のアルカロイド研究で文化勲章を授賞した。宮木は近藤の許可を得てアルカロイド研究から距離を置き、医学との協調する生物系薬学分野の開発・実践を目指す研究者となった。

1. 近藤平三郎教授
——不撓の開拓精神を持つ指導者[2-5]

　長井長義の後任となって大正10年（1921）薬化学講座教授に就任した近藤平三郎 (**写真27**) は、明治10年（1877）静岡県伊豆松﨑の薬業家に生まれた。父の平八郎は、生まれて間もない平三郎と母を祖父母に託して単身上京し、明治15年（1882）に製薬学科別科を卒業した。卒業後は薬剤師の職能確立を謳う医薬分業運動にも上京して

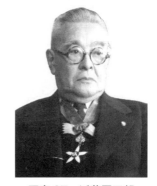

写真27　近藤平三郎

積極的に参加するなど、進取の気概溢れる薬剤師で、別科時代の恩師下山順一郎を尊敬していた。

・直訴して長井門下に入る

　こうした父の薫陶を受けた近藤は、最高学府進学希望者の予備教育を行う、いわば大学予科に当たる、旧制第一高等学校を経て明治33年（1900）東京帝国大学薬学科を首席で卒業、下山順一郎教授の勧めで陸軍二等薬剤官に任官した。しかし、薬剤官の仕事は退屈で気乗りがせず、学生時代に興味を引いた薬化学の実習に思いを馳せながら悶々とした日を過ごしていた。やがて心を決め、大学に通う馬車中の薬化学教授長井長義に弟子入りを直訴した。念願が叶い、明治35年（1902）内地留学の形で陸軍服役のまま長井の副手（無給）になった。25歳の時だった。

　陸軍入りを快く思っていなかった長井にとって、近藤の直訴はむしろ願ってもないことであったかも知れない。近藤と長井が下山にどのように了解を得たのかは明らかでないが、近藤の長井門下入りが下山と長井のわだかまりの遠因となったのは想像できる。

・製薬の出発は薬化学

　長井から最初に与えられたテーマは「苦参塩基の成分研究」であった。研究は順調に進んでいたが、近藤は明治37年（1904）の日露戦争勃発で研究を中断、副手も辞め、自ら望んで野戦病院付薬剤官として旧満州に従軍した。勝利した日露戦争終結後の明治40年（1907）、ドイツへ自費で留学した。留学先は長井の薦めでベルリン工科大学リーベルマン教授の下で有機化学を学んだ。

　留学中の明治42年（1909）、「苦参塩基成分研究」の論文が教授会を通過して薬学博士号を取得したという知らせが長井から届いた。陸軍省からも「1年間の出張を命ず」という嬉しい官費留学の知らせが届き、リーベルマン教授の紹介でベルリン大学ホルンスト教授の下で放射能学に関する講義も聞いた。講義に刺激されてラジウムに強い興味を抱いた近藤は、キュリー夫人の研究室を訪問し、一時を過ごしたが、大化学者とは信じられない質素で控え目な女性であり、握手した手は放射能の焦痕で痛々しく引きつれていたとのエピソードも残っている。

　欧州の最新の有機化学や放射能測定を修学して明治44年（1911）に帰国し

た近藤は、陸軍省衛生材料廠の陸軍三等薬剤正（少佐）のまま薬学科講師となった。翌45年（1912）2月「下山先生危篤！」の急便を受け、下山邸に駆けつけた。辛うじて終焉に間に合い、葬儀では勲章を捧げて棺側に侍することができ、感無量であったという。大正期に入ると、第一次世界大戦の影響でドイツからの医薬品の輸入が途絶し、国内は深刻な医薬品不足に見舞われた。その対応を検討する内務省の「薬業調査会」の委員に恩師の長井、丹波教授と共に近藤も加わり、席上で「立ち遅れた日本の製薬工業の出発は薬化学の基礎に立つことが必要」と訴え、同調査会では近藤の信念も反映された。

　医薬品不足は陸軍でも同様であった。陸軍衛生材料廠の出口文太（後の同廠長・陸軍薬剤少将）ら薬剤官を動員して、需要の多いキニーネ、ノボカイン、アスピリンなど軍用医薬品の合成研究の先鞭をつけ危機を乗り切った。その成果は軍内部で高く評価された。

　だがその一方、陸軍衛生材料廠内でアルカロイドなどの私的研究は不可能となったので、知己を得ていた塩野義製薬社長塩野義三郎の協力で大正4年（1915）、現在のJR渋谷駅近くに乙卯研究所（**写真28**）を設立した。この研究所では、医薬品不足という時局に対応して、新薬の国産化、特に治療界の需要の多い医薬品の研究開発に当たり、シノメニン（リウマチ薬）など数々のアルカロイド新薬を開発した。このほかネオカイン(麻酔薬)、ジギタミン(心臓薬)、ラキサトール（下剤）などを次々に試製し、塩野義大阪工場で製品化したが、その殆どは外国で創製された代用医薬品であった。それでも製品の純度を高めるなどの努力を続けた。同時に乙卯研究所は製薬産業の発展に欠かせない薬化学者や製薬技術者の養成にも力を注ぎ、持論の「学・産共同」精神を発揮する役目を担った。

　こうした折、恩師の長井は76歳を迎え勇退、45歳の近藤が教授に昇格し、大正10年（1921）薬化学講座を担当した。助教授には長井の助教授緒方章が合流して薬化学講座の陣容が整った。近藤は兼務の陸軍でも一等薬剤正（大佐）に昇進した。引退後の長井は時々近藤を

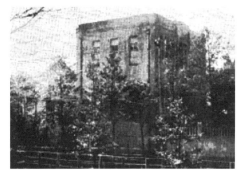

写真28　青山南町の乙卯研究所図書館

訪ね、薬学科講師の資格で協同研究を楽しんでいたという。

・植物塩基の構造研究

　近藤は、後継者として無機・有機薬化学の体系化に努める一方、長井から与えられた漢薬苦参塩基マトリンの研究を再開した。この研究はドイツ留学から帰国して間もない長井が民間薬(神教丸)の主剤である苦参の苦味成分に着目、そこから「マトリン」と命名したアルカロイドを発見し、それを「薬学雑誌」に発表した歴史的経緯のあるものであった。

　近藤が13年振りに再開したマトリンの構造研究は、難物で一喜一憂したが、門下の助教授落合英二、助手津田恭介らの協力により昭和10年（1935）、構造を推定することができた。津田の前任助手の石渡三郎は、薬学博士を取得して東京薬学専門学校（現東京薬科大学）の薬化学教授に就任した。

　こうして苦参の研究再開で始まった近藤の教授時代の研究は、植物塩基（アルカロイド）を中心とする窒素化合物の解明に主力を注いだ。また、殆ど並行する形で着手したシノメニンに端を発する防已科アルカロイドの研究では、大正12年（1923）に第1報を「薬学雑誌」に発表し、その後の研究で20種に及ぶ成分の構造決定を成し遂げた。

　前述したように、シノメニンは大正9年（1920）にリウマチ治療薬として塩野義から発売されていたが、落合の提案もあって一連の防已科植物を研究材料に取り上げたものであった。防已科植物は数百種に及ぶほど種類も多いが、落合が東奔西走してオオツヅラフジ、ハスノハカズラなど多くの品種の同属植物を集めた。これらの防已科植物は大学研究室や乙卯研究所に配分され、門下生の協力を得て次々にアルカロイドを発見、構造決定という成果を上げた。これらの成分は3種の型に分かれ、そのなかのMorphin型に属するシノメニンの構造が阿片独特の骨格と同一であることを実証して、アルカロイド研究史上に新事実を次々に加えた。協力者には論文の執筆を指導し、薬学博士号を取得させ、多くの門下生を育てた。

・アルカロイドの抗結核薬

　この時代の研究方法はクロマトグラフィーや機器分析などが登場する以前であったので化合物の単離は主として溶媒に対する溶解度の違いや、分別再結晶による精製であり、構造決定では各種分離反応、誘導体化により最終的に既知

物質との混合試験により同定するというものであった。今日では考えられない
ほど各種の操作が必要とされていたが、こうした壁を次々に克服しての成果で
あった。

　こうした一連のアルカロイド研究のなかで大正15年（1926）に近藤と落合
が台湾のタマサキツヅラフジの塊根から抽出したアルカロイドが、結核治療薬
として東京帝国大学伝染病研究所教授で後に所長となった長谷川秀治の研究で
セファランチンとして名を馳せた。セファランチンは期待された結核の特効薬
とはならなかったが、長谷川の研究によりストレプトマイシン以前のわが国に
おいて最も問題を醸した薬であった[6]。長谷川はこの研究で朝日文化賞を受賞
し、フランス大統領からレジオン・ドヌール章を授けられた。だが、昭和16
年（1941）に岡治道らがセファランチンの効果を再検討したところ、結核に
対する効果は認められなかったため、その後は結核治療から消えていった[7]。
近藤や落合の論文に、この顛末は殆ど記されていないが、現在でも放射線によ
る白血球減少症などを適応症に発売されている長寿命製品である。

・アルカロイドの近藤と評価
　近藤の数々のアルカロイド研究は学会で認められ、昭和3年（1928）4月「本
邦産植物に含まれるアルカロイド研究」に対し、帝国学士院東宮御成婚記念賞
が授与された。「アルカロイドの近藤」と評され、わが国薬学の存在感が有機
化学を基にしたアルカロイド研究を通して示めされたと言える。近藤はその後、
昭和12年（1937）4月日本薬学会会頭に選ばれ、12月には60歳の定年を迎
え薬学科教授を退職した。

　退官後は、乙卯研究所で好きなアルカロイドの構造決定や合成研究などの指
導に当たり、薬学専門学校や製薬会社から派遣されていた研究者のなかには博
士号を取得する者も多く、さながら大学の研究室のようであったという。

　しかし、数多く発見し、構造決定したアルカロイドについて、その生理作用
を生体で解明すべく研究を進めたものは殆どなかった。恩師長井と同様、新た
に薬理効果を突き止め、「新薬」として社会に提供する方向には向かわず、そ
れは医学関係に任せるという態度であった。また、新規化合物も多くの場合、
欧州で使用されている医薬品の代替品と言える範疇のものであった。

　だが、これら代替品の製造を通じて、わが国薬学の有機化学や合成化学に著
しい進歩をもたらしたのは事実であり、大きな収穫であった。これは近藤の時

代に実現した功績であった。

・文化勲章を授与される

　また、太平洋戦争下の近藤は、昭和18年（1943）12月に官制公法人となった日本薬剤師会会長に総理大臣（東条英機陸軍大将）から任命された。これが戦後、GHQの公職追放令に該当したため、すべての公職から退いたが、日本が独立する昭和27年（1952）に追放解除となった。翌28年（1953）11月に日本学士院会員に選ばれ、昭和33年（1958）11月には文化勲章という最高の栄誉を受章した。受章対象は有機化学およびアルカロイド研究に関する功績であり、まさに近藤が終生取り組んだテーマであった。ちなみに薬学からの文化勲章受章は、戦時中の朝比奈泰彦に次ぎ2人目である。

　受章後の最晩年も意欲の衰えを知らない近藤は、乙卯研究所でアルカロイド研究に励んでいたが、昭和38年（1963）11月前立腺がんのため死去、87歳の輝かしい生涯を終えた。友人代表の朝比奈泰彦、緒方章の弔辞は「先生は幾多の門下のなかに今も在る。君死するも、君死なず。自らつくられた歴史の流れのなかにいつまでも生きている」と語りかけ、在天の霊安かれと祈った。

　明治生まれの指導者近藤が持つ不屈の開拓精神に根差した勇気と気概溢れる温かな微笑と端正な偉容は多くの人を虜にしつつ、「宗家」と薬業界の発展に大きな足跡を残し、その責任を全うした人生だった。勲一等瑞宝章が授与された。

2. 後任教授・落合英二──有機化学、アルカロイド路線を継ぐ[2,8]

　近藤は昭和12年（1937）12月に定年で退職したが、後任の3代目の薬化学講座担当教授には助教授の落合英二（**写真29**）が昇格し、近藤の有機化学・アルカロイド路線は継承された。助手の津田恭介（後に共立薬科大学長）が助教授に昇進し、副手の宮木高明（後に千葉大学薬学部長）が助手となった。

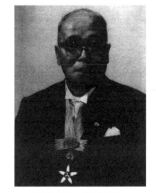

・憧れの長井教授の教えを受ける

　落合は明治31年（1898）埼玉県浦和市で教育者の三男として生まれた。幼少の頃は虚弱体質で

写真29　落合英二

85

しばしば大病を患ったが、学業はトップであったという。千葉中学に進み旧制第二高等学校（仙台）を経て、大正8年（1919）に東京帝国大学薬学科に入学。憧れの長井長義教授から在任最後の2年間に教えを受け、大正11年（1922）卒業した。落合が入学した時、長井は74歳の高齢で、しばらくして薬化学講座は近藤平三郎教授が継ぎ、落合は無給助手となって研究者への道をスタートさせた。

　落合に近藤が命じた最初の仕事は、オオツヅラフジのアルカロイド（シノメニン）に関する研究であった。昭和3年（1928）落合は「シノメニンの構造研究」で薬学博士を取得、助教授に昇格した。この研究が後年、帝国学士院賞を受賞する糸口となった。

　助教授となった落合は昭和5年（1930）11月、高分子化学研究のため、ドイツ・フライブルク大学のスタウディンガー（Staudinger）教授のもとに留学、さらにボン大学ファイファー（Pfeipfer）教授について有機金属錯体、オーストリア・グラーツ大学のプレーグル（Pregl）教授に有機微量分析を学び、昭和7年（1932）9月に帰国した。

　この当時、教授命令で官費留学した者は「宗家」の教授候補者として自他ともに、それを認知するのが常識になっていた。

・含窒素芳香族複素環の研究

　帰国後は、留学土産の器具・機械を用いて、有機化学の実験を続けた。そして予定通り教授に昇任した後、落合は伝統のアルカロイドの構造研究の基本骨格である含窒素芳香族複素環の研究に着手、有機電子論を駆使して含窒素芳香族複素環の窒素−オキサイドが極めて興味ある反応を行うことを確認するなど独自の研究を展開した。

　戦時中の落合のこの研究の蓄積は、戦後になって天然植物塩基1つ1つの構造決定や合成に利用されたばかりでなく、植物塩基同士の間の試験管内での交換、例えばキニーネからヨヒンビンに変換できるという成果に結びついた。そして、未解決の問題になっていたマトリン、アコニット、ふぐ毒などの研究が落合の弟弟子や門下生によって完成、また完成に近づいた。さらに付言すれば、長い間に培われた薬学研究における精密有機化学と、赤外線吸収スペクトルやクロマトグラフィー、核磁気共鳴装置、質量分析装置などの近代計測器による理論とを結び付けた薬学研究者の業績が、新しく生まれ代わった天然物有

機化学の世界で重要な地位を占めるようになった。これら研究者たちは2代目の近藤、3代目の落合から受け継いだ研究テーマである植物塩基、ステロイド、テルペン、蛋白質化学などの分野で次々と成果を上げた[9]。

・落合に数々の慶事が訪れる

　落合は昭和19年（1944）5月、「芳香族複素環に関する研究」で帝国学士院賞を受賞した。昭和31年（1956）に日本薬学会会頭に就任した後、同34年（1959）3月に定年退職したが、近藤平三郎の後を継ぎ乙卯研究所長に就任した。研究熱は少しも衰えず所員の研究指導に当たった。こうした生活のなか昭和38年（1963）にはわが国薬学者として初めて新春の皇室行事である「講書始の儀」で「アルカロイドについて」と題し、昭和天皇にご進講を行い、無上の喜びに浸った。

　ご進講の内容は、ドイツの薬剤師ザーチュルナー（F.W.A. Sertüner：ゼルチュルネルとも言う）がアヘンから分離したモルヒネがアルカロイドの第1号であること、わが国薬学者の長井長義、近藤平三郎、富田真雄（京都大学薬学部教授）の業績、さらにアルカロイドの合成、薬理効果など利用面までに及ぶ幅広いものであった。そして最後に「日本のアルカロイド研究は利用面の開拓に不充分さはあるが、化学面の研究での成果は既に世界一で、一流の水準に達している」と述べ、翌39年（1964）に京都で開催予定の国際天然物化学会議がわが国アルカロイド研究の水準の高さを示していることにも触れ、ご進講を終えた。

　喜びのご進講を終えた同じ年の11月、恩師近藤が87歳で人生の幕を閉じるという悲劇に接した。葬儀では喪主の俊夫人を助け、葬儀委員長となって偉功を偲んだ。

・恩師に続き文化勲章を受ける

　その後、昭和44年（1969）11月には薬学領域では朝比奈泰彦、近藤平三郎に続き、3人目となる文化勲章を受章した。この時、「この受章はすべての薬学人の栄誉だ」と語り、満面の喜びを表した。受章対象は、昭和19年（1944）に学士院賞を授与された「芳香族複素環塩基に関する研究」をはじめとする薬化学の幅広い世界的な研究業績によるものであった。これらの研究は芳香族第三級アミンN-オキサイドを中心とするものだが、異項環化学の分野で多くの

新しい反応を開発し、合成化学の面で高く評価されたものである。

　だが、この時には持病の輸胆管閉塞症が再発しており、昭和49年（1974）11月76歳で不帰の人となった。生前の勲功により勲一等瑞宝章が贈られた。

　落合の教授在職は21年間に及び、退職後の乙卯研究所長時代も含めて原著論文は506報と著書8編に達した。これらの研究は多くの教室員と共に空襲下の爆撃、罹災の時代から敗戦後の欠乏の時代を乗り越えての成果であった。

　厳格な研究態度と実験第一主義を貫いた落合は、わが国薬化学を世界最高水準に引き上げ、その金字塔を高く打ち上げた実行力と責任感で「宗家」を牽引し、世界的な業績を挙げた多くの研究者を育てた功績は大きい。

3. 薬化学講座は岡本敏彦が継承[10-12]
——天然物の構造決定と生物活性で功績

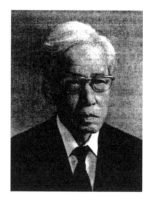

写真30　岡本敏彦

　落合英二の後任には、昭和20年（1945）9月に東京帝国大学薬学科を卒業後、約5ヵ月間の軍隊生活を除けば、大学院生時代から一貫して落合のもとで研究を続けていた助教授の岡本敏彦（**写真30**）が、昭和34年（1959）4月薬化学講座4代目教授に昇任した。

　戦時下に卒業した岡本が最初に取り組んだ研究は、落合が戦時研究として行っていた抗マラリア薬キニーネに関する研究であった。目的はキニーネのキノリン核部分を修飾して、より生理活性の高い化合物を合成することであった。終戦により研究は中止となったが、戦後、復員して大学に戻り、落合の指示で最初に取り組んだのは、キニーネのキノリン部分の $N \rightarrow O$ のニトロ化に関する研究であった。この研究で昭和25年（1950）薬学博士号を取得した。

・漢薬トリカブト成分に取り組む

　次に取り組んだのが、昭和25年（1950）秋頃から始めた漢薬トリカブトの成分（アコニット属アルカロイド）である。この一連の研究は岡本が昭和34年（1959）から同58年（1983）までの長きにわたり同講座を担当した間も続けられ、世界的な評価を受ける数々の成果を挙げた。昭和40年（1965）に

は「本邦産トリカブト根の研究」で日本薬学会学術賞を受賞した。これはトリカブトの毒成分の複雑な構造を決定した研究に対し贈られたもの、つまり長年の構造研究が評価されたもので、他の研究者の追従を許さない成果だった。

　事実、岡本は従来から行われていた天然物の構造研究や芳香族複素環化合物の化学をさらに進歩させた。特に急速に進展しつつあった物理化学的方法と機器分析技術をいち早く取り入れ、天然物構造研究の先駆的な役割を果たした。延命草の主成分 enmein の構造研究にＸ線結晶解析を行って、絶対配位を含めた構造決定を成し遂げたが、これは日本において複雑な天然物化合物の完全なＸ線解析を実現した最初の例であった。

・生物活性を目指して構造研究を行う

　こうした研究において、岡本は「天然物化学は目的の生物活性を目指して、分離構造研究を行うべきだ」として生物検定と同時に分離を進めるなど、常に生物活性にも目を向けながら挑戦を続けた「宗家」を代表する逸材であった。この方法は当時、必ずしも理解されなかったが、この方法で植物成長ホルモンの１つであるサイトカイニンの合成に取り組み、ホルクロルフェニュロンとして世界で実用化されている合成サイトカイニンを完成させた。これは天然の細胞分裂物質よりも、はるかに強力な作用を有する N-(2-クロル-4-ピリジル)-N′-フェニル尿素を合成的に発見したのである。この成長ホルモンを使用することで、例えばブドウでは粒も大きく、収量も２倍弱になる成績を得たと岡本自身が語っている。

　また、落合から引き継いだ芳香族 -N- オキシド研究では従来の複素環化学の枠を出て、発がん機構の研究という生物有機化学のなかの新しい領域へと発展した独創性をみせた。教授定年近くには脳梗塞に倒れたが、身体不自由のなかトリカブト研究史と言える長時間の最終講義を立ったまま行うなど、意志の強い大正生まれの指導者であった。平成8（1996）年死去、74歳だった。

4. 津田恭介——広範な社会的貢献を果たした指導者 [13-15]

　近藤平三郎の定年後、後任教授に昇任した落合英二の助教授を務めた津田恭介（**写真31**）は、明治40年（1907）台湾・台北市で生まれた。埼玉県官吏であった父が日清戦争後、日本領土となった台湾の統治・開発事業に当たっていたからである。

・マトリン研究の成果

旧制浦和高等学校を経て昭和4年（1929）に東京帝国大学薬学科を卒業、直ちに薬化学教室の副手となった。教授・近藤平三郎から助手の落合英二の指導の下で「マトリンの構造研究」を始めるよう指示された。

その後、落合は昭和5年（1930）ドイツ留学に出発、留守を託された津田の研究は悪戦苦闘の連続であったが、見事にマトリンの構造を解明し、昭和11年（1936）にその研究を論文にまとめ薬学博士を取得した。マトリンの研究史は明治期の

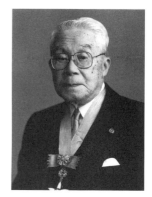

写真31　津田恭介

長井長義、田原良純の第1報以来、半世紀を経過していただけに構造解明の喜びは津田だけに止まらず、教授の近藤や、直接指導した落合も心底からの喜びを隠さなかった。近藤はその時の気持ちを「数多い研究のなかでも印象に残る1つは難物のマトリン研究であった。私の研究意欲に挑戦するかのようにアルカロイド研究のあらゆる定規的反応で攻めても頑強に本性を現そうとしなかった」と自叙伝に書き残している（『藤園回想』）。このことからも難物を解消した喜びが伝わって来る。この時、津田は若干30歳だった。

その後、津田のマトリンに関する研究は中断する時期もあったが終生これを続け、昭和51年（1976）に「苦参塩基を中心とするマメ科アルカロイドの化学的研究」で学士院賞を受け、これが昭和57年（1982）の文化勲章の受賞へと続いた。

助教授となった津田は、落合の方針で研究に専念し、昭和14年（1939）から東大伝染病研究所の長谷川秀治教授の下で実験化学療法の研鑽を積んだ。その間、サルファ剤の新誘導体の合成研究と動物実験による有用性の確認研究、さらに熱帯病の化学療法剤の研究を行い、キニーネの誘導体のなかで有望なマラリア治療薬を見つけたが、これらの軍事研究は敗戦の昭和20年（1945）で中止となり、実用化には至らなかった。

・ふぐ毒テトロドトキシンで成果

津田の名前を世界に広めたふぐ毒テトロドトキシンの研究は、昭和25年（1950）から始まった。薬化学教室の先輩田原良純のテトロドトキシンの研究

は、明治42年（1909）以降姿を消していたが、津田が40年振りにその解明に眼を向けたのは、結晶化をはじめ構造式や合成法、薬理作用も未解決のまま残されており、それに市民の間には相変わらずふぐ毒による中毒死事故が発生していたからである。

　津田は昭和27年（1952）にまずテトロドトキシンの毒成分の純粋分離に成功した。精製分離に折から普及しつつあったペーパークロマトグラフを用いるため、研究員を千葉大学薬学部宮木高明教授のもとに派遣し指導を仰いだ。結晶性毒の分離に成功したのは、研究に着手して僅か2年目のことである。宮木は、津田と同じ近藤・落合門下の後輩に当たる親しい間柄であった。

　次のステップの大量生産は昭和33年（1958）に確立し、卵巣1トンから結晶テトロドトキシン約10グラムを得ることができた。これによりテトロドトキシンは炭素11、水素17、酸素8、窒素3から成る分子を持ち、分子量319、弱塩基性化合物で青酸カリの約1000倍の毒力があることが判明した。この毒力は自然界で最高の強さを持つため、世界各国の研究者からテトロドトキシンの結晶サンプルの要求が殺到した。

　テトロドトキシンの構造研究は当初から難航したが、その頃、わが国で最も大型の電子計算機がエックス線構造解析に使用できるようになり、それを用いて昭和38年（1963）末、テトロドトキシンの構造を解明した。その成果は翌39年（1964）4月、津田が組織委員長を務めて京都で開催された国際天然物化学会議において、津田グループの三共高峰研究所・太刀川隆治（昭和25年東大薬学科卒業、後に取締役）から初めてテトロドトキシンの複雑な籠形立体構造が報告された。名古屋大学グループと米国ハーバード大学からも同一結果の構造研究が報告され、会場は異様な興奮に包まれながら閉幕した。津田は、この国際会議を通じて「わが国天然物化学のレベルが世界水準にあることを証明」し、天然物化学において世界を主導する1人となった。

　この間、昭和28年（1953）新設開設間もない九州大学医学部薬学科教授に就任、中断していたマトリンの合成と新たにステロイドの研究を開始した。後者の研究はステロイド資源の探索を目標にしていた。この研究は昭和30年（1955）に東京大学応用微生物研究所教授に就任した後も続け、紅藻（アカバギンナンソウ）から初めてコレステロールを発見した。この事実はサイエンス誌を飾った。

・私立薬大の教育に当たる

　昭和 42 年（1967）東大応用微生物研究所を所長で定年退職した津田は、共立薬科大学（現慶応義塾大学薬学部）の学長に就任、約 17 年にわたり私立薬科大学で教育に当たった。学長時代の昭和 50 年（1975）から厚生省中央薬事審議会（中薬審）会長を、さらに同 56 年（1981）には私立薬科大学協会会長を務めた。

　中薬審会長時代は新たに「再審査制度」の導入に踏み切った。また、多くのがん患者に使用されていた難題の「丸山ワクチン」への対応では医薬品としては不許可の答申を行ったが、患者には従来通り製薬会社が供給できる道を拓くことで、その不安を解消した。私立薬大協会長の時には薬学教育 6 年制問題について主導した。しかし、津田は「6 年間の一貫教育より 4 ＋ 2 方式がわが国薬学の実情に適している」との基礎学力を重視する考え方を示していたという。まさに「薬学の基礎学力の充実なくして薬学の進歩発展はない」という信念を抱いていた指導者であった。

・文化勲章を受章

　学長時代には数々の慶事が訪れた。昭和 51 年（1976）に津田は日本学士院会員に選ばれ、同 54 年（1979）には宮中の新春恒例行事である「講書始の儀」でテトロドトキシンを主体とするご進講を昭和天皇に行った。薬学者によるご進講は落合英二に次ぎ 2 人目だが、「二、三の魚類の毒物について」と題して約 20 分間のご進講を「応用という観点から天然物の化学研究は今後も重要である」と締めくくった。

　続いて訪れた慶事は、昭和 55 年（1980）に文化功労者、同 57 年（1982）には文化勲章を 75 歳で受章し、名声を不動のものとした。文化勲章の受章対象は、苦参塩基マトリンの合成、ふぐ毒テトロドトキシンの単離と化学構造の決定、紅藻など海藻中からのステロイドの発見など広範囲で世界的な研究業績を統合して評価されたものである。文化勲章受賞後も各方面からの懇請により、昭和 61 年（1986）にヒューマンサイエンス振興財団理事長、平成 3 年（1991）には薬学研究奨励財団会長を務めた。

　最晩年は難聴と緑内障のため外出は控えていたが、平成 11 年（1999）6 月、肺炎のため急逝、92 歳だった。大学人として基礎から応用まで幅広く薬学の研究・教育の進歩に努めたばかりでなく、薬務行政や製薬業界の発展にも尽力

し、広範な社会的貢献を果たした情感溢れる指導者であった。生前の功績により勲一等瑞宝章が授与された。

5. 宮木高明——薬学の再構築を目指し走り続けた [16-18]

　近藤教授時代に副手として研究者の仲間入りし、近藤の後継教授となった落合の助手を務めた宮木高明（**写真32**）は、明治44年（1911）東京浅草に生まれた。旧制第一高等学校を経て、昭和10年（1935）に東京帝国大学薬学科を卒業、近藤平三郎教授の薬化学教室の副手となり、学者生活をスタートさせた。近藤の退職に伴い、落合教授の時に助手に昇格した。

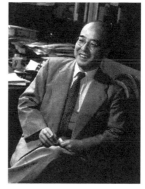

写真32　宮木高明

・薬学科への進学に悩む

　ここまでの歩みは順調のように見えるが、薬学科に入学した直後、宮木は自分が薬学科に学ぶことが正しいかどうか迷っていたという。宮木は薬の化学構造と作用について学びたかったが、微生物の化学反応にも興味を持っていたからである。宮木の述懐によると、この気持ちを旧制第一高等学校の先輩でもある近藤教授に長々と訴え相談したところ、よく耳を傾けていた近藤から「ともかく薬学3年の修業を完うしてのちに出直しても遅くない。その間思うままに勉強したまえ」と諭されたという。その後、近藤から時々、「どうだ、少しは勉強したか」と問いかけられ、特に3年の特別実習では欧州留学から帰朝した直後で猛烈に張り切っていた落合助教授につかされた。これは「近藤先生が生意気な私に筋金を入れてくれたのだが、とかく我田で無いと入るのを許さない傾向の当時なのに、私の望む微生物を使う反応をテーマにしてくれたことに深く感謝している」と述べている [19]。

　こうした経緯から宮木は薬化学教室の所属であったが、微生物の化学反応などを研究し、他の出身者と異なる道を歩んだ。落合教授の助手の傍ら、大蔵省醸造試験所で醗酵の研究に従事したのが研究者としての本格的なスタートとなった。昭和17年（1942）千葉医科大学付属薬学専門部教授となり、薬学博士も取得した。その後、戦後の昭和24年（1949）には千葉大学薬学部長、同38年（1963）には同大腐敗研究所長に就任した。

・医学と歩む薬学の将来構想

　千葉大学薬学部は、その前身校となる第一高等中学校医学部薬学科が明治23年（1890）に開設された折り、薬学に理解を持つ医学部主事・長尾精一が示した「薬学は医学部に付設すべし」の意向以来、「医学と共に」が伝統となっていた。新制大学の初代薬学部長となった宮木も医学・薬学の連携を基本とする教育理念に基づく協調路線を掲げた。昭和24年（1949）薬学部長に就任直後の千葉医科大学新聞99号の薬学部特集号に、宮木は「薬学部の実態と将来への構想」（**写真33**）と題する次のような一文を寄せている。

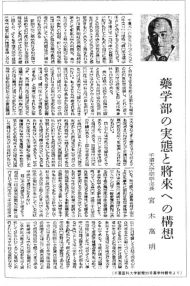

写真33　「薬学部の実態と将来への構想」

　　千葉大学では医学・薬学両部の総合
機能を申し分なく発揮させるために、最初から薬学の在置を強く主張した。これにより新制大学の構成からも即した体制を執り得た——

　上記のように、薬学部の新設に対し、当初から医学部の協力があったことを明かしている。さらに、この一文のなかで宮木の見識として目をひくのは「日本の薬学は有機化学に偏向している」との批判に対し、千葉大薬学部の現状および将来構想に立って次のように反論し、ビジョンを明確に述べていることである[20]。

　　本学では医学・薬学の連繋を基本とする教育理念に基づき、医学的・生物学的な点の強調は、かねてからの主張であった。（略）生物化学は酵素化学を中心に日本で他に例を見ない性格のものを作る構想の下に力を注ぎ、薬効学は生物学的検定法を中心に一つの型を生み出したいと考えている。薬剤学こそは今時の薬学出身者の主力活動面たることを自覚して充分な内容を持たせたいと考えている。これらの抱負に対し、如何なる有用な

教授陣を擁するべきかが問題となる。1 〜 2 年後には必ずや千葉大学薬学部は特色ある教育および研究能力を以って、わが国薬学教育における強力な存在になることを約束したい——

これらは、まさにわが国薬学の現状と将来に目を向けた思考であり、昭和30 年代後半に宮木が発表した「薬学概論」から「薬学研究白書」へと発展する土台であったと言えよう。また、この言葉通り千葉大学薬学部発足時の教授陣は宮木の考えが色濃く反映されていた。なかでもわが国生化学研究の第一人者で文化勲章受章者の赤堀四郎（大阪大学医学部教授併任）の名が注目を集めた。数年を経ずして千葉大薬学部は国立大学薬学部のなかで最難関の人気学部に育ち、本日に至っている。

・薬学の生物系分野を開拓実践

　千葉大学薬学部における宮木自身の研究・教育も予防医学や腐敗、細胞性免疫などの分野に向かい、昭和30 年（1955）に「腐敗アミンの生化学的研究」で日本薬学会学術賞を受賞するなど「宗家」を代表する薬学における医学と協調する生物系分野の開拓・実践する第一人者となった。昭和38 年（1963）からは国立予防衛生研究所の食品衛生部長を務めて活動分野を拡げ、昭和48 年（1973）には腐敗研究所を生物活性研究所と改組し所長に就いた。

　この間、著書には学術書として『微生物薬品化学』（共著、医学書院、1959）のほか多数あるが、その一方で『薬学』（朝日新聞社、1950）や『薬』（岩波書店、1966）など薬と薬学に関する優れた啓蒙書を数多く上梓した。啓蒙活動では薬に関する社会の批判や疑問に対しても薬界のスポークスマンとして活躍、昭和30 年代から40 年代にはマスコミを通じて、国民に薬の持つ特殊性やその在り方を伝える多忙な日を送っていた。特に朝日新聞は海外から新しい医薬情報を入手すると、その情報の価値を確かめるために門を叩く専門家5 人のうち1 人が宮木であった。そのため、マスコミに登場する機会も多く、象牙の塔から飛び出す闊達で視野の広い薬学者として高く評価された。今日に至るまで宮木の右に出る薬界を代表するスポークスマンは出ていない。

・薬学の哲学を模索

　多忙のなかでも、宮木は昭和40 年（1965）に日本薬学会が創刊した雑誌

「ファルマシア」の初代編集長を務めた。編集長時代の昭和40年代の後半には「薬学の哲学」、つまり薬学のあるべき姿を模索する企画を幾度となく取り上げ、これを「薬学概論」としてまとめる試みが、宮木によって主導された。この動きの萌芽は、上述の昭和24年（1949）に千葉大学初代薬学部長就任時に発表した「薬学部の実態と将来への構想」のなかに見えていた。

　宮木のこうした「薬学の哲学」の取り組みは、昭和35年（1960）発刊の沢潟久敬著『医学概論』（誠信書房）に記されている「一つの学問が成立するには、その学問の哲学があるべきであり、その研究が科学概論である」という考えに感銘を受けたのが切掛けであったという。その考えに沿った宮木の「薬学の哲学」の著書が昭和46年（1971）に発刊された『薬学概論』（廣川書店）であり、試講が千葉大学や東京理科大学薬学部、遅れて東京薬科大学などで始まった。試行錯誤を経て薬学概論の内容は、薬害や新薬の研究開発、医薬分業問題など時代の流れを組み入れながら、昭和50年代の後半には殆どすべての薬学部、薬科大学で必修科目となった。

　しかし、昭和30年代後半から多発した薬害、殊にサリドマイド奇形、スモン障害について薬学として早期に有効な対応がなされなかったことに対し、若い薬学研究者から強い反省運動が起こった。これが「社会薬学研究会」を組織し、さらに「社会薬学会」に改組され、薬学概論に先立って「社会薬学講座」が共立、広島、静岡の3大学薬学部で設けられた。こうした薬学における社会的視点に目を向けさせたのも宮木の先見性であった。

　また、『薬学概論』が刺激となって「薬学とはいかなる学問なのか」という議論が高まった。宮木によって薬学概論の必要性が提唱された時代は、わが国では「医薬品の製造はできるのに、なぜ画期的新薬の創製ができないのか」という問題が日本の薬学の中心的問題であった。その後の議論もこの問題が中心的課題であったが、この問題に対

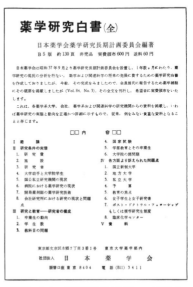

写真34　「薬学研究白書」の概要

しても宮木は昭和39年（1964）、「薬学の研究は医薬の創製、生産、管理を目標とし、それに必要な基礎学を動員体系化した総合科学が薬学であるべきである」と定義する「薬学研究白書」(**写真34**) をまとめた。これは、薬学の原点は「薬を造り、創ること」とし、長井長義や柴田承桂ら創始者のテーゼを忘れているのではないか――と訴えたと受け止められた。

・薬学教育の改革追求

　宮木は昭和39年（1964）に日本薬学会会頭に就任した。このポストは学会発展の舵取りを担うため、明治以来、「宗家」出身者のエリートが就いた。『薬学概論』や「薬学研究白書」を主導した宮木は、その集大成を意識して学会のなかに薬学教育問題検討委員会を設け、薬学教育に関しての「理念」を求める動きを展開した。

　これが契機となって今までにない広範囲な流れを生み、薬系大学、薬学会、日薬、製薬団体、薬学有識者で構成される「薬学教育協議会」で従来の薬学教育に欠けていた生物系や臨床系分野を導入する具体的なカリキュラムの検討がスタートした。日薬でも薬剤師の職能に則ったカリキュラムの検討が始まった。

　この結果、「薬学教育改正案」がまとまり、昭和55年（1980）に大学基準協会が制定した改訂薬学教育基準・薬学教育カリキュラムに盛り込まれ、ようやく「薬の科学」としての学問体系として納得できる形の薬学教育カリキュラムが整理された。だが、これを基準として教育を行い、かつ時代が要求する生物系や臨床薬学教育を加味すると、現行の修業年限4年で不可能という意見が大勢を占めた。これが6年制実施を求める議論へと発展した。

　しかし、宮木は自身が主導した薬学教育改革、特に臨床薬学の本格的導入をみることなく、また科学技術庁のライフサイエンス推進委員長の志半ばの昭和49年（1974）1月、持病が悪化して死去、薬学界のみならず、関係分野に大きな衝撃を与えた。教授在任中の62歳であった。生前の勲功に対し、勲二等旭日中授章が授与された。

　宮木の功績は数多くあるが、なかでも薬学教育のあるべき姿を追求し、その改革を主導したことではなかったろうか。「宗家」東京大学の薬学ばかりでなく、わが国の全薬学教育の改革を目指した広い視野を持っていた。いわば「木を見て森が見え、森を見て木が見える」という数少ない指導者であった。その源流を推察すれば、薬学科入学間もない頃に抱いていた進路について煩悶して

いた宮木に対し、恩師の近藤平三郎は宮木の望む方向に導いてくれた懐の広さがあったからだろう。

6. 落合の研究後継者たち——世界的業績を挙げる

　含窒素芳香族複素環の N-オキサイドが極めて興味ある反応を行うことを確認し、数々の独自研究を展開した落合の研究後継者には多くの優れた人材がいた。それらの研究後継者は薬化学教室の出身者ばかりでなく、生薬学や薬品製造学教室の研究者もいた。

　研究継承者には津田恭介、上尾庄次郎（京都大学薬学部教授、県立静岡薬科大学長）、柴田承二（東京大学薬学部教授、明治薬科大学教授）、亀谷哲二（東北大学薬学部教授、星薬科大学長）、矢島治明（京都大学薬学部教授、新潟薬科大学長）、浜名政和（九州大学薬学部教授）、岡本敏彦（東京大学薬学部教授）、伴義男（北海道大学薬学部教授・学長）、永田亘（塩野義製薬研究所長）、池原森男（大阪大学薬学部教授）などが世界的な業績を発表した[21]。

　これら落合の研究後継者のうち、本書ではあまり触れていない亀谷哲二、矢島治明、浜名政和、伴義男、永田亘、池原森男が「宗家」出身者として、その責任と挑戦から数々の未知の分野で実績を挙げ、その名を世界に知らしめた足跡を追った。

◆亀谷哲治 (1917-1988)：生理活性を持つ天然物全合成で業績[22, 23]（写真 35）

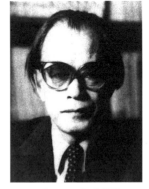

写真 35　亀谷哲治

　太平洋戦時下の昭和18年（1943）の「宗家」薬学科を卒業後、菅澤重彦教授の許に薬品製造学を学んだ。田辺製薬研究員、東京薬科大学助教授、大阪大学薬学科助教授を経て、昭和34年新設された東北大学医学部薬学科教授、そして同学科の学部への昇格により薬学部教授に就任した。昭和56年に東北大学定年後は星薬科大学長として同大学の医薬品化学研究所を創設し、その充実に努めた。

　亀谷の研究活動は、恩師菅澤の主たるテーマであったイソキノリン・アルカロイドの合成研究から始まった。そのスタートは菅澤の紹介で就職した東京薬大時代から始まった。

それは当時菅澤が行っていた抗アメーバ赤痢作用があると考えられていたイミダツォイソキノリンの合成であったが、その中間原料としてイソニコチン酸ヒドラジドなど数種のヒドラジドを合成していた。ところが昭和26年（1951）大阪大学薬学科に赴任した直後、イソニコチン酸ヒドラジドが画期的な結核新薬として米国で登場したというニュースがもたらされた。早速、手持ちのサンプルを大阪市立大学医学部に持ち込み、刀根山病院で臨床試験してもらった。すると著しい効果を得たので地元紙も大きく報道したというエピソードが残されているが、この騒動の顛末は恩師菅澤教授のところで後述するので、これ以上は触れない。ただ、ヒドラジット問題は全く偶然の出来事であったが、その一方でわが国薬学のあり方が新薬創製には向いていなかったという反省材料になったことは記述しておきたい。

　この時期、亀谷は阪大薬学科でロツンジンの合成研究をやりたいと決めていた。そこで菅澤の紹介で落合英二、近藤平三郎の了解を得て希望通りの研究を開始しており、昭和34年（1959）に東北大学薬学科に教授として赴任後もロツンジンの合成研究を続けた。その後、菅澤が行っていたフェノール・オキシデーション研究に本格的に取り組み、それに関する一連の研究は菅澤の衣鉢を継ぐものであった。

　こうした研究歴を持つ亀谷は、多くの協力者との精力的な活動によって国内外の著名なジャーナルに発表した論文は1100余報に及んだ。その主なものは天然物の生合成類似の研究、逆マススペクトル合成、ベンゾサイクロブテンの合成、β-ラクタム系抗生物質の合成など広範囲に及んでいる。なかでも複素環を中心とした合成化学領域で、鎮痛剤ペンタゾシンの工業的合成法など医薬品の開発研究、モルヒネをはじめとするエメチンなど200種に及ぶ生理活性天然物の全合成などで不滅の業績を挙げた。また、昭和48年（1973）にはわが国での数少ない国際誌として「ヘテロサイクルズ」を創刊するなど、その活躍は国際的に目覚ましいものがあった。

　これらの幅広い成果は、昭和44年（1969）日本薬学会学術賞を、昭和55年（1980）藤原賞と日本学士院賞を、昭和60年（1985）には国際複素環化学会賞など数々の国内外の著名な賞を受賞したばかりでなく、数多くの国際学会、世界各国の大学・研究所からの招待講演などが証明している。昭和63年（1988）に勲二等旭日重光章を受章した。

◆矢島治明（1925-2018）：酵素タンパク質の全合成達成 [24]（写真36）

　兵庫県出身の矢島は、昭和25年（1950）京都帝国大学薬学科を卒業した。大阪大学薬学科助手を経て昭和35年（1960）米ピッツバーグ大学助教授となり、K. ホフマン教授のACTHの活性トリコサペプチド合成に協力し成功するという世界的な快挙を挙げた。

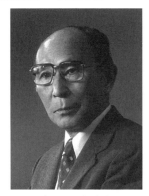

写真36　矢島治明

　帰国後、昭和37年（1962）に京都大学薬学部助教授となり、昭和39年（1964）には「ACTH作用を有するペプチドの合成研究」で日本薬学会学術賞を受賞、昭和48年（1973）に上尾庄次郎の後任として薬品製造学講座教授に就任した。

　日本のペプチド研究の草分けである矢島は、教授就任後、教室のテーマとして有機合成化学の基盤の上に立ってペプチド合成化学を主体に研究を展開した。その成果として脳下垂体ホルモン、視床下部ホルモン、消化管ホルモン、神経ペプチド、成長因子などの生理活性ペプチドの全合成を達成した。これは生体内に極微量にしか存在しないこれらのペプチドホルモンの内分泌学的役割を解明する上で大きく貢献した。

　昭和56年（1981）にはこれらの研究の集大成の1つとして124個のアミノ酸からなる酵素タンパク質リボヌクレアーゼAの完全化学合成に成功、さらに結晶化にも成功し、世界的に大きな評価を受けた。20世記初頭、E. フィシャーによってグリシルグリシンの合成から開始されたペプチド合成化学は、矢島の成果により酵素タンパク質の全合成を達成したのである。

　これらの業績で矢島は、昭和55年（1980）に薬学研究者として初めてNIH（米国国立衛生試験所）のFogarty国際学者（Fogartyによって設立された学術賞）に選ばれた。さらに昭和57年（1982）には「液相法によるウシ膵臓リボヌクレアーゼAの全合成に関する研究」で日本学士院賞を授与された。

　その間、京都大学薬学部長、日本学術会議員、日本薬学会会頭、国際ペプチドタンパク質雑誌審査委員長などを歴任した。平成元年（1989）には新潟薬科大学長を務め、晩年まで新設私学の薬学教育に当たるなど様々な分野で、その才能を発揮した。

◆浜名政和（1918-2007）：落合のN-オキシド研究の後継者 [25]（写真37）

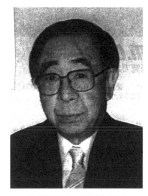

写真37　浜名政和

　大正7年（1918）に東京に生まれた浜名は、太平洋戦争勃発による授業短縮の昭和18年（1943）9月に東京帝国大学薬学科を卒業した。同級生の多くは陸海軍の軍役に服し戦場に駆り出されたが、浜名は薬化学落合英二教授の下で大学に残り、副手・助手として研究を続けた。

　昭和25年（1950）九州大学医学部に薬学科が新設された時、衛生裁判化学講座の助教授に就任、教授の塚元久雄を支えた。助教授時代は塚元教授の解毒機構の研究に絡めてグルクロン酸の化学に着手していたが、昭和31年（1956）津田恭介教授の後任教授として薬化学講座を担当した。以来、昭和57年（1982）に定年退職するまでの26年間にわたり、薬化学教授として教育と研究に専念した。

　研究面では、恩師落合英二が開拓した「芳香族第三級アミンオキシドの化学」の展開をライフワークに選んだ。落合のN-オキシドに関する学問的後継者として精力的な研究を続け、炭素 - 炭素結合の形成反応を完成させるなど、数々の輝かしい業績を挙げた。昭和46年（1971）には、これらの一連の業績が評価され、「含窒素芳香環状における新しい炭素 - 炭素結合の形成反応」によって日本薬学会学術賞を受賞した。有機電子論を駆使しての反応機構の説明は、まさに浜名の独壇場であり、余人の追随を許さないとさえ言われた。

　浜名は学問的業績だけでなく、薬学部長、学生部長などを兼任し、特に昭和43年（1968）1月米国原子力空母エンタープライズの佐世保港寄港事件、6月の米軍F4Cファントム戦闘機九大構内墜落事件の際には学生部長として、文字通り献身的努力を傾注して紛争解決に当たった。学外においては日本薬学会副会頭のほか、文部省学術審議会委員などを務め、わが国の科学技術の発展に尽した。昭和57年（1982）定年退職後は東京に戻り、中外製薬顧問として製薬産業にも力を貸した。享年80歳。

◆伴義雄（1921-1994）：インドールアルカロイドの合成完成 [26]（写真38）

　東京生まれの伴は、昭和20年（1945）9月終戦直後の混乱期に東京帝国大学薬学科を卒業した。菅澤重彦教授の指導を受け、トコン（吐根）の主要ア

ルカロイドであるエメチンの合成研究で薬学博士を取得、専門の天然物合成化学の研究者としてスタートした。昭和31年（1956）新設の北海道大学医学部薬学科助教授として赴任、翌年教授となり、昭和40年（1965）には独立して学部となったので薬学部教授となる。

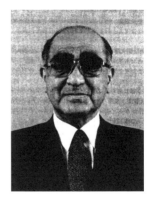

写真38　伴義雄

　この間、主として生理活性を有する天然物、特にインドールアルカロイド類の合成研究を精力的に進めた。構造が複雑で合成困難と考えられていたが、見事に合成に成功し世界の有機化学者にインパクトを与えた。同時に新規反応の開発、絶対配置の決定により生合成分野の発展に寄与した。これらの基礎研究は広く薬学・ライフサイエンスの進歩に貢献したと評価された。

　伴の数々の研究業績に対し、昭和38年（1963）に日本薬学会学術賞が、昭和59年（1984）には日本学士院賞が与えられた。この間、日本学術会議会員、日本薬学会会頭を歴任し、昭和62年（1987）に北海道大学長に選任された後、国際複素環化学会会長にも選ばれた。平成6年（1994）には生前の勲功により勲一等瑞宝章が授与された。

◆永田亘（1922-1995）：ステロイドの全合成完成[27]（写真39）

　旧制第六高等学校（岡山）を経て終戦の昭和20年（1945）9月「宗家」薬学科を卒業、在学中から落合英二教授に師事した。卒業後、塩野義製薬に入社し研究者として研究の戦力となった。昭和29年（1954）から2年間スイス・バーゼル大学有機化学研究所に留学し、T. ライヒスタイン教授に師事、研鑽を積んだ。この時期は戦後の混乱がようやく治まりかけた頃で、多くの研究者から羨ましがられた留学であった。

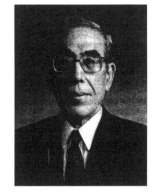

写真39　永田亘

　帰国後は、新薬の開発につながる生物活性天然物の合成に目標に定めて研究を進め、数多くの国際的業績を挙げた。その特徴は独創性と論理性を重視し、多くの新規反応を開

発し、有効に応用する点にあったと評価された。最も代表な反応であるシアン化ジエチルアルミニウムを用いて高収率にヒドロシアン化する、いわゆる永田反応は有機化学の教科書（マクマリー著）に経歴と共に掲載された。その応用によるステロイド、ジテルペノイド類およびそのアルカロイド類の全合成は、熾烈な国際競争に打ち勝って完成され、極めて高い評価を受けた。一方、企業研究も多く、非天然型骨格を有するオキサセフェム系β-ラクタムの研究は、ラタモキセフ（シオマリン）とフロモキセフ（フルマリン）の 2 つの純合成β-ラクタム注射剤を医療界へ提供し、細菌感染症患者に福音をもたらした。

　これらの業績から日本薬学会より昭和 36 年（1961）に日本薬学会学術賞（武田健一と同時受賞「ステロイドの全合成に関する研究」）、さらに平成 2 年（1990）には技術賞の両賞が授与されたほか、日本人として初めて米国有機合成協会の編集委員に選任されるなど国際的にも高く処遇され、活躍の場を広げた。

◆池原森男（1923-2016）：世界初 tRNA 生合成に成功[28]（**写真 40**）

　東京出身の池原は、旧制成蹊高等学校を経て昭和 22 年（1947）東京帝国大学薬学科を卒業、落合英二教授に師事した。昭和 30 年（1955）新設の北海道大学医学部薬学科助教授となり、同年 11 月に薬学博士を取得した。昭和 31 年（1956）に「イソヒノリン及びその誘導体の化学的研究」で日本薬学会奨励賞を受賞し、昭和 41 年（1966）に同大薬学部教授に就任した。その後、昭和 43 年（1968）に大阪大学薬学部へ移り、核酸の合成、物理化学、生化学の 3 分野にわたり研究を展開し、昭和 46 年（1971）には「プリン 8-サイ

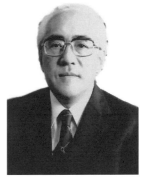

写真 40　池原森男

クロヌクレオサイドの研究」で日本薬学会学術賞を受賞した。

　この研究から昭和 54 年（1979）に世界最初となる tRNA の生合成に成功するという世界的成果を挙げた。また、昭和 58 年（1983）には遺伝子の設計により自由にタンパク質を作製することに道を拓いた「ヒト成長ホルモン遺伝子の人工合成」「大腸菌によるタンパク質の産生」など核酸の有機化学反応、DNA、RNA の化学合成に取り組み、世界のトップランナーとして活躍した。多くの国際学会からは招聘講演の依頼を受け、数々の栄誉を受けた。

これらの科学的成果と研究分野への貢献が高く評価され、平成8年に日本学士院賞を受賞した。平成5年（1993）勲二等瑞宝章を受章している。

② 朝比奈泰彦と生薬学講座の浅野三千三、野上寿、柴田承二たち

　ここでは下山順一郎の後継となった第2代生薬学講座教授の朝比奈泰彦と、その後継教授の浅野三千三、柴田承二、および門下の野上寿（薬剤学教授）の足跡を通じて朝比奈一門がどのようにわが国薬学の発展に寄与したかについて検証する。また、朝比奈の指示で伝染病研究所教授を兼務した浅野の門下で、昭和30～40年代に薬学における生物化学系の確立に貢献した水野傳一（微生物薬品化学教授）の足跡から、「宗家」出身者の責任と挑戦振りにも迫った。

1. 朝比奈泰彦教授——世界を目指した天然薬物研究の先駆者 [29-32]

　下山順一郎の後任教授となって生薬学講座を主宰した朝比奈泰彦（**写真41**）は、明治14年（1881）に戊辰の戦いに敗れた旧士族の長男として東京・本所林町で生まれた。今の都立日比谷高校から旧制第一高等学校（東京）に進み、明治38年（1905）東京帝国大学薬学科を首席で卒業した。直ぐに大学院に進み、助手に採用されたものの、薄給のうえ外国、特に欧州の学術雑誌を通じて海外研究の著しい進歩を強く感じ、胸中には言い知れぬ焦燥感が募った。

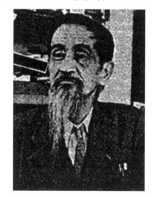

写真41　朝比奈泰彦

　その原因は、下山教授の前任の助手で兄事する慶松勝左衛門が満鉄の中央試験所長に栄転し、また長井教授門下の近藤平三郎が留学中であるなど、薬学科出身のほぼ同年輩たちの飛躍する姿に対する焦りが鬱積していたからであった。朝比奈の胸中を察した下山は、留学費を捻出して3年間の留学を命じた。

・君はもう立派な化学者だ
　留学先は、朝比奈自身が希望したスイス・チューリッヒ国立高等工芸学校の

ウイルステッター（Richard Willstätter）教授の下で有機化学を学ぶため、明治42年（1909）に横浜港から旅立った。その頃、留学先では大正4年（1915）にノーベル化学賞を授与されることになるクロロフィルの研究が大きく進展していたが、朝比奈はその研究の一員として加わった。そして、明治43年（1910）クロロフィルの化学構造が決定し、その功績がノーベル化学賞の対象となったが、朝比奈がその研究にどの程度寄与したかは不明な点が少なくない。

　ただ、薫陶を受けたウイルステッター教授と別れる時、教授は朝比奈の手を握って「君はどこへ出しても恥ずかしくない立派な化学者だ」と何事にも勝る餞（はなむけ）の言葉で前途を祝福したという。このことから判断すると、朝比奈がクロロフィルの中核研究グループの一員として重責を果たしたと思われる。同時に、薬学後進国からやって来た留学生・朝比奈の才能がどれほど抜きん出ていたかも想像できる。

　朝比奈にとって研究三昧の留学生活であったが、その間に悲喜2つの知らせが東京から届いた。1つは提出していた薬学博士論文が教授会をパスしたこと。もう1つは明治45年（1912）2月に恩師下山が急逝したという知らせである。下山の悲報の直後、文部省から3ヵ月の留学を命ずるとの連絡があり、朝比奈はベルリン大学化学科主任エミール・フィシャー教授の指導を受け、大正元年（1912）に帰国した。

・生薬学に植物化学を加える

　帰国後、助教授を経て大正7年（1918）、37歳の若さで下山の後任として生薬学講座担当教授に昇任、担当科目は生薬学に植物化学を加えた。下山の時代の生薬学は、いわば「植物起源薬物の形態学的追及」と考えられていた。しかし、朝比奈が留学した欧州では生薬学をもっと広くとらえていたことから、植物成分の化学的研究を行うと決意、生薬学とは別に「植物化学」を設けたのである。この植物成分の化学的研究が以後、わが国薬学が世界の薬学に伍して行く原動力となった。

　教授となった朝比奈自身も、ドイツから持ち帰った最新の実験器具、装置を使って呉茱萸、竜胆など一連の漢薬や植物成分の化学的研究に集中して多くの成果を上げた。天然物有機化学の誕生であった。

　特に大正11年（1922）に欧州の学会でも難問とされていたキツネノボタンの成分アネモニンは分子式（$C_{10}H_8O_4$）を持つ小さな分子であったが、構造式

の解明は世界で誰も成功していなかった。そのようななか朝比奈と教室員の藤田穆（後に熊本薬学専門学校校長を経て熊本大学初代薬学部長）はキツネノボタンには強烈な皮膚刺激物質プロトアネモニン（$C_5H_4O_2$）が含まれていることに気づき、単離に成功し、その構造がアルファヒドロキシビニルアクリル酸ラクトンだと分かる。この分子2つが二量体反応を行い、アネモニンとなると考え、推定構造を出すことができ、朝比奈の名は世界に知れ渡った[30]。これは後に世界の有機化学の教科書を書き換えさせる快挙となった。この業績は長井長義が明治20年（1887）、薬学会会頭に就任した時の演説で訴えた「わが国薬学の存在を世界に知らしめたい」という念願が最初に叶った瞬間であったろう。また、朝比奈自身が抱く「誕生して日の浅いわが国薬学と欧州とのレベルの差を1日も早く縮めたい」という、「宗家」の一員としての責任と情熱が実った瞬間でもあった。

それら一連の業績「漢薬成分の研究」により大正12年（1923）5月、帝国学士院恩賜賞を受けた。植物化学分野の華々しい業績と発展から日本での伝統的な生薬学とした形態学的追究を行う研究者が少なくなっていった。

・協同研究でビタカンファーを創製

朝比奈の業績のなかで特記すべきものの1つに共同研究として展開された「樟脳」に関する化学的研究がある。朝比奈は昭和2年（1927）頃、医学部薬理学教室教授の田村憲造から生体内における樟脳の強心作用の本態について化学的研究の協力を求められた。助手の石館守三らが薬理学教室で共同研究を進め、昭和9年（1934）に強心・中枢興奮作用を現す樟脳の本態である生体内酸化成績体ビタカンファー（Vitacampfer）を創製した。ビタカンファーは武田薬品から強心薬として発売され、超大型製品になった。この特許の収益をもとに基礎研究助成のための財団（薬理研究会）が設立され、朝比奈はその理事長に就いた。その間、昭和5年（1930）4月、帝国学士院会員に列せられた。

さらに朝比奈は昭和初期に、大正末期から着手した地衣類（菌と藻の共生体）の成分研究を広範に展開した。地衣は地味な植物群で、日本では全く未開拓の分野であったが、形態分類学と構造化学の両方に通じていた朝比奈の独壇場であり、次々に新しい地衣成分を発見した。それと共に60数種の成分の化学構造と合成研究を行い、天然物化学における地衣成分の特異的な体系を明らかにした。地衣成分に関する研究報告は退職までの16年間に実に101報に達し、

それらは多数の協力者の薬学博士の学位授与の対象になり、地衣成分の研究は薬学のお家芸となった。

・目標は世界水準に近づくこと

その後、朝比奈は太平洋戦争勃発直前の昭和16年（1941）3月に定年退職した。最終講義は「薬学三十年の回顧」と題して行われた。そのなかで、次のように熱く語り教壇を去った。

> 私の理想は助教授の時から、わが国薬学を一日でも早く世界の薬学の水準に引き上げることであった。幸い大正10年（1921）以降は外国薬学会にも認められるようになった。だが、世界の水準は一層速度を増して上昇するから、その格差は今後の奮闘によって埋めなければならない――

朝比奈が独自の境地を築いた生薬学講座の植物化学は東京帝国大学伝染病研究所教授の浅野三千三が継ぎ、また新設された薬品分析化学講座の教授は石館守三、助教授の百瀬勉の陣容で発足した。

朝比奈の後任は、助教授の藤田直市が教授に昇格して第3講座（生薬学）担当となったが、在任3年で急逝するという不幸に見舞われた。藤田は形態学的生薬学を専門とし、植物化学は浅野三千三が兼務した。浅野は伝研で結核の研究を行い、薬学科のなかでは臓器薬品化学の緒方章と共に生物系薬学（生物化学）の芽生えの礎となった一人である。また、朝比奈の助手を務めた野上寿は地衣成分の研究で薬学博士号を取得して、昭和16年（1941）大阪帝国大学医学部病院薬局長に就いた。助手の柴田承二は、昭和19年（1944）に同じく地衣成分の研究で薬学博士号を取得、生薬学講座の助教授に昇進した。

・文化勲章受章と正倉院薬物調査

戦時下の昭和18年（1943）4月、朝比奈は薬学出身者で最初の文化勲章を受章した。受章の対象は薬学、化学、植物学の3科にわたり、万人未踏の境地を拓いた「漢薬成分の研究」をはじめビタカンファーの研究、地衣成分の研究が高く評価されたのである。東洋およびわが国の生薬学の権威であるだけでなく、世界の学会でその存在は認められており、前年の昭和17年（1942）には長井長義に次ぐ2人目の日本人としてドイツ化学会の名誉会員に推薦され

るなど、「世界の朝比奈」と名を馳せた。

　また、戦後の昭和23年（1948）には敗戦後の混乱が強く残るなか、宮内省から「正倉院薬物」の学術調査を依頼された。これを受けた朝比奈は東京班5名（鈴木秀幹［宮内省薬剤師長］・柴田承二［東大薬学科助教授］・清水藤太郎［東邦大学薬学部教授］・藤田路一［東大薬学科助教授］）、京都班5名（木村康一［阪大薬学科教授］・森鹿三［京都大人文科学研究所教授］・益富寿之助［京都薬大講師］・木島正夫［京都薬大教授］・渡辺武［武田薬品研究所主任研究員］）からなる調査班を組織して調査に当たった。その成果は『正倉院薬物』と題する大部の書籍として世に出し、往時の薬物事情を伝える貴重な文献となった。

・心残りは「薬剤師会を手伝わず」

　最晩年の80歳代を迎えても朝比奈の気概は衰えず地衣研究を続けていたが、老衰により昭和50年（1975）6月30日、94歳の長寿を全うし、光栄に満ちた人生を閉じた。生前の偉功に対し勲一等瑞宝章が贈られた。

　朝比奈は、わが国薬学を「世界水準の薬学」に引き上げることを理想に掲げ、心血を注いで植物成分を中心とする天然物有機化学に取り組み、生薬学・植物化学で幾多の世界的業績を残した。加えて製薬工業の創生期から武田薬品の技術顧問を努め、その発展に貢献したほか、「薬学薬業界にはその発展途上に多くの矛盾を含んでいる。それらの問題を解決するには薬学薬業の歴史を探り、批判整理しなければならない」の信念から日本薬史学会を薬学の一分野に根付かせるなど、幅広い視野を持つ大正から昭和初期の類稀な指導者であった。

　数々の業績を持つ朝比奈が「心残りなのは薬剤師会のために手伝いをしなかったことだ」と愛弟子石館が日本薬剤師会会長になる時に語ったというエピソードが残されている。

2. 浅野三千三——薬学の歴史を変える指導者[33,34]

　昭和16年（1941）に朝比奈の後任教授となった藤田直市は、戦時中の悪条件が重なり、敗戦が濃厚になった昭和19年（1944）12月27日、死去する不幸に見舞われた。教授在任期間は僅か3年という短さであったことは既に述べた。それだけに朝比奈は勿論、薬学科内の動揺と落胆は計り知れないものがあったが、後任の生薬学講座担当教授には浅野三千三（**写真42**）が就任した。

・金沢薬学専門部の評価高める

　浅野は明治27年（1894）9月18日千葉に生
まれた。旧制第一高等学校を経て大正8年(1919)
東京帝国大学薬学科を卒業し、朝比奈に師事して
研究者となった。大正14年（1925）金沢医科大
学付属薬学専門部教授となり、翌15年(1926)「ア
イスランド苔の成分プロトリヘステリン酸及びそ
の誘導体の構造」の研究で薬学博士を取得した。
　昭和2年（1927）から3年間、ドイツのフラ
イブルク大学ウィーランド教授の下に留学し、化
学と生化学の結合に関する新分野の研究を修学し

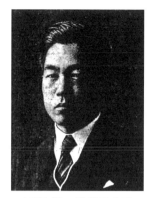

写真42　浅野三千三

た。当時、専門学校教授の外国留学は極めて珍しかったが、文部省在外研究員
を命じられ、欧州各国と米国においても見聞を広めて帰国した。帰国後は昭和
6年（1931）に金沢薬学専門部を統括する主事となった。主事時代は専門部
の教授および教科内容の充実を図り、8教授10教科制を実現し、その充実振
りは当時の薬学専門学校のうち随一との評価を受けた。

・医科大学長の信頼を得る

　その一方、浅野自身は朝比奈以来の伝統である地衣成分に関する研究を進め
た。そこには薬学に深い理解のあった金沢医科大学須藤憲三学長が薬学専門部
に研究を奨励する背景があった。「専門部といっても研究を忘れてはだめだ。
研究をしなければよい教育もできない」というのが須藤の口癖であった。
　こうした学内の環境のなかで進められた浅野の研究は、昭和11年（1936）
3月に「地衣脂肪酸並びにプレヴィン酸色素に関する研究」で帝国学士院賞を
受賞する栄誉に結びついた。この受賞で同専門部は研究のできる薬学専門学校
と評価され、さらに多くの人材が集まったという。薬学専門学校ばかりでなく、
専門学校は一般的に文部省の方針で研究するところでなく、飽くまで教育を主
体としていたからである。この学士院賞受賞の賞金一千円は学校に寄付し、そ
の後、卒業生の学業成績優秀者へ「浅野奨学賞」として授与されるなど、須藤
学長の評価が高い浅野の在任中は同薬学専門部の評価を大いに高めた。
　浅野が昭和13年（1938）4月、東京帝国大学伝染病研究所教授（化学部長）
に就任したため、翌14年（1939）に後任の教授・薬学専門部主事として「宗

家」出身の熊本薬学専門学校教授鵜飼貞二（**写真43**）が着任した。鵜飼は、大正10年（1921）に東京帝国大学薬学科を卒業し、熊本薬専教授時代の昭和6年（1931）に薬化学およびその教授法の研究のため、ドイツ留学の経験を持っていた。こうした研究肌の鵜飼に対する須藤学長の信頼は厚く、薬学教育のなかに医学関連の解剖・細菌・薬理・医化学の授業を加え、さらに薬理学実習、商品経営学などを取り入れるなど進取の授業を展開した。

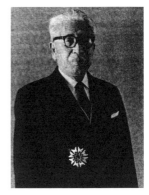

写真43　鵜飼貞二

　戦後は初代金沢大学薬学部長を経て、昭和29年（1954）当時は無名に近かった県立静岡薬科大学長として在職した15年間で有名校に発展させた。その間の昭和33年（1958）には「川骨成分の研究」で金沢大学薬学部教授荒田義雄と共に日本薬学会学術賞を受賞した。その後、北陸大学薬学部創立に参画、名誉学長にも就任したが、昭和55年（1980）84歳で死去。『薬学概論』の著者としても名高い。昭和41年（1966）には生前の勲功が評価され、勲二等瑞宝章を受章した。

・生物化学系の開発に貢献

　金沢で活躍中の浅野三千三が東大伝染病研究所に勤務するようになった切っ掛けは、朝比奈教授からの指示であった。当時、同研究所の長谷川秀治教授は抗結核薬としてセファランチン（大正15年（1926）に近藤・落合が台湾のタマサキツヅラフジの塊根から発見したアルカロイド）の研究を進めていたが、昭和13年（1938）初春と思われる頃、長谷川は「有機化学の面で適任者が伝研で研究室を持って協力して欲しい」と朝比奈に相談した。朝比奈は浅野が適任と考えて、金沢から呼び戻したのである。

　こうして浅野は、教授として伝研第6研究部（化学研究部）を主宰することになった。この時のスタッフは、浅野の金沢時代の教え子だった亀田幸雄（後に金沢大学薬学部教授）、長谷純一（後に富山大学薬学部教授）、為政修らが参加して研究を開始した。

　戦後のわが国薬学の生物化学の研究者の多くが、この伝染病研究所、さらにそれを受け継いだ国立予防衛生研究所の化学部から輩出されたのは注目されて

よい。わが国薬学の生物化学の発祥が浅野の主宰した伝研の化学研究部にあったと言える[35]。

　この動きは、有機化学中心路線を変更させた臓器薬品化学の緒方章と共に、わが国薬学に主として微生物の分野から生物化学を導入・発展させることで、その歴史を変えさせる原動力の礎となった点はいくら評価しても評価し過ぎることはないだろう。

・広範な新規分野の開発研究に当たる

　朝比奈が昭和16年（1941）に退官後、浅野は東京帝国大学薬学科教授を兼担し、植物化学の講義と実習を担当していた。しかし、藤田直市教授の死去に伴い、敗戦の色濃い昭和19年（1944）に生薬学講座教授に昇任した。東大伝染病研究所教授（化学部長）は兼担となったが、伝研時代の主要研究テーマは抗マラリア剤の開発に始まった。その後、次々に結核に対する化学療法剤の研究、結核菌脂肪酸とキノニール脂肪酸の合成研究、薬物代謝による脳内アミノ酸の変化、緑膿菌代謝産物の研究、ベンゾキノリン系植物色素の研究へと広がった。これらは太平洋戦争下に行われたが、医学・薬学領域にわたる広範囲な新規分野の開発に当たる新しい薬学を拓く先駆的研究となった。

　朝比奈一門における浅野は、地衣成分研究の最有力メンバーであった。その分野では脂肪族地衣酸を5型に分類し、その体系化を図ったほか、上記のように微生物領域の脂肪酸へ研究を進めるなど天然物有機化学や生物化学の分野で数々の業績を残した。

・戦争末期ペニシリン研究にも参画

　こうした研究実績を持つ浅野は敗戦間近い昭和19年（1944）、陸軍軍医学校の稲垣克彦少佐と伝染病研究所の梅澤浜夫助教授の主導で始まったわが国独自のペニシリン生産研究を目指す「碧素委員会」にも参画した。

　委員会には東京在住の医薬理農の著名な学者20名以上が集まった。薬学からは薬学科の浅野のほか、石館守三、落合英二、秋谷七郎ら三代目教授が参加した。しかし、委員会の研究方針がペニシリン産生株の発見、培養、抗菌力、効果確認という方針に決まり、薬学の得意な合成が除かれたため、浅野、石館を残して徐々に足が遠のく結果となった。この遠因には薬学科の先輩に当たる軍医学校の薬剤少将石福寛治（大正5年卒業）から「ペニシリン研究は将

来、資材の面から行き詰まるから中止した方がよい」（陸軍軍医学校研究年鑑1944年9月25日記事）という勧告が、何らかの影響を与えたと考えられる。石福は退役後、日本薬剤師会の専務理事を務めた。委員会に最後まで留まったのは浅野と石館の2人だった。

　浅野は伝研時代から梅澤とは昵懇の間柄であったが、長年、細菌やカビ、地衣成分の代謝産物を研究していたので、薬系委員でただ一人、天然物有機化学と生物化学分野に造詣が深かった。浅野は地衣成分から抽出した37種に及ぶ構造既知物質をはじめ、下等植物や微生物からの生産物、さらにそれらの関連物質を数多く合成し、積極的にその抗菌作用研究に取り組んだ。だが、専門分野の細菌や地衣成分の代謝産物からは、ペニシリンその他抗菌物質の発見といった実績には結びつかなかった。とは言え、浅野と石館は碧素委員会を通じて薬学者には協同研究の必要性を改めて再確認したという。

・薬学の歴史を変えた？

　こうした様々な研究に取り組むなかで、蓄積された戦中から戦後にかけての過労がもとで、戦後の混乱が続く昭和23年（1948）4月17日薬学科教授在職中に急逝、54歳の若さであった。浅野をよく知る後輩の薬学科教授菅澤重彦（薬品製造学講座）は「秀才の誉れ高く、その上勉強家で人格円満の温厚な紳士でした。もう少し長命であったら日本の薬学の歴史は変わっていたかも知れない」と述べている。浅野が緒方章と共に薬学科のなかで早くから生物化学系へ目を向けていた視野の広い偉材であっただけに、その早い死を惜しんでいる[37]。

　菅澤は、後述のように昭和27年（1952）米国で発見され、「結核ではもう死なない」とセンセーショナルに登場した結核新薬イソニコチン酸ヒドラジド(INH)の合成に早い時期に成功していながらも、この化合物の薬効面への興味を示さなかった薬学者として、薬学研究の在り方についての反省もあり、それだけに浅野に対するその言葉の意味は重い。没後の昭和24年（1949）、浅野の「ジフテリア菌脂肪酸の研究」に対し、日本薬学会学術賞が贈られた。

◇水野傳一の足跡：浅野の微生物・生化学分野の後継者[38]（写真44）

　ここで浅野の門下生であり、後年の昭和36年（1961）に至って宗家で最初に設置された微生物薬品化学講座の初代教授となった水野傳一の足跡から、浅

野の遺志でもある薬学における微生物・生化学分
野の展開・確立に努めた軌跡を探った。

　大正8年（1919）東京銀座に生まれた水野は、
旧制浦和高等学校を経て昭和17年（1942）の
戦時下に東京帝国大学薬学科を卒業した。直ちに
自身が望んだ伝染病研究所の第6化学部（浅野
三千三教授が主宰）に入り、研究の第一歩を踏み
出した。

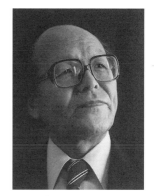

・伝研、予研時代の研究

写真44　水野傳一

　当時、浅野研究部の主要テーマは抗マラリア剤
であったので、合成にも関わったが、水野が所属する6研にはジフテリア予
防注射の製造が義務付けられていた。ジフテリア菌の培養、工場的生産、殺菌、
ろ過、ホルマリンによる不活化、タイトレーションなどを研究員たちが交替で
行っていたが、教授から水野に指示されたのは、ジフテリア菌の生産する毒素
を不活化し、トキソイドの純化研究を行うことであった。水野は、この研究を
通して細菌を取り扱う技術を習得し、微生物に対する親近感や親和感を持つこ
とができ、これが研究を続けて行く自信になったという。同時に蛋白化学を自
習できたと述べている[39]。

　戦後は昭和22年（1947）に創立された国立予防衛生研究所に移り、戦後の
混乱がようやく収まりつつあった同28年（1953）英国のマンチェスター大学
細菌学教室に留学した。帰国後、伝統的に有機化学主導のわが国薬学にあって、
生物化学という新しい分野の確立を目指し、独自の領域を開発した「細菌の窒
素要求」の研究で薬学博士を取得した。翌29年（1954）に国立予防衛生研究
所の初代化学部長に就き、細菌の合成培地素材、薬剤耐性菌、核酸などの研究
を始めた。

・新設の微生物薬品化学講座を主宰

　予研部長として成果を挙げつつあった水野は昭和36年（1961）4月、東京
大学薬学部にようやく新設された「微生物薬品化学講座」の教授に迎えられた。
水野は就任に当たり、1）薬学領域で生物化学を正しく理解する次代の研究者
を育てること、2）薬学領域は技術領域であることを理解させ、そのなかの基

礎領域としての生物化学を修めること——の2点を念頭に置いた。

　そこで、教室創設時から細胞内のRNAの代謝回転を主要な研究テーマに取り上げ、微生物のRNA分解経路の酵素学的研究を展開した。その結果、新しい大腸菌のRNA分解酵素の発見、精製を中心に2つの独立したRNA分解経路の全貌を明らかにするという大きな成果を挙げた。その後はRNA合成の制御研究に重点を移し、真核細胞の転写促進蛋白の精製、機能の解明に取り組んだ。このほか癌の化学療法、腫瘍免疫、細胞の貪食機構の解析を新たなテーマとして取り上げ、研究を広範囲に展開した[40]。

　これらの研究を中心に昭和43年（1968）に「大腸菌RNAの代謝調節」に対して日本薬学会学術賞が、昭和53年（1978）には「RNAの代謝回転と分子集合による制御に関する研究」に対して日本学士院賞が贈られた。このように教授時代の水野は、浅野の遺志を継ぎ薬学領域における生物化学系講座の充実・発展に心血を注ぎ、数々の世界的成果を挙げる著名な分子生物学者となった。昭和48年（1973）に日本生化学会会長、同52年（1977）には同会頭を務め、1960〜1970年代の分子生物学会では「東の横綱」と呼ばれ、「西の横綱」早石修教授（京都大学医学部）と学会を二分していたと言われている。

　また、水野は生化学の知識を活用して創薬に執念を燃やした薬学者の1人であった。昭和39年（1964）に日本薬学会が発表した「薬学研究白書」で主導をつとめた宮木高明の片腕となって、「薬学の原点としての長井長義・柴田承桂のテーゼを日本の薬学は忘れている。原点として長井・柴田に帰るべし」の思いを胸に記述したのが水野であったと言われている。昭和47年（1972）には東京大学薬学部長に就任、その後も水野は宮木と共に「生物化学系」の充実を目指して、薬学教育の改革追及に情熱を持ち続けた。水野は薬学への愛着が強く「薬学への帰巣本能」があると言われた指導者であった。

・実践科学の本質を説く

　一方、水野は弟子たちに「どんな小さな発見でも科学史の中の一つの礎石として後世に残すべく性格を持つ」と語り、教育の一貫として『我が教室員に与える』と『独創性について』という小冊子を残している。そのなかで研究にあっては新しさを求めること、再現性が必要であること、原点に立って考えることを自然科学的方法論から実験記録のつけ方に至るまで実践科学の本質を記し教えた。

　薬学部長を退いた後、昭和54年（1979）には東京大学総長特別補佐、日本薬学会会頭を務め、翌55年（1980）に定年退職した。退職後は帝京大学教授に就任、「薬学研究白書」に掲げた「長井・柴田に帰れ」の薬づくりの精神を忘れず、バイオホロニックスプロジェクトを主宰、生体の秩序運動、機能制御、情報処理などをテーマに研究を続けた。辞職後は微生物化学研究センター副所長として80歳まで仕事を続けた。

　水野の人生は、あたかも急逝した恩師浅野三千三の無念さを取り返すように晩年まで研究生活を続け、薬学における生化学・微生物の研究と教育に捧げた一生であったと言える。数々の勲功が認められ、平成2年（1990）には勲二等瑞宝章が授与された。晩年は健康に過ごすことが多かったが、平成29年（2017）10月1日、97歳で人生を閉じた。

　ここで、再び朝比奈泰彦の直弟子たちに話をもどす。

3. 野上寿——わが国薬剤学の創始者 [41-43]

　朝比奈の後任となった藤田直市、浅野三千三両教授時代に助手を務めた野上寿（**写真45**）は、戦後の混乱の続く昭和23年（1948）、大阪帝国大学病院薬局長から東京大学医学部助教授兼付属病院薬局長に就任した。前任の畑忠三（**写真46**）が定年となり、国立第一病院薬局長に就任したことに伴う人事であったが、畑は医学部教授に信頼の厚い名薬局長であった。ちなみに、畑は旧制第二高等学校を経て大正5年（1916）に東京帝国大学薬学科を卒業し、衛生裁判化学講座助教授であった昭和9年（1934）に医学部助教授兼付属病院薬局長に就任した。就任以来、戦中戦後の医薬品不足時代にも医薬品確保に万全を期すなどの功績で、定年退職に先立ち医学部教授会において満場一致で医学部教授に処遇された信頼の厚い名薬局長であったことで知られている[44]。

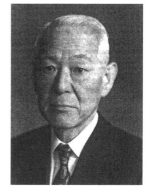

写真45　野上寿

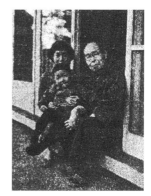

写真46　畑忠三（世田谷の自宅にて）

こうした評価を得ていた畑の後任となった野上は、明治43年（1910）に岡山県で生まれ、旧制福岡高等学校を経て昭和9年（1934）東京帝国大学薬学科を卒業、朝比奈の生薬学教室助手として学者のスタートを切った。昭和16年（1941）に「地衣成分フィゾット酸の構造研究」で薬学博士を取得し、翌17年（1942）に大阪帝国大学医学部付属病院薬局長に赴任した。

・初の製剤学講座教授に就任

　野上の学生時代は、緒方の主宰する臓器薬品化学講座が開設されたとは言え、まだ有機化学中心のわが国薬学教育において「調剤学」は戦前・戦中を通じて処方調剤を主眼にしていた。しかし、それも薬剤師の養成機関である薬学専門学校は別として帝国大学の薬学課程では軽視されていた。それが昭和24年（1949）夏に来日した米国薬剤師協会使節団の薬事、教育、製薬の広範な調査に基づく勧告により、有機化学中心の薬学に変革を提起した。調剤学分野では勧告のなかに「理論的、実際的薬学、とくに調剤投薬ならびに生物化学、薬局経営および薬業倫理を一層強化すること」という1項目があり、調剤学は治療上重要な位置を占めることが指摘された。

　これを受けて、わが国の調剤学は学問体系として見直す必要に迫られた。しかも、戦後は欧米から画期的な新薬が次々に紹介され、薬をつくる最終段階で生化学的知識と特殊な技術を必要とする製剤学的研究が急務となっていた。こうしたなか、昭和26年（1951）7月、東京・京都の両大学に調剤学という狭い範囲に止まらない、製剤学あるいは薬剤学という新しい薬学分野の講座が開設された。戦争を挟んで久しくなかった薬学における講座増設は、この時期の薬剤系が先鞭を切り、大阪・九州の各大学にも広がって行った。

　まさに薬剤学は「実際薬学」の技術として急速に発展して行ったが、開設当初は人的・施設面の苦労も多かった。東京大学の「製剤学講座」では、昭和26年（1951）7月、医学部助教授兼付属病院薬局長の野上が講座担当の初代教授に就任、付属病院薬局長を併任した。しかし、初年度は教授一人で、3名の研究生が配属されたのみで、専用の教室もない状態のなかで製剤学と調剤学の講義と実習を始めなければならなかった。翌27年（1952）11月に病院薬局助手の長谷川淳（後に米国アイアストラボラトリーに移る）が助教授に任命されたが助手ポストはなく、病院薬局助手が講座助手を代行する不完全な講座であった。

・世界の指導的立場に至る

　それでも製剤学講座の研究課題は、野上の大阪帝国大学病院時代の薬局業務の経験を生かし、東京大学ではより効果的な製剤の利用から薬物吸収研究を進めた。これが今日の生物学的製剤学の教育体系の礎となった。研究に協力した病院薬局助手たちも薬剤学の新分野の研究開発に意欲を燃やした。その後、講座スタッフが徐々に配属されると、野上の研究方向もより薬効と安全性を念頭に置いた製剤法の研究へと向かった。

　この間、昭和37年（1962）文部省の国立学校設置法により病院薬局は「薬剤部」の名称となった。その後、野上は昭和39年（1964）に「薬剤学懇談会討論会」の第1回委員長となり、国民皆保険制度により急成長し、質的にも充実した製薬会社の最新設備を持つ製剤部門と協力して、薬剤の安定性と安定化を主題に開催するなど、新しい薬学分野の発展に「宗家」として牽引した。

　野上の研究分野は錠剤、粉末剤の特性および薬物の物理化学的性質と薬理効果の研究、薬剤の皮膚、粘膜、消化管よりの吸収機構の研究、薬剤の分解とその安定化の化学反応速度論的研究など広範囲に及び、わが国製剤学、薬剤学を発芽、発展させた。その研究報文数は100余編に達している。これらの研究は米国と共に世界の指導的立場にのぼらせる要因となる業績であった。

　わが国薬剤学の創始者は、野上と掛見喜一郎（京都大学）、青木大（大阪大学）の3教授とされているが、野上時代に種子が撒かれた薬剤学の体系化は進み、これらの薬剤学研究から新治療法の開発も実用化されて行った。

・院外処方箋発行に踏み切る

　こうした学術面への貢献とは別に、野上の名が一気に広まったのは昭和31年（1956）9月、野上の英断により、わが国で最初に東京大学病院が外来患者の院外処方箋の発行（**写真47**）に踏み切ったからである。その年の4月1日から医薬分業は実施されたものの、全く低調であっただけに、野上の英断は処方箋を待ち望む開局薬剤師たちの希望をつないだ。新聞もそのニュースを大きく報道した。

　院外処方箋は院内の申し合わせ事項として1回7日分以上の調剤を行う場合に限り、希望者に院外処方箋を交付した。当初は1日50枚ほどであったが、年を追って増加した。患者は院外処方箋を持って街の薬局へ行き、そこで薬剤師に調剤投薬を受けるという習慣を通して、医薬分業を理解してもらうのに役

立ったという。院外処方箋発行には薬剤部の医薬品購入予算の不足という背景はあったものの、後年、京都大学病院、大阪大学病院なども院外処方箋を発行し、東京大学病院に続いた[45]。

tical News)　昭和31年9月6日　木

東京大学医学部付屬病院ではこの程院内の申合せ事項として同病院薬局では一回に七日分（頓服では七回分）以上の調剤を扱わないことを決めたので、七日分を超えて調剤を希望する場合は全部院外処方箋として発行することになった

東大付屬病院　院外処方箋発行

これは最近同病院における患者数が増加して調剤数が増した上、処方箋一枚当りの平均投薬日数も多くなり、高価新薬の健保採用等もあって薬局の現行予算では赤字を出す場合も予想されるため、薬局と医局との間で対策が練られた結果、投薬日数の圧縮と院外処方箋の発行に打開策を求めることとしたもので、九月十日から実施に移される、なお土曜日は半日開院の建前なので午後二時以後は一回三日分（頓服は三回分）までに院内薬局での調剤を制限することになっている

現在東大病院は一日平均七〇〇〜八〇〇枚の外来患者用院内処方と三〇〜四〇枚の院外処方を発行しているが院内処方の平均投薬日数は二・五日で遠方からの患者では二週間程度の調剤は寧ろ普通になっており今後は投薬日数を短縮して院内で調剤する場合もあるが、かなり多数の院外処方箋が一般薬局に流れるものと見られる

写真47　院外処方箋発行
（「薬事日報」昭和31年9月6日号）

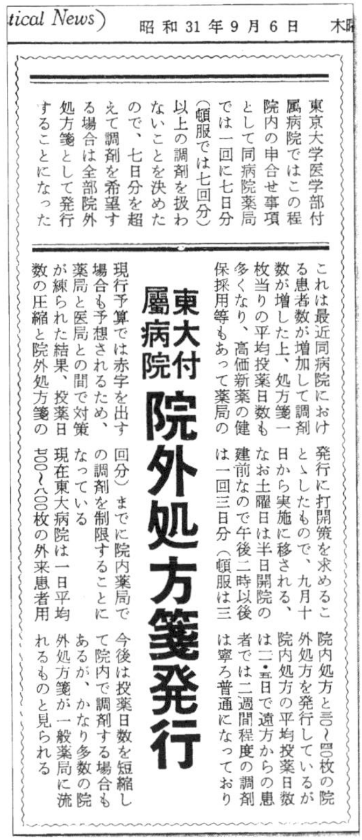

・薬害研究部門の新設

その後、薬学科は独立して昭和33年（1958）に薬学部となり、野上は石館守三、伊藤四十二に続き、昭和39年（1964）に第3代薬学部長に就いた。その年、薬学部は一応の目標であった12講座が整った。そこで野上は翌40年（1965）に大学院に関する政令が改正されたのを機に、東京大学大学院化学系研究科の薬学専門課程と製薬化学専門課程を大学院薬学系研究科の薬学専門課程と製薬化学専門課程に改め、大学院薬学系研究科として独立・新設させた。そして、それぞれの専門課程の構成講座は薬学専門課程は従来通りであったが、製薬化学課程では新たにこの年から「薬品合成化学講座」が加わった。

その一方で、昭和36年（1961）のサリドマイド事件を契機に医薬品の安全性確保が強く求められるようになっていたので、昭和41年（1966）に薬学部付属施設として「薬害研究施設」を新設し衆目を集めた。これもニュースとして大きく報道された。野上が同施設長に併任され、同施設薬害作用部門担当として粕谷豊助教授が教授に昇格した。粕谷は薬害作用部門を薬害作用研究室と生体異物研究室に分け、それぞれ生理・薬理学および生化学・裁判化学的立場から薬害問題の基礎および応用研究を始め、薬学の研究分野を広めた。次いで昭和46年（1971）には薬害研究施設に新たに生体異物研究部門が増設され、助教授の大澤利昭が教授に昇任して同部門担当となり、薬害研究施設はさらに充実へと向かった[46]。

　昭和 46 年（1971）に定年退職した野上の後任には助教授の花野学が昇格し
て製剤学講座担当教授に就任した。花野は薬物の有効性・安全性を支配する要
因の解析を主テーマに、*in vivo*、*in vitro* での薬物体内動態の解析を中心に研究
を展開した。他方、物理化学的研究では固形製剤の気相中での分解反応機構の
解明を行い、わが国製剤学をさらに進展させた[47]。

　東京大学を定年退官後の野上は、日本薬剤師会副会長に就任後、日本薬史学
会会長も務めるなど事業に関する新企画やアイディアに富む指導者であった
が、在任中の平成 2 年（1990）10 月急逝、享年 80 歳であった。

　以上のように、野上は「無」の状態からわが国の薬剤学を創始した指導者で
あった。薬剤学の体系化を構築し、薬剤学研究から新治療法の開発が実用化さ
れるに至ったのは野上の功績である。同時に野上の教授時代は、高度経済成長
下に発生した薬害問題に対し、薬学部付属の施設として薬害研究施設を新設し
たことも時代の要求に応えた慧眼であった。

4. 柴田承二——菌類から生薬学・天然物研究を展開 [48,49]

　朝比奈泰彦教授退官後の生薬学教室は、前述
のように終戦前後の苦難な状況下の 3 年余の
間に後任の藤田直市教授に次いで、昭和 23 年
（1948）4 月には浅野三千三教授が病没すると
いう不運に遭遇した。そのため、同 24 年（1949）
2 月東京大学南方自然科学研究所から配置換え
になった助教授の柴田承二（**写真 48**）が翌昭和
25 年（1950）2 月生薬学講座の担当教授に就任、
35 歳の若さであった。藤田路一助教授が生薬学、
薬用植物学を分担した。

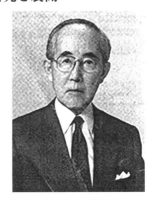

写真 48　柴田承二

　柴田は、菌類代謝産物や漢薬成分と薬理活性
の研究などで数々の成果を挙げ、朝比奈・藤田・浅野の伝統を引き継ぎ発展さ
せた。

・地衣成分の構造式を正す

　大正 4 年（1915）東京に生まれた柴田の生家は、祖父が薬学創始者で薬学
博士の柴田承桂、父は植物生理学者の柴田桂太という学者一家である。桂太の

次男として生まれた柴田は、旧制成蹊高等学校を経て昭和13年（1938）東京帝国大学薬学科を卒業したが、柴田の研究人生は、卒業実習のため朝比奈の生薬学教室に入った時に始まる。与えられたテーマは地衣バンダイキノリの成分プソロム酸の構造確認であった。研究を進めるうちに先人たちの構造式に誤りのあることに気づき、原料抽出からやり直し、正しい構造式を朝比奈に報告した。その結果は朝比奈と連名で「ベリヒテ」で通じる最高学術雑誌のドイツ化学会誌に掲載された。

　卒業して昭和17年（1942）に生薬学教室の助手となり、同19年（1944）に「地衣成分ジジム酸に関する研究」で薬学博士を取得すると同時に、大学付属の南方自然科学研究所助教授を経て、同24年（1949）生薬学講座助教授となった。この時の講座教授の浅野三千三が戦中から戦後にかけての過労から、戦後の混乱が激しい昭和23年（1948）に急逝したため、その後任として柴田が同講座の担当教授となった。

・黄変米毒性本体の構造を解明 [50]

　柴田は教授となって間もない昭和28年（1953）から9ヵ月余りロンドン大学衛生熱帯医学研究所のレイストリック（H. Raistrick）教授のもとに留学した。同教授は、後に日本で黄変米問題が発生した時に「かび米」の原因として突き止められたペニシリウム・イスランジクム菌（*Penicillium islandicum*）を以前から研究していた。柴田が帰国した昭和29年（1954）当時、日本ではイスランジア黄変米事件が社会問題になっており、ペニシリウム・イスランジクム菌の代謝産物中の毒性本体を化学面からの追及が薬学畑から参加してい

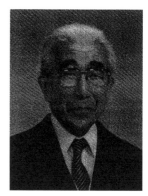

写真49　辰野高司

た東京大学医学部薬理学教室の辰野高司（後に東京理科大学薬学部教授：**写真49**）に課せられていた。辰野らは毒性本体の1つがピグメントXと仮称した黄色の未知色素であるらしいことを突き止めた。

　その頃、帰国後の柴田が始めた同菌種代謝産物の研究から新しいピグメントaと仮称した色素をとらえていたので、辰野は柴田を訪ね、ピグメントXとピグメントaが同一物質であることを突き止めた。これが決め手となって黄変米

事件は解決に向かった。

　この時、ピグメントXの結晶を見た朝比奈により、この毒性化合物はルテオスカイリンと命名された。その後、ルテオスカイリンの化学構造は柴田グループが中心になって行われ、15年の歳月を費やして昭和43年（1968）に完全に解明された。その解明に役立ったのは有機化学の伝統に加え、薬学分野に導入、開花していた生化学の力が寄与した。

・地衣成分研究で学士院賞

　また、柴田は恩師朝比奈泰彦の研究対象である地衣成分の研究を継続した。地衣は藻類と菌類の共生植物で、19世記末頃からドイツの研究者らにより色々な化合物が分離されていたが、その化学構造は殆ど解明されておらず未開の分野であった。朝比奈は大正末期頃からこの分野の研究を始め、地衣成分を純粋な結晶として取り出すために従来の地衣の呈色試験に改良を加え、顕微化学的検出法を開発した。それを用いて次々に地衣成分の系統的研究を行い、数々の成果を得ていた。

　柴田も地衣成分のテレフォール酸やジジム酸の構造を明らかにしたほか、ウスニン酸の転移反応のメカニズムの解明と新規異性体の発見など多くの新知見を得た。藻と菌共生の地衣のなかで二次代謝産物をつくっているのが菌であることを明らかにすると共に、世界で初めて地衣の菌藻分離と個別培養に成功した。このような植物二次代謝産物の生合成研究は、柴田の研究業績のなかでも特記すべきものの1つである。放射性同位元素で標識した前駆体を投与して生成ルートを明らかにする研究は、主として一次代謝産物を対象に行われていたが、柴田は高等植物を用いて二次代謝産物を対象に行い、エフェドリン、マトリンなどアルカロイド類、菌類代謝産物などについて数々の発見をした。これらの新知見を基に記した『植物成分の生合成』（柴田承二・山崎幹夫共著）は初心者向け入門書の形をとっているが、画期的な一書となっている。

　こうした数々の成果に対し、昭和48年（1973）5月「菌類および地衣類代謝産物の研究」で日本学士院賞が授与された。

・正倉院薬物の学術調査 [51,52]

　このほかに忘れられない業績に、正倉院薬物の学術調査がある。奈良の正倉院には天平勝宝8年（756）の聖武天皇の四十九日に天皇の遺愛品と共に献納

された薬物が保存されており、その品目と量は献納目録である『種々薬帳』(写真50)に記載されている。これら薬物の学術調査を宮内省から委嘱されたのが、朝比奈泰彦らの第一次調査(昭和23〜24年)と柴田承二らによる第二次調査(平成6〜7年)の2回の調査である。第一次調査では柴田は班員の1人として参加、調査結果は朝比奈泰彦編集『正倉院薬物』(植物文献刊行会、1995)と題するA4判520ページの書籍として発表された。柴田を首班とする第二次調査結果は、柴田承二監修、宮内庁正倉院事務局編『図説正倉院薬物』(中央公論社、2000)と題し、A4判240ページの書籍として発刊された。

この2回の調査で『種々薬帳』に記載されている60種の薬物のうち、麝香<ruby>麝香<rt>じゃこう</rt></ruby>(ジャコウジカの分泌嚢)、厚朴<ruby>厚朴<rt>こうぼく</rt></ruby>(フジバシデの樹皮)、遠志(イトヒメハギの根)、人参(オタネニンジンの根と根茎)、甘草(カンゾウ類の根茎)など38種が実存し、そのうち37種の基原が明らかにされた。柴田の第二次調査では、人参や甘草のサポニンは1300年経っても分解されずに残っていて、現在でも使用に耐える含量であったこと、繁用薬物である胡椒(コショウの果実)、桂心(シナモン類の樹皮)、甘草、大黄(ダイオウの根茎)などは殆ど残っていないこと、猛毒で知られる冶葛<ruby>冶葛<rt>やかつ</rt></ruby>(コウフンの根)や解毒作用のある犀角や紫雪は残っていないこと——など、ほゞ完全な状態で室内に保存されていた漢薬の標本から多くのものを突き止めた。

柴田自身も第一次調査が切っ掛けとなって、「和漢薬成分と薬理活性の相関

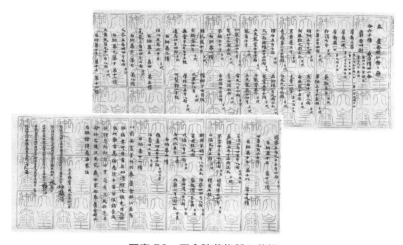

写真50　正倉院薬物種々薬帳

性に関心を示すようになった」と語っている通り、薬品作用学の高木敬次郎教授らの協力を得て葛根、人参、芍薬、柴胡、桔梗など繁用生薬の化学成分と薬理活性の相関性について研究を進め、多くの新知見を得た。薬学における、こうした研究体制が先人の柴田承桂や緒方章、浅野三千三の求めた薬学の 1 つの在り方であったろう[53]。

　以上のように柴田は、昭和 24 年（1949）から同 51 年（1976）までは東京大学薬学部で、その後 10 年間は明治薬科大学で教育研究に当たり、広い視野に立った見識と先見性に溢れたアイディアで生薬・植物化学・天然物化学の分野で優れた研究業績を挙げた。同時に多くの優れた研究後進者を育てた。

　こうした功績に対し、昭和 34 年（1959）に日本薬学会学術賞「ビスアントラヒノン系色素の構造研究」、同 48 年（1973）に日本学士院賞を受賞し、同 62 年（1987）に勲二等旭日重光章、さらに平成 9 年（1997）に文化功労者に顕彰された。そのほか、昭和 48 年（1973）に日本薬学会会頭に選ばれ、平成 9 年（1997）からは日本薬史学会会長を最晩年まで努めたが、平成 28 年（2016）7 月 12 日 101 歳で人生の幕を閉じた[54]。なお、柴田の東京大学薬学部生薬学・植物化学講座の後任教授には昭和 51 年（1976）4 月、助教授の三川潮が就任した。

③ 慶松勝左衛門と薬品製造学講座を支えた人々

　ここでは薬品製造学講座の 2 代目教授慶松勝左衛門と後継者の菅澤重彦、山田俊一の足跡を中心に、明治 40 年（1907）4 番目に創設された同講座の責任と挑戦を考察した。慶松は「アカデミズム」に終始することなく、薬学の隆盛を図った政治性を有する先駆者であった。菅澤は医薬品の製造法研究で多くの業績を挙げた一方、結核新薬（INH）の発見という大魚を逃した経験を通して、薬学の研究体制の欠陥是正に声を上げた。山田はアミノ酸など生物活性を有する化合物の光学活性体の実用化を推進し、新分野を拓いた。また、慶松が託した宮道悦男の薬学専門学校・薬科大学運営の足跡にも触れた。

1. 慶松勝左衛門教授——薬学・薬業の「中興の祖」[55,57]

　丹羽藤吉郎教授の後任として、大正 11 年（1922）薬品製造学講座の担当教授に就任したのが慶松勝左衛門（**写真 51**）である。薬学・薬業の「中興の

祖」と評されている慶松は、明治9年（1876）
に京都二条烏丸にある200余年続く家伝薬の
奇応丸本舗の長男に生まれた。父の薦めで金
沢にある旧制第四高等学校に進み、明治34年
（1901）東京帝国大学医学部薬学科を卒業した。

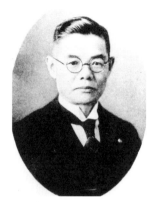

写真51　慶松勝左衛門

・満鉄中央試験所長に就任

　卒業後は生薬学教授下山順一郎の助手になっ
たが、明治37年（1904）、東京衛生試験所長
田原良純の「留学させる」という条件に誘われ
て入所、調査部長を務めた。その頃、政府は日
露講和条約の締結により、旅順に関東都監府を設け関東州を統治する一方、国
策会社の南満州鉄道株式会社（満鉄）を設立して、植民地満州の資源開発に乗
り出すことになった。都監府長官の後藤新平は中央試験所の設立を計画、その
所長の人選を北里柴三郎に依頼した。推薦された慶松は明治41年（1908）満
鉄中央試験所長として満州に渡った「宗家」の最初の出身者である。

　満鉄では医薬品の化学工業的生産や資源の開発に当たり、薬学者として試験
管レベルから工業的規模の生産を目指した先駆者であった。明治43年（1910）
には助手時代から「薬学雑誌」に投稿していた一連の植物油成分研究で薬学博
士を取得し、その年、欧州の化学工業を視察するため渡欧、ベルリンの工科大
学ホルデ教授に師事した。ベルリンでは大豆油の成分研究とドイツ式ベンジン
の抽出製油法を習得して翌44年12月帰任した。

　満鉄中央試験所ではドイツ仕込みの大豆油の研究のほか、満州各地に存在す
る油母頁岩（オイルシェール）から燃料資源を採取し、工業プラントで生産し
て海軍船舶の燃料として使用したが、不適とされた苦い結果も経験した。ただ、
慶松が満鉄中央試験所所長に就いたので、多数の薬学出身者が研究員として渡
満し活躍した。また、上海自然科学研究所も建設され、この研究所でも生薬研
究者が中国の生薬、植物資源の研究で成果を挙げた。

・サルバルサンの合成と市販化

　一方、その頃、内地では第一次世界大戦の影響でドイツからの輸入医薬品が
途絶、その中にサルバルサンがあり、梅毒医療は危機に陥っていた。この時期、

遊郭を主感染場所とする梅毒が蔓延しており、患者は数百万人にも達し、対外的にも外交的にも梅毒患者の蔓延は一流国とは認められない状況にあり、駆梅対策に政府も苦慮していた。

　こうした内地からのサルバルサン途絶情報を得ていた慶松は、サルバルサンの国産化研究を研究所員と共に開始した。慶松の陣頭指揮は連日連夜に及んだが、大正4年（1915）春に試製に成功、砒素＝アルゼンに因んで「アーセミン」と命名した。企業化は満鉄総裁の許可を得て日本内地で企業化するため、アーセミン商会（第一製薬の前身、現在の第一三共）を設立、その年の暮れに製品が完成し発売した。

　この時期には慶松のサルバルサンだけでなく、万有製薬、三共、国産製薬所（武田・塩野義・田辺各社の合資会社）、日本新薬からも、それぞれが合成あるいは販売を委託された製品が市場に登場した。ただ、病院・医院での薬代はどの製品も極めて高価であったので、主に一部の金持ち階級で使用されたと言われた。とは言え、国産サルバルサンが梅毒治療に貢献し、それと共にわが国有機合成化学は大きく進歩したことは既に述べた。

・薬品製造学講座を担当

　その後、慶松は大正11年（1922）8月、2代目の東京帝国大学薬学科教授となり、丹羽藤吉郎の第4講座（薬品製造学）を担当した。就任早々、慶松は総長の古在由直を訪問、次のように薬学科の現状を直訴し、予算の増額を実現したというエピソードが残っている。

　　外地から帰って痛感することは、日本薬学興隆の土台となる薬学科の不完全きわまる内容です。世界大戦の影響で製薬工業の発展が急がれている現在、指導的立場にある薬学科の現状では碌な研究もできません。この際、ぜひとも予算を増額して戴きたい――

　また、慶松は薬学科主任の近藤平三郎に対しても「自分は大陸で荒っぽい大仕事ばかりして来たので、実験室の微量分析などは向かない」と言って、主任教授の雑務の代行を引き受けたという[57]。

　とは言え、就任後の慶松は、薬品製造学の体系化を図り、無機・有機薬品製造学の講義と実習指導に力を入れた。実習指導は最新式の薬品製造の機械装置

を用いた製造技術の実習に重点を置き、柿沼三郎（後に大阪薬科大学長：**写真52**）、菅澤重彦（後に慶松の後任教授）の両助手が協力した。

　在任中の慶松の業績は多岐にわたるが、金属有機化合物の研究、特に有機ゼレン化合物の合成研究はかつて満鉄研究所で成功を収めた砒素化合物（サルバルサン）に匹敵する出色のものであった。助手の横田嘉右衛門（後に富山薬学専門学校長、富山大学薬学部長：**写真53**）らの協力で500種に及ぶ新しい金属有機化合物を紹介し、150種の新化合物の合成に成功したが、臨床応用に至ったものは殆どなかった。これと並行して進めたオキシアントラヒノン系化合物の合成研究（協力者・比良野矯助教授、後に初代岐阜薬学専門学校長：**写真54**）と檜樹脂結晶成分の構造研究（同・石黒武雄助手、後に京都帝国大学薬学科教授、第一製薬社長）はいずれも新展開し、協力者の薬学博士論文となった。

　このように慶松は講座教授として協力者と共に数々の業績を挙げたが、同じ2代目の近藤平三郎（薬化学）、朝比奈泰彦（生薬学）の両教授と違い、薬学を単なる「アカデミズム」に終始することなく、広く時代の要請を受け入れながら薬学の隆盛と薬学出身者の職種拡大を図ったことが特記される。薬学出身者として稀にみる政治性を有していた指導者であり、それが具現化されたものが3つある。

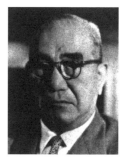

写真52　柿沼三郎

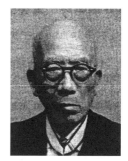

写真53　横田嘉右衛門

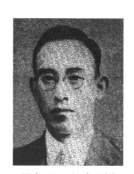

写真54　比良野矯

・薬学の隆盛との職域拡大を図る

　その1つは、時代の要請に応えるため、東京帝国大学薬学科に寄付講座として「臓器薬品化学」と「薬品分析化学」の両講座の設置に尽力したことである。2つは、京都帝国大学医学部の要請を受けて、同学部での薬学科創設の準備に従事し、関西圏の製薬産業の発展に人的・技術的に寄与したことである。この2つに関しては後述する（第6章　慶松勝左衛門の薬学振興策とその成果）。

　3つは、帝国大学薬学科に蓄積された有機合成化学技術を製薬企業と結び付けることで、製薬技術者の増員を目指して薬学専門学校（現在の薬科大学、薬学部）の質的拡充と増設に尽力したことである。殊に教授内容の拡充や新設された薬学専門学校からも製薬技術者、薬学研究者、薬局経営者、病院勤務薬剤師など多くの人材を世に送り出した。

　なかでも製薬企業では研究、開発、生産、管理、販売、宣伝など多くの分野に薬学専門学校出身者を進出させ、就職先として製薬企業が最有力となる原動力を築いた。また、昭和7年（1932）に公立薬学専門学校の先駆けとなった岐阜市立薬学専門学校（現在の岐阜薬科大学）の設立には、慶松の尽力が欠かせなかった。初代校長には自身の助教授である比良野矯をはじめ新進の研究者を教授に就任させるなど協力を惜しまなかった。だが、就任間もなく比良野は入学試験を巡る不祥事を起こし引責辞任した。

　危機意識を持った慶松は、後任校長に「宗家」出身で富山薬学専門学校教授の宮道悦男を起用し、事態の収拾を託した。その後、同校は数年を経ずに宮道ら関係者の努力で文武両道の人気薬専となった。

　以下で、宮道が心血を傾けた薬学専門学校・薬科大学の運営などを通じて足跡を追った。その足跡からは「宗家」の出身者の薬学・薬業にかける情熱と力量の数々が見て取れる。

◆宮道悦男：政治性を随所で発揮 [58,59]（写真55）

　宮道は、明治26年（1893）神戸で生まれた。京都にある旧制第三高等学校を経て大正7年（1918）東京帝国大学薬学科を卒業し、同10年（1921）富山薬学専門学校教授に就任した。大正12年（1923）当時、専門学校教授の留学はまだ数少なかったが、一般化学・合成化学・薬化学を研究するため、英国、ドイツ、スイスに留学した。帰国後は留学中から取り組んできたアミノ酸閉環体に関する研究で、昭和6年（1931）薬学博士を取得し、昭和10年（1935）

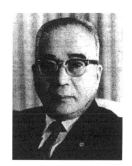

写真55　宮道悦男

には『植物成分研究法』（南山堂）を刊行した。富山薬学専門学校教頭として研究と共に学校運営に当たっていたが、岐阜薬学専門学校創設に尽した慶松の奔走を受け入れ、同年2代目校長の就任を受諾し、初代校長の不祥事に揺れ

る同校の再建に取り組んだ。

・不祥事に揺れる岐阜薬専を収拾

　岐阜に赴任した宮道が挨拶のため、最初に訪れた関係者のうち市会議員から
は学校に対する不平、小言など困難な注文が多く出され、前途多難を覚悟した
という。翌日、新校長として教職員、学生たちを前に新任挨拶を行ったが、第
一声で校風の刷新と人材養成に努力すると自身の覚悟を述べ、全校の協力を求
めた。この日から昭和28年（1953）までの17年間にわたり、同薬学専門学
校長および岐阜薬科大学長を務めた。

　この間、教授陣の強化や施設の拡充に取り組み、京都帝国大学や富山薬学
専門学校、市当局などの援助を受け問題を解決したほか、昭和20年（1945）
に全国の薬学専門学校に先駆けて厚生薬学科・製造薬学科の2科制を実現し、
昭和24年（1949）には新制大学にいち早く昇格させた。さらに昭和28年
（1953）には戦後混乱の続くなか大学院修士課程の認可を受け、それをもとに
同大は昭和30年（1955）に博士課程の付設も認可された。名実ともに大学院
大学という名誉を得た。

　宮道は、岐阜薬科大学が博士課程の認可を受ける前の昭和28年（1953）に
1年間の兼務を終え、静岡薬科大学長に転任後、後任学長の鵜飼貞二が着任す
るまでの基礎を築いた。岐阜薬科大学長を退職後は大阪薬科大学長や岐阜女子
大学長を歴任し、教育者の責務を全うした。

・医薬分業実施へ前進させる

　宮道の外部活動では大学基準等研究協議会委員、薬学視学委員、医薬関係審
議会委員、薬剤師国家試験委員など薬学の振興、政府の教育行政にも尽力した。

　薬剤師の悲願であった医薬分業問題に関しても、昭和40年（1965）に日本
薬剤師会の分業実施対策本部長に就任、今後の分業方針として「法律改正闘争
でなく、医師会と連携して分業達成の目標を3年として受け入れ体制を整備
する」との基本方針をまとめ、各地薬剤師会は受け入れ体制の整備に向かい分
業実施を前進させるなどの政治性を随所で発揮した。医薬分業史上、政治闘争
を展開してきた一世紀を超える歴史を転換し、医師会との協調路線を打ち出し
た功績は大きい[60]。

　こうした宮道の数々の功績を通じて見えることは、慶松と共通する「アカデ

ミア」に止まらず、薬学・薬業全般にわたる振興に尽力した視野の広い計画力と実行力に富む指導者であったことである。また、もし宮道が「宗家」の内部や中央の教育機関にいたら、薬社会の歴史は変わっていたかも知れないと思わせる指導者で、慶松と宮道は肝胆相照らす仲であったのであろう。

　ここで話を再び慶松勝左衛門にもどす。

・戦時下から終戦直後まで統制会社を運営 [61]
　慶松の前述した様々な功績が「薬学中興の祖」と評される所以だが、昭和12年（1937）に61歳で東京帝国大学教授を定年退職した。この時期は日中戦争から太平洋戦争に突入する直前であったが、太平洋戦争中は政府による戦時経済体制が強化され、昭和19年（1944）に日本医薬品統制会社の社長に就いた。この会社の目的は、売薬を除くすべての医薬品の生産・流通（配給）の統制を一元的に行う大事業を使命としていた。しかし、慶松の意向は時局に翻弄され、民需用を減らして軍需用医薬品の要望に応える結果を招いた。「国民の保健・医療を無視する軍部の横暴を憤慨して憚らなかった」が、何事も軍事最優先下にあって不本意のうちに終戦となった。

　終戦後も政府は医薬品を含め統制経済体制を継続したので、統制会社は1年ほど運営を続けた。その間、占領軍の連合国軍総司令部（GHQ）の命令で、旧日本軍が保有していた膨大な量の医薬品や衛生材料を耐乏生活に強いられている国民の保健用に放出することになり、慶松の統制会社がその配給事務を厚生省から委託されていた。

・旧日本軍保有の医薬品放出
　GHQの命令書には「旧日本軍が持っていた医薬品や衛生材料には国民が利用できるものが多い。今日の医薬品不足を緩和できるので放出・配給するが、必ず必要としている国民にわたるようにすること」とあった。同時に「国民の病気救済のため医薬品は医師、薬剤師に渡し、僅かの遅延も生じないこと」などの注意事項も指示されていた。放出医薬品は、慶松らの見積価格で1億円以上、約45万梱包という膨大な量に達していた大事業であった。

　配給は昭和21年（1946）1月頃から始まった。第一次配給は病院・診療所向けで東大病院や都立病院にアスピリン、グリセリンなど11品目が割り当て

られ、第二次配給は開業医に注射剤を主体にブドウ糖、カンフルなど10品目が配給された。第三次は開業薬局向けに配給予定であったが、都と薬剤師会が相談の上、薬局を通さずに2月5日から9日まで「戦災者バザー」を開いて販売することに決まり、会場は焼け残った銀座松屋、日本橋三越、新宿伊勢丹、上野松坂屋と八王子第四小学校の5会場が充てられた。ビタミン剤、健胃散、水虫薬、サルファ剤、龍角散、オゾ、宇津救命丸、ビォフェルミン、エビオス、わかもと、肝油など相当量が用意された。

こうした旧日本軍の大量な医薬品放出の目途がついた昭和21年（1946）8月末、医薬品統制会社は解散を決め、慶松は見事にこの大事業を成し遂げ、重責を全うして勇退した。これらの放出医薬品や衛生材料は、焼け野原に建てられたバラックに生活する人々や医師、薬剤師が戦後初めて手にできた安全で安価なものであったことから「干天に慈雨を得たように歓迎され、医療救済に役だった」と喜ばれた[62]。しかし、軍用の覚醒剤もこの放出品と一緒に大量に流出し、これが戦後約10年間に及ぶヒロポン中毒の蔓延の発端になった。

・日薬会長で分業運動を牽引

さらに戦後の慶松は昭和21年（1946）貴族院議員に勅選され、翌22年（1947）には日本薬剤師会会長に選任されたが、その後、戦後初の参議院議員選挙に全国区（自由党公認）で出馬、見事当選した。しかしGHQの追放令に該当し失格、日薬会長も辞職した。追放理由は戦時下の満州で務めた同仁会理事が該当したというが嫌疑は明確ではなく、追放の知らせを聞いた慶松はこの時の心境を「闇夜で不意に襲われたようなショックを受けた」と語った。

日本が独立した昭和27年（1952）4月追放解除となったが、門下の菅澤重彦が追放解除の署名集めに奔走し、陳情書を政府に届けたというエピソードも残されている。追放解除後は、再び日薬会長に選ばれた。この時期は医師会の医薬分業実施の無期延期運動が日ごとに強く露骨になっていた。危機感を高めた慶松は、法律通り昭和30年（1955）1月1日からの実施を求め運動を始め、「分業実施期成同盟」を結成した。執行委員長には日薬副会長の野沢清人（東京薬学専門学校出身の薬剤師、後に衆院議員）が選出され、その発足会で慶松は「医師会の暴挙で分業実施を阻止されてはならない。同盟にかける期待は大きい」と訴え鼓舞した。

しかし、国会では分業実施延期に傾きつつあったが、77歳の高齢と持病の

排尿障害に苦しみながらも陣頭指揮した。その必死な運動姿を見た「宗家」の近藤平三郎、朝比奈泰彦、緒方章の3長老は、薬剤師の業権確立を求める医薬分業に関心を示さない東京大学薬学科同窓会に対し、「慶松を応援するべし」と鼓舞する一幕もあった。だが、日薬会長在任中の昭和29年（1954）1月、持病の悪化で死去した。享年79歳であった。

　その年の12月3日、慶松の必死の運動にも拘らず、国会は無常にも1年3ヵ月の分業実施延期を決め、昭和31年（1956）4月から実施となった。

・勲一等瑞宝章を受章

　慶松は、東京大学教授・参院議員・日本薬剤師会会長を務め、薬学会、薬剤師界、製薬界を通じて類まれな政治力に富む薬学人であった。また、常に薬学・薬業の発展を願って人生を生きた「宗家」を代表する責任と開拓精神を有する指導者でもあった。生前の勲功から勲一等瑞宝章が贈られた。また、「松陰」と号した慶松は趣味の人でもあり、特にゴルフ、書画、漢詩、碁、小唄には造詣が深く、また薬業紙「薬事日報」の常任顧問として、新聞の顔となり健筆を振るったことも有名である。長男の一郎は昭和2年（1927）、東京帝国大学薬学科を卒業して厚生省に入り、初代薬務局長を務めた。退官後は父が創業に関わった第一製薬の常務取締役として製薬業界の発展に努めた。

2. 後任教授・菅澤重彦——ヒノリン類の合成研究で新境地開く [56,63]

　慶松勝左衛門教授の後任には昭和12年（1937）4月、助教授菅澤重彦（**写真56**）が昇任し、薬品製造学講座を担当した。助教授には助手の石黒武雄が昇格し、助手に里田勲、掛見喜一郎（後に京都大学薬学科教授）が任命され、講座はスタートした。

・アミノ酸の新合成法を開発

　菅澤は明治31年（1898）に大阪府堺市の眼科医の家に生まれた。旧制第三高等学校を経て大正11年（1922）に東京帝国大学薬学科を卒業後、大学院に進み、慶松に師事、薬品製造学教室の助手となった。菅澤の初期の研究はグルタミン酸、

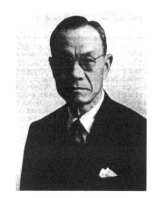

写真56　菅澤重彦

オルニチン、リジンなどアミノ酸の新合成法を開発し、これを学位論文としてまとめた。ただ、菅澤自身はアミノ酸そのものには全く興味を持っていなかったので、グルタミン酸の製造特許も取得しなかったという。もし製造特許を取っていれば大金持ちになったとの笑い話も残されている。

薬学博士を取得した助手時代の昭和4年（1929）2月、有機化学研究のため、英国マンチェスター大学のR. ロビンソン（R. Robinson）教授のもとへ留学を命じられて研鑽を積み、帰国した同7年（1932）に助教授に昇任した。英国紳士でいつも端正な菅澤の姿はこの時に身についたのかも知れない。

薬品製造学講座を継承した菅澤は、慶松の研究を引き継ぐというよりも、ロビンソンの流れを引くなかで植物塩基とその類似化合物、それに医薬品原料の合成研究を研究の主力とした。その頃、菅澤はアメーバ赤痢の治療薬エメチンの合成研究を始めており、また同じように抗アメーバ赤痢作用が考えられているイミダベンツォイソヒノリンの合成研究にも着手していた。こうして植物界に未知のジベンツォヒノリン類の合成に新境地を開き、昭和18年（1943）「ジベンツォヒノリン並びにジベンツォヒノリチン誘導体の合成研究」に対し、帝国学士院賞が与えられた。特にジベンツォヒノリチン誘導体の合成は困難と考えられていたので、菅澤の快挙は世界的業績として評価された。

・結核新薬と菅澤の反省

このように菅澤の業績は高く評価されているが、その過程でわが国薬学の研究体制の欠陥から結核新薬発見という大魚を逸した事例にも遭遇した。戦後の昭和27年（1952）早春、ストレプトマイシン、パスに続いて結核の特効薬イソニコチン酸ヒドラジド（INH）が米国から紹介された。新聞各紙は「結核では死なない」「結核新薬・米国で発見、1日で菌を絶滅」とその一報を伝えた。厚生省には、患者や家族から「日本での発売は何時か」の問い合わせが殺到した。

しかも、この注目の「物質」を菅澤が所有していたため、騒ぎはエスカレートした。菅澤は当時、医薬品の原料の製造法の改良について研究していた。この研究途中でINHが必要となり、菅澤が指導していた東京薬科大学助教授の亀谷哲治（昭和18年（1943）東京帝国大学薬学科卒業、後に東北大学薬学部長、星薬科大学長）と同助手飯田英夫（後に東京薬科大学教授）が研究室で既に合成に成功していた[64]。菅澤は「この物質が結核新薬であるとは全くの偶然のことだ」と述べたが、大学にはINHをねだる手紙が毎日寄せられたという。そ

の後、大阪大学薬学科助教授に赴任した亀谷は、自身の手で合成した INH の
サンプルを大阪市立大学医学部に持ち込み、刀根山病院で臨床試験を実施した
ところ、「よく効いた」との結果がもたらされたというエピソードも残ってい
る[22]。

　それにしても、米国では全米結核協会が約 6 年の歳月と 120 万ドルを費や
した結果、INH の結核に対する有効性を確認した一方、INH の合成に成功し
たわが国では、この物質が結核新薬になることを突き止めることができなかっ
た。それだけに「今度の結果から日本の科学研究のやり方が新医薬品を発見す
るには、全く不都合なことが伺える」という菅澤の反省は、医学・薬学界に大
きな反響を与えた。特に薬学界では新しい化合物は合成しても、その薬効（薬
理作用）には目を向けない薬学研究体制の欠陥が浮き彫りにされ、大きな反省
材料となる事例となった。言い換えれば、この時期のわが国薬学は効果のある
ことが確認された化合物（医薬品）については、有機化学を基礎にして合成す
ることができた。つまり「薬を造る」ことはできるが、「薬を創る」ことは未
だできなかったのである。

・薬品作用学講座を増設

　しかし、この事例を経験しても「宗家」の東京大学薬学科における薬学の研
究体制に関する反省と改革への動きは、戦後の復興期という事情もあって遅
かった。動きが具体化し、薬効面に目を向けた「薬品作用学講座」（担当高木
敬次郎教授）が「臓器薬品化学講座」から独立して正式に増設されたのは昭和
33 年（1958）になってからである。この年は、戦後の高度成長期の到来を予
感させた時期であったが、この新講座の増設は、薬理作用に目を向けない薬学
に飽き足らない緒方章が昭和 4 年（1929）に臓器薬品化学講座の初代教授に
就任以来の夢であった。

　菅澤の痛恨とも思える反省はあったが、製薬業界ではいち早く菅澤の合成
法を用いて INH の製造が始まり、昭和 27 年（1952）7 月には薬事審議会の
答申を得て、厚生省は国内の製薬会社 20 社に製造販売を認可した。米国から
「結核新薬発見」の第一報が届けられてから、僅か 7 ヵ月余という短期間で新
薬を患者に届けられた快挙は、菅澤の指導による合成法が確立していたからで
あったろう[65]。結核の死亡率は大幅に減少した。

　有機化学を駆使して医薬品の合成研究について数々の業績を残した菅澤は、

昭和34年（1959）に東京大学薬学部教授を定年退職した。その年に田辺製薬顧問となり、抗感染症薬サルファメラジンの新合成法を開発、抗ヒスタミン剤の改良合成、新気管支拡張症剤の合成、難溶性止血剤の可溶化など製薬指導面で貢献し、同社も成長した。

さらに菅澤は昭和43年（1968）に勲三等旭日中綬章を受章、同50年（1975）には日本学士院会員となった。晩年は趣味のゴルフを止め、内外の新着の化学雑誌に楽しげに目を通していた姿は、「宗家」の責任を重んじる明治人としての風格であったように思える。そうした日常の平成3年（1991）3月死去。93歳であった。

3. 菅澤の後任教授・山田俊一
——光学活性化合物研究で世界的成果 [66,67]

4代目に当たる薬品製造学講座の後任教授には山田俊一（田辺製薬東京研究所長：**写真57**）が昭和34年（1959）に就任した。山田は、昭和15年（1940）東京帝国大学医学部薬学科を卒業後、海軍薬剤中尉に任官し、ラバウルの海軍病院に初代薬剤部長として赴任した。そこで見た多くの栄養失調患者はブドウ糖輸液にビタミンB_1、Cを加えるだけだったので、餓死状態の死亡者が続出するのを体験、激しい無力感に襲われた。その時の忘れられない経験から栄養学に深い関心を抱いたという。

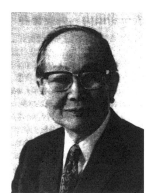

写真57　山田俊一

復員後、田辺製薬研究所に入り、最初に手掛けたのは、菅澤の指導で同門の後輩伴義雄（後に北海道大学薬学部教授・学長）が合成に成功したサルファ剤スルファメラジンの工業的製造法の研究であった。戦後の混乱期は風邪がもとで気管支炎や肺炎など様々な細菌による感染症が多発しており、それらの感染症の治療には安価で入手しやすいサルファ剤は欠かせないものであり、これを完成させた後、潜在意識にあったラバウルの体験により栄養失調患者に欠かせないアミノ酸の合成研究に昭和24年（1949）頃から取り組んだ。10年後の昭和34年（1959）に光学活性L-アミノ酸の工業的合成法に成功し、アミノ酸輸液製造の途を拓いた。

・東大時代の研究指向

　東京大学教授時代は、光学活性アミノ酸の不斉中心を活用した各種光学活性化合物の合成法の研究に没頭し、世界をリードする業績を挙げた。学生への講義では「単位反応」という概念を紹介した。それは「複雑な反応も単位反応からなる」という意味であり、「物事は単純にして考える」と教えたのである。

　昭和50年（1975）に「α-アミノ酸を用いる有機合成化学的研究」で日本薬学会学術賞を受賞、翌51年（1976）に定年を迎え退職した。退職後にも数々の栄誉が訪れ、昭和63年（1988）に勲三等旭日中綬章を受け、さらに平成7年（1995）には日本学士院賞が授与された。「アミノ酸輸液の父」と評価される所以である。翌8年（1996）4月心臓病のため死去、80歳であった。

　山田が教授に就任した当時のわが国薬学は、複雑な天然有機化合物の全合成が隆盛を極めつつあったため、アミノ酸の光学活性体の有機化学的合成に取り組む研究者は殆どいないなかでの山田の快挙であった。山田のグループによりアルカロイド、テルペノイド、ステロイド、糖、アミノ酸、プロスタノイドなど多数の生物活性を持つ化合物の光学活性体の合成が行われ、不斉化合物の合成研究は盛んになった。同一の化合物であることを示す一対の対掌体を生体に与えると、その作用が異なることが多いのは、異なる化合物となると考えられているからである。そのため、医薬品こそ絶対配置を持つ光学活性体をつくることが必要だと山田は強調していた。とすれば、サリドマイドも一対の対掌体の薬理作用が異なっているので、光学分割を行っていれば、あのような悲惨な薬害は避けられたとも言える。

　その意味で、薬学の世界こそ、安全性を考慮してもっと光学活性化合物の研究を行うべきだと自身の研究を通じて訴えたと理解できる。それだけに山田はわが国薬学に一石を投じ、薬学研究をさらに拡大した先駆者であったと言えよう。後任教授には昭和51年（1976）4月、助教授の古賀憲司が就任し、山田の意志を継いだ。

4　服部健三と衛生裁判化学講座の秋谷七郎と浮田忠之進たち

　ここでは２代目衛生裁判化学講座教授の服部健三と後継者となった３代目の秋谷七郎、４代目の浮田忠之進が、蓄積された知的財産を活用して薬学のなかで最も社会的な課題を取り扱い、それに立ち向かうことで責任を全うした足

跡を検証した。服部は飲食物など人間生活に直結する実学の研究を推進し、学校薬剤師の育成にも尽力した。秋谷は戦時下には軍委託研究に従事したが、戦後は「下山事件」の鑑定などに取り組んだ。浮田は高度経済成長期に多発した公害、特に微量水銀測定で核心を衝く研究活動が注目を集めた。

1. 服部健三――生活に直結する研究に徹する [68,69]

丹波敬三の後任教授に就任した2代目の服部健三（**写真58**）は、明治18年（1885）大阪で生まれた。京都にある旧制第三高等学校に進み、明治42年（1909）東京帝国大学薬学科卒業、大学院に進学したが、陸軍に入り、除隊後の大正3年（1914）に丹波の助手となって衛生・裁判化学の研究をスタートさせた。

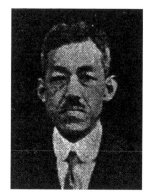

写真58　服部健三

・助手時代にサルバルサン合成

まだ助手であった服部の名を高めたのは、前述のように第一次世界大戦中の医薬品欠乏の危機に際して、丹波の指示により不眠不休で研究室に泊まり込み梅毒治療薬サルバルサンの合成研究に当たり、僅か2ヵ月という短期間で成功させたことである。東京帝国大学伝染病研究所で行われた効力と毒性の試験成績もドイツ製の輸入品と比べ遜色のない品質と確認され、丹波に因んで「タンバルサン」の製品名で世に出した。

この研究の切掛けは、病院長の青山胤通が付属病院で梅毒患者に使用するサルバルサンの品薄を危惧して、教授の丹波にその製造を依頼したことに始まったという。出来上がった製品が付属医院でどの程度使用されたか定かでないが、効果はかなりあり、20数年にわたり使用されたとある[69]。タンバルサンの販売を委託された国産製薬所（武田・塩野義・田辺の出資会社）の製品は、後に第一製薬が取り扱い、中国大陸でも繁用されたことは既に述べた。

・講座教授に就任、生化学・酵素化学を導入

服部は助手時代の大正7年（1918）、第一次世界大戦終結後、米国ハーバード大学からドイツ・フランクフルトのコロイド研究所に留学し、ベヒホルト

(Heinrich J. Bechhold) 教授に師事して最先端のコロイド化学を学んだ。その間の大正9年（1920）に助教授に昇格、翌10年（1921）に帰国した。恩師の丹波は大正7年に退職していたので、大正12年（1923）2代目の衛生裁判化学講座担当教授となり、「乳汁中コロイドの化学的研究」で薬学博士号も取得した。

　教授就任後の服部の研究は、留学で身につけた酵素やコロイド化学など生化学、酵素化学の新分野を導入し、研究領域を広げた。顕著な研究業績としては赤血球が各種溶血試薬により異なる反応機序を示すことを解明し、海外学説を覆す新知験を発表した。また独創的方法を用いて、海外研究者間の論争中の乳脂球の皮膜の本体を発見し、Haptein と命名するなど、この研究に極めて意欲的に取り組んだ。このほか牛乳中の脂肪の分布、牛乳脂肪と牛酪脂肪のビタミンDの比較、コレステリンの研究、火災時発生ガスの毒性試験など数多くの業績を残した。

・学外活動も活発に参加

　学外活動でも服部は積極的であった。昭和4年（1929）全国の薬学衛生技術官を組織して「日本衛生学会」を設立し、東京薬学専門学校長・財団理事長池口慶三を会長に推挙した。昭和8年（1933）池口が死去した後は服部が会長となった。その頃になると「宗家」の薬学科ばかりでなく、衛生試験所や薬学専門学校、さらに地方の衛生技術官などからの衛生裁判化学部門への研究論文が増えてきたため、服部が主導して「衛生化学雑誌」を創刊した。また、内務省衛生調査委員長時代には『衛生試験法』の制定に主導的な役割を果たし、専門分野の学術の蓄積と発展に邁進した。このほかにも昭和14年（1939）には日本薬学会会頭に就き、中央衛生会委員や文部省視学委員、薬剤師試験委員、日本薬局方調査委員などを歴任した。

　その一方で、服部は小学校での医薬品の管理や学童の学内環境を検査する学校薬剤師の養成にも学術面から協力した。昭和14年（1939）4月に第一回全国学校薬剤師協議会が名古屋で開かれ、1道3府17県から107名の学校薬剤師が参加した折りに、服部と警視庁衛生試験所長柿沼三郎（後に大阪薬科大学長）の特別講演が行われ、学校薬剤師に必要な学術武装を忘れなかった。この協議会は全国学校薬剤師会の結成や学校薬剤師令の制定などを決めたほか、研究発表が行われるため、その後も学校薬剤師への学術支援を続けた[71]。

・人間に関わる実学研究が主体

　このように服部の研究は、近藤・朝比奈の基礎的薬学と異なり、飽くまでも人間の生活に直結した大気、飲料水、食物など「衛生」に関わる諸問題を化学的視点から解明しようとする、いわば実学としての薬学の応用という面に目を向けたものであった。それゆえ、服部の研究対象には常に「人間」に関わる事項が垣間見える、衛生化学という新しい学問領域の薬学分野における確立を2代目として目指していたのが特徴であった。

　そのため、服部は衛生裁判化学教室について持論として次のように常々述べている。

　　　衛生科学は衣食住に関する衛生上の諸事項を化学的に調査または研究するものである。裁判化学は司法上の判決に質する化学的証左もしくは知見をあたえることを目的とし、特定の物件に対し、必要適切なる応用的化学分析を行うにほかならない。主として毒物であるから、本化学はまた学術上毒物化学に属する。

　　　衛生化学といい、裁判化学といい何れも人体の内容よりする物質の衛生見地に立脚してこれを攻究し、しかもこれを行うのに主として化学および生物学を基礎とすることは薬学の本旨と一致する——（以下略）

　こうした持論に基づく衛生裁判化学教室は薬学課程の中でも国民の健康保持及び生活環境に直結する応用薬学の一部であるとの強い信念を持って研究教育に当たる服部であったので、その指導は厳しいものであったが、その反面非常に寛容であった。門下生や学生たちが失敗をしても顔色に表すことはなかったという。真似のできない天性偉大な素質であったのであろう。それだけに門下生たちは自粛自戒して尊敬を寄せ慕われた指導者であった。

　だが、不幸にもこの間、服部の身体は大学で感染した炭疽菌による感染症が確実に進行しており、薬学科教授のほか日本薬学会会頭の在任中であった昭和17年（1942）3月25日に死去、57歳であった。生前の勲功が認められ、勲二等瑞宝章が授与された。

・服部教授を支えた人たち

　ここで服部の衛生裁判化学教室を支えた人たちを紹介する。その当時、畑忠

三助教授、秋谷七郎、大岡増次郎両助手が教育研究面を分担していたが、昭和 7 年（1932）秋谷が東京薬学専門学校女子部教授（現東京薬科大学女子部）に就任したのに続き、同 9 年（1934）には畑が付属病院薬局長に転任したので、大岡が講座助教授に昇任した。川崎近太郎（後に大阪大学薬学科教授：**写真 59**）と塚元久雄（後に九州大学薬学科教授：**写真 60**）が助手となった。

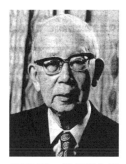

写真 59　川崎近太郎

　畑は薬局長として戦中戦後の医薬品事情の悪いなか、見事に職責を全うした。その功績から畑は昭和 23 年（1948）の定年退職前に医学部教授会において全員一致で医学部教授に処遇された信頼厚い名薬局長であった。退職後は国立東京第一病院薬局長に迎えられ、昭和 31 年（1956）に退職するまで坂口康蔵院長を支え、医局の信頼を集めた薬剤部門を育てた[44]。大岡はその後、陸軍司政官として招集されたが、戦後は製薬産業界に迎えられ、日研化学社長として製薬産業の復興に貢献した。

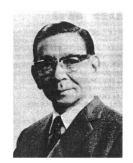

写真 60　塚元久雄

　また、川崎は国立公衆衛生院衛生薬学部長を経て、昭和 25 年（1950）に大阪大学薬学科創設時に教授として就任し、ビタミン学、特に「吸収型ビタミンB_1剤」の開発やビタミン B_1 の体内動態について広範にわたる研究を展開し成果を挙げた。その功績により二度にわたり日本ビタミン学会賞を受賞するなど、薬学分野におけるビタミン学の第一人者として牽引した。昭和 41 年（1966）には日本薬学会会頭に選出され、大阪大学退職後は神戸学院大学薬学部教授・薬学部長を務め、同薬学部創設の原動力として活躍した。

　塚元は服部の後任となった秋谷教授の下で長い間助教授と東京薬学専門学校女手部講師を勤め、昭和 25 年に九州大学薬学科教授となり、衛生裁判化学界の重鎮として活躍した。昭和 34 年（1959）「チクロヘキシルバルビツール酸誘導体の生体内変化に関する研究」で日本薬学会学術賞を受賞した。九州大学退職後は福岡大学薬学部教授および薬学部長となり、その傍ら同大学理事および評議員を務め、私学の教育・研究・経営に尽力した。昭和 52 年（1977）に勲二等瑞宝章を受けた。

2. 後任教授・秋谷七郎——「下山事件」の鑑定で名を馳せる [68, 72]

　服部健三の病没により、後任教授には昭和17
年（1942）5月、東京薬学専門学校女子部校長
の職にあった秋谷七郎（**写真61**）が就任、3代目
教授として第一講座となった衛生裁判化学を担当
した。秋谷は明治29年（1896）千葉県我孫子市
に生まれた。仙台の旧制第二高等学校を経て大正
12年（1923）に東京帝国大学薬学科を卒業し、
衛生裁判化学教室に入り、副手を経て大正14年
（1925）助手となった。

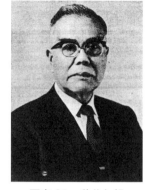

写真61　秋谷七郎

　その後、東京薬学専門学校女子部教授に就任し
たが、校長の杉井善雄が在任僅か1年で北海道帝
国大学付属病院薬局長に転任したため、39歳の秋谷が昭和10年（1935）に
急遽、後任の校長の重責を担った。在任中は女性の職業として薬剤師が最適で
あるという世論のなかで、教授陣の強化と教育体制を整備し、同女子部を最難
関の人気女子薬専に育てるなど手腕を発揮しつつあった。だが、こうした折り
の昭和17年（1942）に恩師服部が死去したことに伴い、後任として東京帝国
大学薬学科教授に就任した。

　秋谷の教授就任後は、太平洋戦争の敗色が徐々に濃くなり、学問の自由は許
されず、衛生裁判化学教室の研究は軍部依頼のものが多くなった。秋谷自身も
戦時研究員に命ぜられ、軍事的研究の協力を余儀なくされ、中国大陸で使用す
る殺虫剤（DDT）の製法やキニーネの代用薬研究に力を注いだ。軍服のカー
キ色の低温染色法なども行ったという。

　また、昭和18年（1943）8月には助教授の大岡が陸軍司政官に任命されて
退職、助手の塚元が助教授に昇任するなど教室員の不足も目立つようになった。
それでも軍依頼の軍事研究は米軍機による空襲下で続けられた。

・下山事件で死後轢断主張 [71, 72]

　戦後は科学・技術の進歩発展に伴う生活環境の変化に対応して秋谷の教育研
究内容も糖質化学を中心とする生化学的研究を重点に移して行った。次々に登
場する最新の精密分析機器の紫外・可視・赤外分光スペクトルや濾紙・カラム・
薄層・ガスクロマトグラフィーなどを活用して、国民生活に直結するメチルア

ルコール含有の不良酒類、贋サッカリンなどの不良甘味料、有毒色素を使用した不良着色飲料水の追放にも役立たせた。

　裁判化学という薬学の一分野と秋谷の名前が一躍有名になったのは、昭和24年（1949）夏に発生した「下山事件」である。当時の国鉄総裁下山定則が登庁の途中で行方不明となった後、常磐線北千住・綾瀬間の線路上で轢死体となって発見された謎の事件である。秋谷は法医学の権威古畑種基東大医学部教授の依頼を受け、助教授の塚元久雄など衛生裁判化学教室あげて協力した。秋谷はその死の判定にあたって下山の上着などに付着した油脂を解明したほか、捜査結果では自殺・他殺いずれも判定できないなか、pH曲線による死後経過時間の測定から古畑・秋谷は死後轢断の他殺と鑑定、自殺説を主張する慶応大学法医学教室と激しく対立したが、凱歌をあげ話題を呼んだ。

　根拠としたpH曲線による死後轢断説には後日、充分な動物実験を経ないままに人への応用に踏み切ったため、薬学内部でもその判定を巡り、毀誉褒貶が入り混じったが、教授時代の秋谷は衛生裁判化学講座の基礎を築くと共に、わが国の鑑定技術の体系的基礎を確立し、鑑識方面で活躍する主要な優れた人材を数多く養成した。この功績は「宗家」を牽引する一員の責任を果たしたと言える。

・私学教育や分業推進にも尽力

　東京大学定年（昭和32年：1957）後は、東京医科歯科大学初代学長の職にあった古畑の要請で同大教授（法医学施設長）に就任した。また一方、国家地方警察本部科学捜査研究所（現在の科学警察研究所）の顧問として犯罪捜査の鑑識に有効な新知見の開発を目指し発見もした。その後、昭和大学初代薬学部長、厚生省中央薬事審議会長などを歴任した。10年間務めた昭和大学薬学部長時代は医学・歯学の両学部に加え、薬学部を新設することで医・歯・薬3学部を中心に医療系総合大学を目指す大学側の期待に応え、優れた教授陣を揃え人気学部に育てた手腕は高く評価された。

　昭和43年（1968）には日本薬剤師会の職能推進本部長に選ばれ、医薬分業推進に一翼を担った。秋谷は日薬武田孝三郎会長を中心とする執行部と共に、自民党や厚生省、日医、日歯に日薬の「分業推進3カ年計画」を説明して歩き、決意を伝えた。その甲斐あってか、翌44年4月政府・自民党は分業推進方針を「国民医療対策大綱」に盛り込み、「おおむね5年後に全国規模で実施する

ことを目途とし――」と記述し、分業実施が初めて政治日程に上がった。後年、この年は「分業元年」と呼ばれ、エポック・メイキングな年となったが、秋谷は役割を終えた。

　最晩年まで健康に恵まれたが、昭和53年（1978）8月、81歳で急逝した。生前の勲功が認められ、昭和43年（1968）に勲二等瑞宝章を受章、同53年に従三位が贈られた。

3. 浮田忠之進――微量水銀測定で公害の核心を衝く [73,74]

　昭和32年（1957）に秋谷の後任として4代目教授となった浮田忠之進（**写真62**）は、大正4年（1915）3月、代々生薬製剤を主とする大阪船場の旧家に生まれた。いわば船場のぼんぼんであった。老舗薬業家に育った浮田は、はじめから薬学に進む志があったという。旧制第三高等学校から昭和13年（1938）東京帝国大学薬学科を卒業し、生薬学教室の助手となって研究者のスタートを切った。

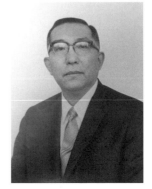

写真62　浮田忠之進

・有機生化学研究の先駆者

　朝比奈教授のもとで天然物、化学研究に従事し、敗戦の色濃い昭和19年（1944）薬学博士を取得した。そして、戦後の昭和22年（1947）浅野三千三が兼任教授を務める伝染病研究所助教授に昇格し、抗菌性物質の研究に着手した。特に化学構造と抗菌性との相関について追及した。その成果である「トリカルボニル原子団を有する化合物の抗菌性」の研究で、昭和25年（1950）日本薬学会賞の前身である薬事日報学術賞を受賞した。

　その後、昭和28〜29年に米国イリノイ大学のカーター（Carter）教授のもとに留学して以来、研究は生化学の方向に転換し、cyclic phosphate や転移 RNA の化学的修飾など酵素蛋白や核酸化学を主にテーマとした。これらの研究を通じて世界的な評価を受けながら、わが国薬学の伝統である有機化学と生化学を結んだ有機生化学研究の先駆者となった。

　この間の昭和32年（1957）、秋谷七郎教授の定年退官に伴い、その後任として衛生裁判化学講座の担当教授に就任した。

・水銀公害の核心研究

衛生裁判化学は、研究対象が他の薬学領域に比べ、社会的あるいは政治的な課題について科学処理を求められることが多い。前任の秋谷の「下山事件」の鑑定などもそうだが、浮田の場合は核酸に関連した研究のほか、折からの昭和30～40年代にわたり国家的問題となった「水銀公害」（水俣病や阿賀野川の水銀汚染）に関連した毛髪中の水銀の分析に始まり、メチル水銀の生成機構、水銀化合物の生体内分布を追及し、課題を解明した。浮田は、いわゆる公害物質の問題の核心を衝くという注目すべき研究を続け、

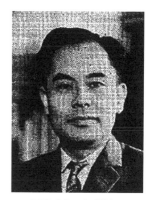

写真63　奥井誠一

その成果は極めて重要視された。これらの成果は国会や政府系委員会などで報告し、マスコミに大きく報道され、衛生化学の有用性と浮田の名前は全国的に広まった。

　こうした公害問題や環境衛生問題に関する社会的要求が高まるなか、浮田は生化学的な純基礎的研究と衛生化学的な応用との双方に、その才能と手腕を如何なく発揮した。特に微量の水銀測定には助教授の奥井誠一（後に東北大学薬学部教授：**写真63**）をはじめ教室あげて開発した放射化分析法を用いて数々のデータを示した。その後、水銀の農薬規制やマグロなど魚介類の水銀規制を通じて食品の安全性確保にも貢献した。

　一方、日本薬学会の運営にも浮田は積極的に参画した。昭和35年（1960）から衛生化学調査委員会委員長として『衛生試験法』と同注解の改訂を行い、雑誌「衛生化学」の編集刊行の責任者となった。さらに9年間にわたり「薬学雑誌」と欧文誌編集委員長として論文誌の質の向上に努めた。

・大切なのは後継者に引き継ぐこと

　以上のような数々の功績に触れる時、浮田が常々教室員に漏らしていた「僕の責任は講座の前任者から引き継いでものを大事に育てて、次の後継者に渡すことだ」（日本大学薬学部澤村良二教授）という言葉は、まさに「宗家」が蓄積した学と術をさらに発展させ、それを次世代に引き継ぐという使命感を、浮田が誠実に持ち続けた表れであったろう。その根底に流れていたのは、社会的

問題を研究対象とする衛生化学を国民の健康に役立たせ、かつその有用性を根付かせたいと願う研究心であったに違いない。

　その後、昭和45年（1970）には第6代薬学部長に就任したが、膀胱疾患の悪化により昭和47年（1972）57歳で急逝。後任の衛生化学裁判化学講座教授は薬害研究施設の生体異物研究部門長の大澤利昭教授が併任し、昭和49年（1974）に野島庄七（国立予防衛生研究所化学部長）が専任教授となった。

参考文献

1. 東京大学百年史．部局史二「第八編　薬学部」．東京大学出版会；1987．p.1093-1100．
2. 同上．p.1106-1108．
3. 根本曾代子．藤園回想．廣川書店；1964．P.7-16,61-70,83-85,95-96,117-119,222-224．
4. 西川隆．くすりの社会誌．薬事日報社；2010．p.156-164，p.186-192．
5. 折原裕．植物塩基の構造研究をした近藤平三郎．薬学史事典．薬事日報社；2016．p.307-308．
6. 小高健一．伝染病研究所．学会出版センター；1992．p.296-299．
7. 小高健一．日本近代医学史．考古堂；2011．p.340-341．
8. 折原裕．含窒素芳香環 N-オキサイドの反応研究をした落合英二．薬学史事典．薬事日報社；2016．p.327-328．
9. 辰野高司．日本の薬学．薬事日報社；2001．p.126-127．
10. 東京大学百年史．前掲．p.1131．
11. 対談でつづる昭和の薬学の歩み．辰野高司編．薬業時報社；1994．p.172-179．
12. ファルマシア　1997；33（3）：286．
13. 薬学と共に六十年、津田恭介先生八十五歳記念文集．池川信夫ほか編．廣川書店；1992．
14. 末広雅也．天然物化学で世界を主導した津田恭介．薬学史辞典．薬事日報社；2016．p.331-332．
15. 西川隆．天然物化学で世界を主導した津田恭介の貢献．くすりの社会誌．薬事日報社；2010．p.237-243．
16. 小川通孝，岩城謙太郎，藤沢榮一．千葉大学薬学部の歴史．薬史学雑誌　2004；39（1）：156-160．
17. 川瀬清，西川隆．薬学の研究・教育の再構築を主導した宮木高明．薬学史事典．薬事日報社；2016．p.335-336．
18. ファルマシア　1974；10（3）：153-154．
19. 宮木高明．近藤平三郎先生の思い出．薬局　1964；15（2）：93-96．
20. 千葉大薬学部．千葉大学薬学部百年史；1989．p.94-95．
21. 辰野高司．前掲．p.121-127．
22. 対談でつづる昭和の薬学の歩み．前掲．p.160-171．

23. ファルマシア　1989；25（2）：190.

24. 京都大学百年史. 部局史編1. 京都大学後援会；1997. p.989-991.

25. ファルマシア　2007；43（9）：923.

26. ファルマシア　1994；30（12）：1462.

27. ファルマシア　1995；31（8）：918.

28. ファルマシア　2017；53（6）：585.

29. 東京大学百年史. 前掲. p.1110-1111.

30. 相見則郎. 天然薬物・地衣類の化学研究の道を拓いた朝比奈泰彦. 薬学史事典. 薬事日
報社；2016. p.314-316.

31. 根本曾代子. 薬学の先駆者・朝比奈泰彦. ケミカルタイムズ　1979；93（3）：14-16.

32. 西川隆. くすりの社会誌. 前掲. p.119-127.

33. 金沢大学50年史；2001. p.216-217.

34. 東京大学百年史. 前掲. p.1124, p.1134-1135.

35. 対談でつづる昭和の薬学の歩み. 前掲. p.71-77.

36. 西川隆. 前掲. p.128-136.

37. 対談でつづる昭和の薬学の歩み. 前掲. p.18.

38. ファルマシア　2018；54（1）：259.

39. 対談でつづる昭和の薬学の歩み. 前掲. p.72-73.

40. 東京大学百年史. 前掲. p.1135.

41. 同上. p.1120-1122.

42. 瀬崎仁. 薬剤学. 薬史学雑誌　1996；31（1）：7-11.

43. ファルマシア　1991；27（5）：506.

44. 大場正三. 畑先生の追憶. 薬局　1962；104-105.

45. 西川隆. 医薬分業法の法的整備の夜明け. 医薬分業の歴史. 薬事日報社；2012. p.133.

46. 東京大学百年史. 前掲. p.1140, 1145.

47. 同上. p.1145.

48. 相見則郎. 菌類成分の化学から生薬学・天然物化学研究を展開した柴田承二. 薬学史事
典. 薬事日報社；2016. p.348-349.

49. 対談でつづる昭和の薬学の歩み. 前掲. p.28-35.

50. 同上. p.31-33.

51. 柴田承二. 日本薬史学会創立五十周年に際して―正倉院薬物調査研究の50年―. 薬史
学雑誌　2004；39（1）：8-15.

52. 指田豊. 鑑真和上と正倉院薬物. 薬学史事典. 薬事日報社；2016. p.114-115.

53. 対談でつづる昭和の薬学の歩み. 前掲. p.33-35.

54. ファルマシア　2016；52（12）：1163.

55. 西川隆. 薬学・薬業の「中興の祖」慶松勝左衛門. 薬学史事典. 薬事日報社；2016.
p.309-311.

56. 東京大学百年史. 前掲. p.1108-1110.

57. 根本曾代子. 藤園回想. 前掲. p.136.

58. 岐阜薬科大学. 岐阜薬科大学五十年史；1982. p.60-61.

59. ファルマシア　1992；28 (7)：811-812.

60. 西川隆. くすりの社会誌. 前掲. p.165-170.

61. 同上. p.115-118.

62. 錦源兵衛. 道修町 / 卸業・配給編. 大阪医薬品協会；1954. p.3-5.

63. 対談でつづる昭和の薬学の歩み. 前掲. p.11-19.

64. 亀谷哲治, 飯田英夫. イソヒノリン誘導体の合成研究 9 報. 薬学雑誌 1951；71：998-1000.

65. 西川隆. くすりから見た日本. 薬事日報社；2004. p.310-324.

66. ファルマシア　1996；32 (8)：973-974.

67. 対談でつづる昭和の薬学の歩み. 前掲. p.64-70.

68. 東京大学百年史. 前掲. p.1111-1112.

69. 日本薬報. 昭和 17 年 4 月 5 日号. p.17-23.

70. 日本薬剤師会. 日本薬剤師会百年史；1973. p.485-486.

71. ファルマシア　1978；14 (12)：984-985.

72. 東京薬科大学. 東京薬科大学百三十年；2011. p.39-40.

73. ファルマシア　1972；8 (6)：401-404.

74. 河村典久. 浮田忠之進の研究と水銀農薬規制. 薬学史事典. 薬事日報社；2016. p.407-408.

第**6**章 慶松勝左衛門の薬学振興策とその成果

　2代目の講座担当4教授（近藤・朝比奈・慶松・服部）は、就任時の大正期から定年退職した戦前から戦中の昭和期にかけて数々の業績を残し、「宗家」の教授として学と技の開発と蓄積、人材の養成および供給源となった。その業績は、近藤のアルカロイドの構造化学、朝比奈の植物成分化学という基礎的薬学の研究から、慶松の有機・無機医薬品の合成、服部の血液成分や牛乳成分の化学的研究という実用的な色彩の強い薬学に至るまで、幅広い分野に様々な研究を展開した。それに伴って門下生からは優れた人材が育った。

・薬学教育・研究の拡大へ

　その一方で、第一次世界大戦後の大正期には、新しい医薬品の研究開発としてホルモンやビタミン、化学療法関係の重要医薬品の治療効果が注目される時代が到来した。この流れは「宗家」の薬学教育・研究領域の拡大を促し、「講座増設」へと向わせた。さらに医薬品国産化をより推進するため、関西地区の製薬産業の研究者・製薬技術者の養成を目指す必要から京都帝国大学医学部に「薬学科創設」の動きが浮上した。

　こうした時代の要請に伴う講座増設と薬学科創設に「宗家」を代表して尽力したのが慶松勝左衛門である。慶松は近藤・朝比奈と違い、薬学を単なる「アカデミズム」に終始することなく、広く時代の要請を受け入れながら薬学の隆盛と薬学出身者の職種拡大を図ったことが特筆される。それを具現化したものが3つあり、そのうちの1つである製薬企業への薬学専門学校出身者の進出などについては、第5章（世界に伍す2代目教授と門下生たち）のなかで既に述べた。残りの2つの事績は、ここで述べる東京帝国大学薬学科の講座増設と京都帝国大学の薬学科創設である。

1 東京帝国大学薬学科の講座増設 [1,2]

当時は、明治以来の薬学4講座（薬化学・生薬学・衛生裁判化学・薬品製造学）だけでは、ホルモン剤やビタミン剤、化学療法剤などの新領域への進出は望めない現状にあった。このことは近藤ら4教授も自覚していた。特に薬学科主任の慶松は「今のままの薬学では対応できない。もっと医学的知識を取り入れる必要がある」と危機意識を示した。

1. 寄付講座で増設を計画

しかし、講座増設には多額の財源を必要とするが、財政難の政府の承認を得るのは困難な情勢にあった。そこで慶松は強いリーダーシップを発揮して現状を訴え、薬学と薬学科振興のために薬学科卒業生自らの力で目的を達成する必要があると主張した。その結果、薬学科教授、助教授、助手らの同意を得た。

・浄財26万円余が集まる

そこで、大正13年（1924）4月同窓会である薬友会総会を開き、満場一致で母学振興期成会を設立することを承認し、募金募集を決めた。期成会の委員長に池口慶三が、委員総代には近藤平三郎、慶松勝左衛門、朝比奈泰彦が選ばれた。ちなみに募集予定額15万円を卒業生と学外後援者で折半し、卒業生の割当額は卒業年次により、100円から1000円、学生も60円と決まった。助教授の月給が100円、助手の最高月給が45円という時代であったが、半年間で予期以上の26万5000円が集まった。大学側も20万円あれば、2講座の増設は可能との見通しを立てた。寄付講座は大学に納めた基本金の利子で運営されるので、2講座設置は確実視されていた。

そこで、薬学科教授らは協議の結果、「臓器薬品化学」と「薬品分析化学」の2講座増設に決定した。古在由直総長と林春雄医学部長の了解を得て、寄付講座として3年後を目途に増設することを決めた。当初、臓器薬品化学は「薬理学」の名称であったが、医学科の薬理学の名称と重なるため避けられた。当時新しい治療薬として注目される内分泌ホルモン・臓器薬は、生理化学・薬理学に関連するとの見解から、慶松の提案で「臓器薬品化学」となった。

臓器薬品化学講座の担当候補に選ばれた薬化学講座助教授緒方章は大正14年（1925）2月ドイツへ、また薬品分析化学講座担当候補の東京衛生試験所

技師高木誠司は同年 3 月英国へ、それぞれ 2 年間の留学を命じられた。高木は大正 7 年（1918）に薬学科を卒業後、生薬学教室助手を務め、分析実習を担当していた前歴から推薦された。

　2 講座の増設を予定して、学科課程の改正も行われた。主な改正点は、これまでの生薬学講座に所属していた分析化学（定性・定量）を薬品分析化学講座に独立、改称すると共に臓器薬品化学講座を新設させ、それぞれ薬品分析化学、臓器薬品化学の 2 科目が加わった。また、これまで特別講義であった醗酵化学、膠質化学、黴菌学が独立科目として新たに加わった。醗酵化学は上野金太郎(明治 24 年卒業)、黴菌学は溝口恒輔（明治 12 年卒業）が講師に委嘱された。

・金融変動で臓器薬品化学講座のみ

　2 年間、ベルリン大学薬理学教室に籍を置き、ヨアヒモグル（George Yoahimoglu）教授のもとで実験薬理学の研鑽を積んだ緒方は、昭和 2 年（1927）3 月に帰国した。またロンドン大学 University College に入り、ドナン（Donnan）教授について分析化学を研修した高木も同年 5 月に帰国した。2 講座増設を予期して学生定員を 4 月から 35 名に増員した。

　しかし、2 講座の開設の準備を着々と進めていた間に社会情勢は不測の方向に動きつつあった。遂に昭和 2 年（1927）3 月に始まった金融恐慌は銀行の取り付け騒ぎを起こすなど経済界に混乱を惹き起こした。寄付金で運営される寄付講座は、物価の変動や利子の引き下げなどの影響を受け 2 講座設置可能であった金額では、もはや 2 講座開講が困難となった。薬学振興会はやむなく薬品分析化学講座を見送り、昭和 4 年（1929）臓器薬品化学講座設置願を大学に提出し、6 月許可された。

　同じ年の 12 月、東京帝国大学官制が改正され、臓器薬品化学講座の増設および教授、助教授増員の件が公布され、薬学科は 5 講座となった。翌 5 年（1930）3 月、緒方が予定通り教授に昇任して同講座担当となり、高木は同講座助教授に任命された。しかし、前年度から両科目は開講していたため、人員と経費を折半して、臓器薬品化学講座は緒方教授と助手の不完全講座で、高木助教授は助手と薬品分析化学の講義と実習を担当した。

2. 学位論文審査期間の短縮など

　慶松は、前述のように寄付講座設置などに貢献し、薬学科振興のために尽力

したが、学位論文審査の期間短縮にも持前の交渉力を発揮した。この時期、薬学博士学位の論文審査は医学科・薬学科共通で提出順になっていた。論文数では薬学科は医学科の比でなく少ないのに、審査の順番が1年以上も待たされる状況であった。この薬学科にとって不利な処遇の改善を求めて慶松は、医学部教授会において縷々事情を説明した。結果、多年の慣例が改められ、昭和3年(1928)から薬学科の論文審査は、薬学科教授会単独で審査できるようになった。これで薬学科の論文審査の期間が半年足らずに短縮されたことは、薬学の進歩に大きく寄与したという[3]。

また、当時東京帝国大学最高の議決機関である「評議会」は各学部の教授で構成されていた。だが、医学部は多数決で医学科教授が選出されるのが通例で、薬学科はいつも除外されていた。そこで慶松は、昭和9年(1934)度の評議会改選に際して、医学部教授会で薬学科教授も当然評議会に参列すべき権利を持つと論述した。その正論は異議なく承認されて、同年12月の教授会で慶松は薬学科最初の評議員に当選した。こうして薬学科の意見は評議会で反映されるようになった[4]。

2 薬学に生物系分野を導入した先駆者たち

ここでは宗家で初めて設置された生物系の臓器薬品化学講座教授の緒方章と、その後継者の伊藤四十二および高木敬次郎の足跡を通じて、わが国薬学に最初に設置された生物系講座の確立と発展について検証した。

緒方は「有機化学一辺倒」の薬学に飽き足らず、師事した長井長義に「薬の研究がしたい」と訴え、昭和初期にその願いの一端を新講座の開設で叶えさせた先駆者である。伊藤は緒方の意思を継ぎ、緒方と共に唾液腺ホルモンの研究で業績を残した。そして、昭和30年前後には臓器薬品講座を発展させて「生理化学」と「薬品作用学」の2講座として独立、自身は生理化学講座を担当した。高木は初代の薬品作用学講座教授となり、緒方の希望した薬学に向け踏み出した。さらに緒方・伊藤・高木の東大退職後の「宗家」出身者の責任と活躍振りの足跡も探った。

1. 緒方章教授——「薬の研究をしたい」と訴え続ける[5,6]

昭和5年(1930)3月、緒方章(写真64)は新設された臓器薬品化学の教授

に昇格し同講座を担当した。年齢的には2代目と3代目教授の間であった。緒方は、幕末の蘭学者で蘭方医として名高い緒方洪庵の孫で明治20年（1887）大阪「適塾」で生まれ、父惟準は陸軍軍医監兼薬剤監の職にあった。旧制第三高等学校（京都）を経て、明治45年（1912）東京帝国大学薬学科を卒業し、薬化学教授長井長義の直弟子となった。一族は殆どが医師、医学研究者となっていたが、章一人が薬学を専攻し、有機化学の研究者として出発した。章の薬学志望は強く、三高へ入学する前から大学は薬学科と決めていたという。

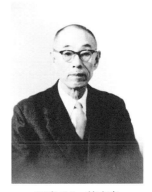

写真64　緒方章

・有機化学一辺倒に飽き足らず

　だが、緒方は学生時代から有機化学一辺倒で「薬」を創ることや「薬」の研究を行わない薬学に飽き足らず、研究者としてスタートした時から「薬」の研究をしたいと思い、卒業後、医学科に願書を提出する決意をした。薬学士ならば無試験で入学できるからである。しかし、その直前で長井から「それはいかん。折角やり始めたものなら薬学を勉強しなきゃん」と強く引き止められ、医学科への入学を断念したという話が残されている。こうした事情からか学位論文も「薬」の研究をしたいと思い、長井の理解を得て医学科薬理学の林春雄教授の指導を受けた。そして、大正8年（1919）「局所麻酔性を有する化合物の研究」で薬学博士号を取得した。

　この論文は化学構造と薬理作用の観点からまとめたものだけに、当時の薬学博士論文とすれば全く特異な研究であった。この研究の糸口は、長井の指導で行ったエフェドリン近似化合物の研究途中で副産物として生成したベンジルアミンの塩酸塩を、好奇心から舐めてみたところ、舌が麻痺することからであったと自伝『一粒の麦』に記されている。指導した林教授は「薬学の論文は緒方のようなものが多くなるのが本当だ」と話したというエピソードも残っている[7]。とは言え、緒方の論文は明治18年（1885）に柴田承桂が「薬学振興論」のなかで述べた「薬効学」の重要性に関わる延長線上のものと考えられるものの、この頃の論文の多くが有機化学関連であり、緒方のような論文はまだ皆無に近かったと理解できる。

・パロチンの単離、製品化

　有機化学一辺倒と言われているわが国薬学の流れのなかで、それとは異なる特異な道を開拓する緒方教授の教育・研究方針は、動物性薬品の成分研究を中心に薬理学、内分泌学、生化学にわたる分野の開発を目指した。これらの分野への進出は、より薬の科学として薬学の間口を広げ、新風を巻き込んだ。

　緒方は牛の睾丸から男性ホルモンの単離や甲状腺ホルモンの研究を行った。特に牛の耳下腺から化学的にタンパク系唾液腺ホルモン・パロチンを単離、製品化するなど助教授伊藤四十二の献身的な協力を得て業績を残し、ホルモン化学は大いに進歩した。

　緒方の研究テーマの1つである性ホルモンの化学が確立された太平洋戦時下に薬学科の学生だった辰野高司（後に東京理科大学薬学部教授）は、「臓器薬品化学の授業でステロイド化学の面白さを教えてもらった。その効果検定法として鶏のとさかの面積を使用するなど化学オンリーの薬学の授業のなかで極めてユニークな存在であった。薬の作用に関する講義の殆どなかった当時、この方面に関心を持っている学生には人気があった」と書き残している[8]。

　緒方自身も後年、パロチンを発見単離できたことについて、次のように薬学者の責任が果たせたという思いを感慨深く語っているのが印象的である。

　　肺結核の薬を創ろうと思って薬学に入ったが、最後になって唾液腺ホルモン・パロチンを発見できて肩の荷が下りた。臓器薬品化学という看板を掲げて看板倒れにならないよう努力し、ホルモンの1つを見つけることができたので、人生に燈がついたと思っている[7]――

　緒方は昭和23年（1948）定年退職し、後任には助教授の伊藤が教授に昇任して臓器薬品化学講座を担当した。

・請われて日薬会長に就く[9]

　昭和23年（1948）定年退職した緒方だが、定年後も強く請われて昭和29年（1954）4月、日本薬剤師会の第16代会長に就任した。その時期は翌30年（1955）から医薬分業の実施予定の直前であった。しかし、分業実施に備える厚生省の対応は鈍く、処方箋発行の除外規定や薬局の普及が十分でない地域など早急に審議すべき課題が残されていた。

　昭和29年（1954）6月29日の第1回医薬関係審議会から、議事は分業反対の日本医師会の抵抗で遅々と進まなかった。業を煮やした緒方は、冷房装置もない猛暑の8月29日に開かれた第9回総会において、次のように議事進行を求めて、日医委員の態度を批判する爆弾宣言を行った。

　　「日医」は初めから強制分業に反対なのだから委員にならない方がよかったのではないか。諮問に対しできるだけ建設的意見を出し、諮問に答えてほしい。分業に反対なら他の所で叩き潰せばよい。議事進行を希望する——

　だが、この発言は日医側の引き延ばし作戦に利用され、時間切れで審議会は諮問に応じられず、日医の思惑通りに終わった。
　温厚な緒方の止むに止まぬ議事進行を求めた発言であったが、国会では日薬の反対をよそに分業実施を再び1年3ヵ月延期する「延長法」（昭和31年：1956年、4月より実施）が成立した。分業法は一度も実施されないまま延期となった。緒方は「筋の通らぬ政治が横行する現状では、日薬会長は政治家でなければ務まらない」と憤りの言葉を残して同年12月、在任10ヵ月足らずで日薬会長を辞任した。次期会長には、緒方の言葉通り薬剤師で参議院議員の高野一夫（東京帝国大学薬学科大正13年卒業）が選任された。
　緒方は日薬会長を退いた後も、薬業界の重鎮として厚生省中央薬事審議会長や日本薬学会会頭、日本公定書協会理事長を歴任したが、昭和53年（1978）8月、91歳の天寿を全うした。昭和29年（1954）
には勲二等瑞宝章を受章した。

◆後任日薬会長・高野一夫
　——三師会協調路線を打ち出す [10]
　緒方の後任として日本薬剤師会会長に選任された高野一夫（**写真65**）は、昭和40年（1965）の参院議員選挙で不覚にも落選するまでの約10年間、日薬会長を務め、全薬剤師の悲願である分業問題に取り組んだ。
　在任期間前半は、黒沢潤三日医会長の「分業を

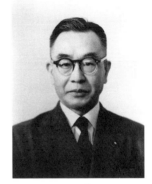

写真65　高野一夫

葬るまで闘う」の公言のもとで、医系議員が提出した医師の処方箋発行義務の緩和を狙う「分業法修正案」を若干修正した自由・民主両党の「共同修正案」の成立阻止を求め、昭和30年（1955）7月29日に行われた高野の参院における反対討論は10時間に及んだ。しかし、上記のように同修正案は「延長法」という形で成立し屈辱を味わった。

　在任期間後半の高野は日医との関係修復を考え、新たに就任した武見太郎日医会長と会談を続けた。その結果、昭和36年（1961）3月25日に日医武見・日歯川村弘・日薬高野による初の三師会長会議が開かれた。その席上で「処方箋を発行するために三者は協力する」との文書を結び、明治以来繰り返された医と薬の闘争に終止符を打つという歴史的な転換を図る功績を残した。だが、処方箋が発行されて分業が動き出すのは昭和49年（1974）まで10年以上待たなければならなかった。このほか高野は医薬品、殊にビタミン剤、胃腸薬、風邪薬などスーパーマーケットの売薬乱売に対抗するために考えた薬局の距離制限や学校薬剤師の必置制の法律化、薬事二法（薬事法および薬剤師法）の制定にも貢献した。後に薬局の距離制限は憲法違反と最高裁で判断され、廃止となった。

　こうした高野の功績には、日薬副会長の野沢清人（衆院議員・東京薬専）、竹中稲美（開局・明治薬専）や専務理事の谷岡忠二（熊本薬専）、さらに学校薬剤師会幹部の可児重一（開局・東京薬専）、永山芳男（開局・千葉薬専）など「学歴主義の脇役」と言われた薬学専門学校出身者の絶大な協力があって、はじめて成就したことは言うまでもない。

2. 後任教授・伊藤四十二
——緒方の意思を継ぎ生理化学分野を築く[11]

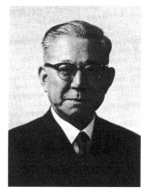

　緒方の後任教授として臓器薬品化学講座を担当した伊藤四十二（**写真66**）は、その名のごとく明治42年（1909）1月兵庫県に生まれた。旧制第三高等学校に進み、昭和6年（1931）東京帝国大学薬学科を卒業した。卒業後は迷うことなく、創設間もない臓器薬品化学教室の副手として研究生活を始めた。

写真66　伊藤四十二

・緒方教授と共同研究

　その頃の教授緒方の方針は、前述のように動物性薬品の成分研究を中心に薬理学、内分泌学、生化学にわたる分野の開発を目標にし、主力は男性ホルモンの研究に置いた。伊藤は教室の動物小屋に足繁く通い、男性ホルモンと鶏冠反応の測定に関する研究に没頭した。昭和 11 年（1936）より、開校して間もない岐阜薬学専門学校（現岐阜薬科大学）教授を務めた後、昭和 17 年（1942）に臓器薬品化学講座の助教授として緒方教授の下に復帰し、「宗家」の新講座を支えた。

　教授の緒方は昭和 14 年（1939）頃から医学部病理学教室と提携して唾液腺ホルモンの研究に着手していた。助教授として復帰した伊藤は緒方に協力して唾液腺ホルモンの効力検査法を独自の見解で展開し、病理学教室の試験成績と一致する新知見を得た。

　伊藤は昭和 20 年（1945）9 月学位論文「唾液腺ホルモンに関する研究」で薬学博士を取得し、同 23 年（1948）定年となった緒方の後継者として臓器薬品化学講座の教授に昇任した。伊藤は名誉教授となった緒方と共に唾液腺ホルモン研究をさらに発展させ、恩師緒方と共に世界的業績を残した。同 33 年（1958）にこの「唾液腺ホルモンの生化学的研究」で日本薬学会学術賞を受賞、同 35 年（1960）には第 2 代薬学部長に選任され、同 44 年（1969）3 月に定年退職、4 月より静岡薬科大学長に就任した。

　臓器薬品化学講座は、昭和 30 年（1955）前後に「生理化学講座」（教授伊藤・助教授鶴藤丞）と「薬品作用学講座」（教授高木敬次郎・助教授粕谷豊）の独立した 2 講座に発展した。それを見届けた緒方は、「自分の思っているような薬学になりつつあるのは感慨深い。これも慶松さんの先見性があったからだろう」と上記の自伝対談で述べている。また、緒方のこの言葉を裏付けるように、慶松の後継教授の菅澤重彦も「慶松先生は講座増設を実現させた薬学の立て直しの大功労者だ」と述べており、この問題は近藤・朝比奈両教授もなし得ない政治力を慶松勝左衛門教授が有していることを示している[8]。

・生物系講座必置の礎

　緒方の後任教授となった伊藤四十二は、研究分野のホルモン化学ばかりでなく、事業分野でも数々の業績を残し、「宗家」としての責任を果たした。その 1 つとして文部省や大学基準協会の「薬科大学設置基準」作成では主役を務め、

設置基準の講座数の増加と分科制の導入を実施した。

　前者の講座数の増加は、昭和31年（1956）に大学基準協会が薬科大学の設置基準の7講座（薬化学・薬品分析化学・生薬学・薬品製造学・衛生化学・薬剤学・生物薬品化学）を10講座に改めた。プラスされた3講座は緒方・伊藤がわが国薬学に求めた「生化学」「薬物学」「生理解剖学」であり、これにより生物系薬学が全薬科大学（薬学部）で根付く礎となった。

　後者の分科制導入は薬剤師の社会活動状況を根拠にして、昭和35年（1960）から「薬剤学科」「製薬学科」「衛生学科」（あるいは「生物薬学科」）など、薬剤師が活躍する専門分野別に薬学教育を行えるようにした。

　このように、薬学教育委員や薬学教育協議会の会長時代に薬学の教育体系の改革、構築に尽力した功績は大きい。しかし、薬学分科制は薬剤師国家試験に対して十分な教育を行いながら、各学科の特色を出すことができず、事実上この構想は予期した効果を得られずに破綻した。とは言え、6年制の今日でも分科制は新たな構想の基に採用されており、伊藤の着想は生きている。

・図書館活動の重要性を訴える

　もう1つの功績は、薬学分野の教育と研究の場に組織的な「文献情報」の利用を広めた先駆者であったことである。伊藤は図書館活動の重要性を訴え、昭和30年（1955）に薬科大学図書館の改善のため「日本薬学図書館協議会」を結成し、自ら理事長に就き牽引した。昭和40年（1965）には東京大学付属（中央）図書館館長に就任し、理系でしかも所帯の小さい薬学部からの就任は未曾有のことで薬学関係者を驚かせたが、伊藤は知る人ぞ知るその道の権威者であった。また、製薬業界共通の中立な情報サービス機関として昭和45年（1970）に「日本医薬情報センター」が設立された折にも尽力した。

・静岡薬科大学長時代

　静岡薬科大学長時代は教育方針として教養・専門の両課程を両輪として軽重の別なく対等とした。専門課程はカリキュラムの全面改訂を行い、「薬品化学分野」「生物薬学分野」「医療薬学分野」「薬品工学」の4コース制を実現するなど先駆的な特色を打ち出した。

　このほか、中央薬事審議会委員、日本薬学会会頭、文部省大学設置委員会委員長、静岡県水質審議会会長など数多くの要職を歴任したが、昭和51年

（1976）6月、学長在任中に悪性リンパ種のため死去、67歳だった。葬儀は静岡薬科大学葬として行われた。

　伊藤は専門のホルモン化学のみならず、薬学教育、情報、薬事行政に至るまで幅広い分野で活躍した文化人の香り豊かな「宗家」を代表する指導者であった。生前の功績が認められ、従三位勲二等旭日重光章が贈られた。

　ちなみに、「宗家」東京大学薬学部後任の生理化学講座担当教授には山田正篤（国立予防衛生研究所細胞病理室長）が昭和44年（1969）に就任した。山田は生命現象の最も基本的な問題の一つであるDNAの複製機構を教室のテーマとして取り上げ、緒方・伊藤路線の継承者として薬学部におけるライフサイエンスの確立を目指した。伊藤時代の助教授鶴藤丞は同年、東北大学薬学部教授に昇任した。

3. 高木敬次郎──初の薬理学講座を構築 [12]

　昭和26年（1951）緒方章の臓器薬品化学講座から分離独立の講座として新設された薬品作用学の基礎を築いた高木敬次郎（**写真67**）は大正4年（1915）11月、横浜市内で代々薬局を営む名家に生まれた。薬学志望であった高木は、旧制東京高等学校を経て、昭和11年（1936）東京帝国大学薬学科に入学した。3年時の特別実習で臓器薬品化学教室に入り、緒方教授の指導を受けた。これが薬理作用の研究を志す切っ掛けとなった。

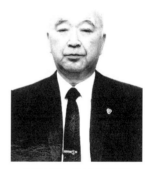

写真67　高木敬次郎

・緒方の門を叩き、薬理学を研鑽

　昭和14年（1939）卒業して正式に緒方の門を叩き、その後、臓器薬品化学講座の助手となり、有効成分不明な動物成分（解熱剤の地龍、鎮痛剤の赤トンボなど）の成分研究を始めた。赤トンボの黒焼き（焼末）は、民間薬では咽頭部の障害に使用されているが、生（なま）では効果がなく、黒焼きには鎮痛作用が認められるという新知見を得た。イナゴでも同様な結果であった。これは炭のかたまりというだけでなく、有機アミン性の化合物があるに違いないと考えた緒方の発想によるものであった。

　同年、緒方が定年退官し、後任教授には助教授の伊藤四十二が就任したが、

高木も助教授に昇格し、専ら薬理学の教育と研究を担当した。

薬理学を臓器薬品化学講座から分離して独立の講座を新設する案が浮上したのは昭和26年（1951）、薬学科のカリキュラム編成に際してである。新講座は薬物の化学的作用機序、化学構造と薬理作用の関係、薬効の薬理学的評価法の研究を主に行う計画で、高木が新講座担当教授候補に選ばれた。医学部薬理学教室の熊谷洋教授の勧めで、1年間熊谷の指導下で薬理学の研鑽を積んだ。

・新講座「薬品作用学」担当教授に

しかし、高木は結核に罹り療養生活を余儀なくされた。その間の昭和29年（1954）に「薬品作用学講座」が新設され、同講座は熊谷が併任教授として発足した。その後、健康を取り戻した高木が昭和32年（1957）予定通り、同講座教授に就任した。翌33年（1958）には薬学科が医学部から独立して「薬学部」となり、それに伴って助教授に粕谷豊、助手に福田英臣が任命され、薬品作用学は完全講座となって一気に教育・研究に拍車がかかった。粕谷は後に薬害研究施設薬害作用部門担当教授を経て、高木の後任教授となり、福田は名古屋市立大学薬学部教授を経て、東大薬学部毒性薬理学講座教授に就任している。

高木の教授時代は主にジフェニールブタノールアミン系化合物のアセチルコリン作用に着目し、その構造活性相関などをテーマにし、これが後に鎮痙剤アスパミノール（興和）へとつながった。

その後、薬品作用学講座教授のまま、医学部病院薬剤部長となり、全国国立大学病院薬剤部長会議も引き受けた。その間、薬剤部長の技官職から教授職への振替問題やDI（ドラッグインフォメーション）業務の充実に取り組んだ。後年、その成果として国立大学病院薬剤部長は東大、阪大を皮切りに教授職となり、またDIの重要性も文部省に認めさせ、人的予算も付いた。

昭和49年（1974）には第8代薬学部長に就任、同51年（1976）定年退職した。退職後は東京理科大学薬学部教授を昭和55年（1980）まで務め、大学院の充実に努めた。その間、日本薬学会会頭や厚生省中央薬事審議会委員などを歴任した薬学界の指導者であった。

・日薬会長に就任、分業を定着させる [10,13,14]

昭和57年（1982）は教育・研究畑一筋に歩んできた高木にとって思いもよらぬ年となった。日本薬剤師会の石館守三会長から、自分の後の日薬会長を引

き受けて欲しいと強い要請を受け、それを受け入れて第 20 代会長に就任した。

　その頃は厚生省の医療費適正化政策のなかで、保険者や患者から「医薬分業は金がかかる」とか「本当に分業は国民のためになるのか」という批判の声が出始めていた。これらの声に対し、高木は分業の質を高めることが不可欠と判断した。それには処方箋の監査から薬剤の交付、服薬指導、「薬歴」の作成・活用までの一貫する流れのなかで、「患者がどれだけの分業メリットを実感できるかがポイントである」と薬剤師に訴え続けた。

　特に「薬歴」は患者へ有効・安全に薬剤を供給できる方策として石館会長時代から取り組んできたが、高木はさらに積極的に活用を推進した。昭和 59 ～ 60 年（1984 ～ 1985）頃には保険薬局の 60％超が「薬歴」を活用するようになり、医師もその活用を薬剤師に求め、有用性を認めたこともあって、昭和 61 年（1986）には「薬歴管理指導料」が新設される快挙となった。さらに高木は「面分業」の達成と「かかりつけ薬局」の実現に真正面から取り組み、成果も徐々に現れつつあったが、78 歳を迎え、次期会長を吉矢佑（大阪・開局薬剤師）に託し、平成 6 年（1994）3 月に勇退した。

　12 年間に及ぶ日薬会長時代の功績は、石館前会長が軌道に乗せた医薬分業を「定着」させたことであるが、もう一つ忘れられない成果がある。それは薬剤師で参院議員の石井道子（昭和 30 年（1955）東京薬大卒業後、東大薬学部生薬学教室研究生となる：**写真 68**）が政治生命をかけて取り組んでいた医療法第一条にある医療人の規定のなかに「薬剤師を医療の担い手」と記載させることに日薬あげて協力し、平成 4 年（1992）の医療法改正で見事成就させたことである。これにより医薬分業は劇的な進展をもたらした。

　このように高木は薬学の振興と薬剤師の職能発揮に尽力した「宗家」を代表する指導者として責任を果たし、かつ挑戦を続けた 1人であった。しかし、同時に日薬会長として薬剤師の職能拡大に尽した最後の東大薬学部教授経験者であった。「宗家」出身者の歴代日薬会長は明治期の下山順一郎に始まり、高木で終わったことで、1 世記超続いた両者の関係に終止符を打つ決断を行った。平成 2 年（1990）に勲二等旭日重光章を受章した。最晩年まで元気に過ごしていたが、平成 30 年（2018）1 月 25 日に 102 歳で人生を閉じた。

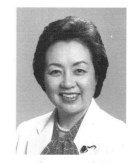

写真 68　石井道子

③ 京都帝国大学に医学部薬学科創設 [15]

　緒方章が臓器薬品化学講座の教授に就任した時期より、やや後年の昭和11年（1936）頃、京都帝国大学では医学部に薬学科を設置することが構想されていた。この構想実現について要請を受けた東京帝国大学薬学科教授の慶松勝左衛門は、薬学と製薬の振興の観点から大いに尽力した。

・「宗家」と異なる学風を目指す

　その頃、第一次世界大戦の影響で到来した医薬品の国産化時代により、関西の武田、塩野義、田辺、藤沢などの薬種問屋は近代的な製薬産業への成長を加速させていた。それに対応するには高度な知識を持つ医薬品研究者と製薬技術者が必要となっていた。こうした医薬品産業の新しい潮流が京都帝国大学に薬学科新設をしようとする背景にあった。

・京都帝国大学医学部からの依頼

　京都帝国大学医学部薬学科の設立は、東京帝国大学薬学科とは異なり、医薬品の国産化時代を反映して製薬化学に重点を置く医薬品研究を目指した。同薬学科設立の立案は昭和11年5月、名誉教授の森島庫太（薬理学）から東京帝大薬学科教授慶松勝左衛門への次のような依頼が発端であった。

　　　国民保健および医療に不可欠の医薬品生産分野は、まだ自給自足の域に至らぬのは優秀な技術者不足が一因をなしているが、特に関西製薬業界の切実な要望に対策を迫られている。かねてから京都帝大に薬学科新設の件を協議したが、このほど医学部教授会の全面的賛同を得たので、速やかに実現の計画を立案するに当たり、ぜひ東京帝大薬学科教授の絶大なる援助を仰ぎたい（略）

・慶松が具体的構想練る

　京都帝国大学医学部に薬学科を設立する具体的な構想は、東京帝国大学を間もなく定年で退官することになっていた慶松をはじめ、設立前に同薬学科から京都帝国大学医学部講師として来任していた高木誠司（後に薬品分析化学講座教授・薬学科主任）と石黒武雄（後に無機薬化学講座担当教授）らが中心となっ

て練った、慶松の信頼する人材によるものであった。

　慶松・高木・石黒はお互いに強い信頼があった。高木は先に慶松が主導した東京帝国大学薬学科の薬品分析化学講座が経済的理由から不成立に終わり不遇の席にあったが、慶松は高木を京都帝国大学薬学科の主任ならびに同薬品分析化学講座担当教授に推薦したのである。また、石黒は東京帝国大学薬学科を卒業後、慶松の薬品製造学講座の助手から助教授を務めた門下生で、後に第一製薬社長（現第一三共の前身）となった、慶松の信頼する人材であった。

　慶松ら３名が協議した結果、次のような方向性が決まった。有機化学、天然物化学など基礎薬学に重点を置く東京帝国大学薬学科の学風とは異なる特徴を有する薬学科を創立すること。それは関西の立地条件を生かして、医薬品国産化という時局の要請に応じた有能な医薬品研究者や製薬技術者の養成と新薬の総合的研究など製薬化学の充実に力点を置くというものであった。

　講座構成は５講座とし、基礎薬学としての「有機薬化学」（講座担当教授・富田真雄、以下同じ）と「生薬学」（刈米達夫）が設置されたが、そのほかに東京帝国大学には設置されていなかった「薬品分析化学」（高木誠司）、「無機薬化学」（石黒武雄）が新設された。これらの講座は当時の製薬化学に新しく台頭していた物理化学の研究教育を含むものであった。残りのもう１つの「薬品製造学」（高橋酉蔵）は新薬の総合研究、化学工業の教育研究を目指した。ちなみに、富田と高橋は近藤平三郎門下、刈米と高木は朝比奈泰彦門下、石黒は慶松門下であった。

・製薬化学重視型の講座編成

　講座担当教授の富田・刈米・高木・石黒・高橋は、すべて「宗家」東京帝国大学薬学科の３代目に当たる出身者が就任したが、明らかに同薬学科とは異なる基本方針に基づいた製薬化学重視型の講座編成であった。衛生裁判化学講座はなく、薬科学は有機・無機の２講座が設置されたことからも理解できる。さらに５講座以外の授業科目も東京帝国大学薬学科に対抗する新しい薬学を設立する基本方針が盛られた。

　つまり、医学部教授や講師による微生物学、薬理学、病理学、内分泌学、調剤学・薬局製剤学などの講義が行われた。そのほかにも化学機械論、電気工学、醗酵学、さらに工場経営など製薬産業に直結する講義が工学部、農学部など他学部からの支援で行われ、製薬化学教育の充実が図られた。５教授の間には、東大

に対抗する新しい薬学建設の情熱・気概が漲っていた。例えば富田真雄は基礎薬学の天然物化学研究で多くの業績を挙げたが、医学科関係者と積極的に交流し、解剖学や薬理学など専門書の独学に励んだという。

　これらは一例に過ぎないが、医薬品研究を目指す新しい学風の構築が全教員の掲げた基本的な研究、教育理念であることから、こうした学風は以後、京都帝国大学薬学科の特色として培われて行った。

　ただ、第1回卒業生が出たのは、昭和16年（1941）12月であり、太平洋戦争が勃発した同時期であったことを考えると、創立精神の医薬品研究が発揮されるのは戦後の学制改革の後ではなかったであろうか。戦後は米国からペニシリン、パス、ヒドラジッド、抗ヒスタミン剤、ステロイドホルモン剤、降圧剤などの新薬が次々に導入され、臨床現場で繁用された。製薬産業も戦後の混乱期から立ち直り、これら新医薬品の開発を通して、さらに飛躍へ向けて活発化し始めた時期であった。こうした時代に同薬学科は製薬産業の発展を担う人材を輩出し実績を残した。

　ここに関西における第2の「宗家」として存在感を示すと同時に、新しい構想による薬学の学術と技術の独占と発信地となり、人材の供給源へと発展して行った。創設時の目的通り卒業生は関西のみならず、関東の製薬企業にも就職し、その数は東京帝国大学薬学科をしのぐ勢いであった。薬務官僚として厚生省薬務局にも進出し、昭和30年代以降には技官ポストの製薬課長や麻薬課長、審議官として活躍した。

④ 京都帝国大学初代5教授の足跡

　ここでは、東京帝国大学薬学科と異なった校風を育てた京都帝国大学薬学科の初代5講座担当教授（高木誠司・刈米達夫・高橋西蔵・富田真雄・石黒武雄）の足跡を検証する。高木はわが国における薬品分析化学の創始者であり、刈米達夫は国際的な生薬学者で薬務行政にも造詣が深い指導者である。高橋は臨床現場で繁用された鎮痛薬の創薬の実績を持ち、富田はアルカロイド研究のトップを走り、石黒は学界・製薬界で名を馳せた――というバランスのよい体制で第2「宗家」の礎をつくった。

　また、後継の2代目5教授および昭和20年代中頃に増設された薬剤学・生物薬品化学の2講座の担当教授の研究実績も記した。

1. 高木誠司教授 [16,17]——薬品分析化学講座の創始者

昭和14年（1939）京都帝国大学医学部に薬学
科が創設されるや、同薬学科の創設委員として東
京から赴任後、薬品分析化学講座の初代教授に就
任した高木誠司（**写真69**）は、明治27年（1894）
4月東京・本郷西片町に生まれた。中学時代、尊
敬する先輩の話から薬の発見は人類の幸福をもた
らすこと、またその方面の研究は人道に適うもの
であるとの信念を持つようになり、薬学進学に夢
を抱いていたという。

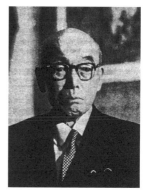

写真69　高木誠司

中学卒業後、天下の秀才が集う旧制第一高等学
校を経て、大正7年（1918）東京帝国大学薬学
科を卒業し、生薬学教授の朝比奈泰彦の助手となって研究に従事。アルテミシ
アケトンの構造研究などで業績を挙げ、大正13年（1924）に薬学博士号を取
得した。前年の大正12年（1923）には政府方針で医薬品の国産化研究を進め
る東京衛生試験所に技師として勤務したが、東京帝国大学薬学科に薬品分析化
学講座新設の動きが起こると、高木は薬学に分析化学を導入する使命を帯びて
2年間、ロンドン大学ドナン教授の下に留学した。

・陽イオン系統分析における硫化ソーダ法の確立

昭和5年（1930）留学を終え帰国、助教授として分析化学教室を開いたが、
折からの経済不況の影響を受けて資金が集まらないと判断され、寄付講座の開
設は見送られた。しかし、高木は己の使命である薬品分析化学をわが国薬学の
なかに確立するため、日夜努力を惜しまず、選科生として高木の門を叩き、最
初の助手長瀬雄三（東京薬学専門学校出身、後に岐阜薬科大学教授、東京薬科
大学教授・学長）をはじめ研究生や学生らの協力を得て創案の陽イオン系統分
析における「硫化ソーダ法」の確立に着手した。

その後、高木は昭和14年（1939）に京都帝国大学医学部に薬学科が創設さ
れるに際し、創設委員として種々新しい構想を実行に移し、初代の薬品分析化
学講座教授に就任した。これがわが国における薬品分析化学講座の嚆矢である
が、高木はそればかりでなく新設の薬学科を背負って立つという自覚が強かっ
た。指導に当たっては、その使命・責任感から厳しいものがあったが、弟子た

ちが失敗すると高木がすべて責任を取るなど、江戸っ子らしい侠気の気質で、第2「宗家」の礎の建設に邁進したという。

高木の教授時代は戦中戦後の困難な社会情勢下にもかかわらず、早くから電気化学的方法を分析化学分野に導入し数々の成果を挙げ、多くの後進を育成した。具体的な研究を挙げれば、金属錯体の研究、アンモニウムアマルガムの研究、二次微分自動滴定の研究、アサリ成分研究などが有名で、原報は200余編に及んでいる。なかでも「硫化ソーダ法」は、わが国薬学における分析化学の研究・教育の発展に大きく貢献したことが高く評価されている。

・大学外でも重職を果たす

高木は、これらの研究と薬学科主任教授の重職を顧みず、昭和16年（1941）には日本薬学会近畿支部を立ち上げ、第2宗家の気概を示した。そして初代支部長として戦中の困難ななか支部の育成と発展の基礎を築いた。昭和27年（1952）には日本薬学会会頭を務め、物質の欠乏など戦後の混乱が続くなか学会の運営・事業の遂行に当たり、その努力は多くの会員に感銘を与えた。

公職としては日本学術会議会員、学術奨励審議会委員、日本薬局方調査委員、薬事審議会委員などを歴任し、昭和32年（1957）に京都大学を定年退職、同35年には勲二等瑞宝章を受章した。このほか、懇請を受けて学校法人大阪薬科大学理事長に就任し、私学教育・研究の振興にも功績を残したが、昭和49年（1974）3月6日79歳で死去した。

趣味は小唄で、大の美食家でもあり、「威あって猛からず」の風格であったという。

以上のように高木は、わが国の薬品分析化学の先駆者であった。そして、薬学の分析化学は西の高木誠司、東の石館守三の両教授を源とする2つの流れによって牽引された。そのなかで高木は陽イオン系統分析における「硫化ソーダ法」の開発など薬学における分析化学の研究・教育の発展に大きく寄与した。そればかりでなく、第2の「宗家」である京都帝国大学薬学科の創設時から主任として東京帝国大学薬学科とは違った医薬品研究を目指す学風を掲げ、その実現に力を注いだ責任感の強い指導者であり、その実現のために挑戦し続けた指導者でもあった。卒業生の多くが製薬産業に就職し、研究開発部門をはじめ多くの部署の幹部として従事していることからも、その学風が充分に発揮され、今日の京都大学薬学部の伝統になっているのが理解できる。

◆後任教授・宇野豊三 [18] (写真70)

昭和32年（1957）に高木誠司の後任教授となった宇野豊三は、薬学科第一回生として卒業した高木の愛弟子である。宇野はドイツで開発され昭和30～40年代初頭、わが国製薬企業で開発された持続性製剤など様々な特徴を持つサルファ剤をテーマに取り上げ、建学の精神通り医薬品研究を展開した。化学分析法のみならず、電気化学的方法やクロマトグラフィーなどを駆使して、サルファ剤の代謝・分析に関する研究を行い、新規代謝物の発見、代謝過程の解明などで業績を挙げた。昭和44年（1969）「サルファ剤代謝物分析の化学的研究」により日本薬学会学術賞を受賞した。

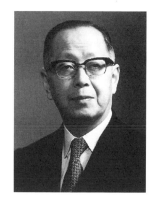

写真70　宇野豊三

2. 刈米達夫教授 [19-21]──薬事行政を主導した世界的生薬学者

初代の京都帝国大学薬学科5教授のうち、生薬学・植物化学の権威として国内外で知られている刈米達夫（写真71）は、教授在任中から日本薬剤師協会会長や国立衛生試験所所長（現国立医薬品食品衛生研究所）を兼務するなど幅広く活躍した点で「宗家」を代表する1人として、京都大学薬学科のみならず、わが国薬学・薬業の発展に大きな功績を残した。

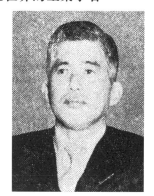

写真71　刈米達夫

・内務省入省後、京大教授に就く

刈米は明治26年（1893）大阪で生まれ、旧制第一高等学校を経て、東京帝国大学薬学科の入学試験をトップの成績で入学した。薬学科3年の時、朝比奈教授の指導でナギナタコウジュの成分の構造決定に従事し、大正6年（1917）に卒業した。卒業後大学院に進み、フラン化合物の研究を行っていた大正7年（1918）の大学院在学中の24歳の時、内務省衛生局の薬用植物栽培試験事務課の主任技師に抜擢され、東京衛生試験所の技師も兼任した。

その後、同試験所の薬用植物栽培試験部長を経て、昭和14年（1939）に京都帝国大学薬学科教授に就任したが、厚生省衛生局技師を兼任した。以後、刈米は大学での教育・研究の一方、薬事行政に深く関わるようになる。

京都帝大薬学科教授の刈米は、生薬学教室の研究として生薬の試験法、薬用植物の成分研究を主体に取り上げた。生薬学を「薬学の母」と考える刈米は、世界各地で伝承されてきた多種多様な生薬やその医療体系を研究対象にした。そして生薬学は医薬素材の起源や生産から開発、治療に至る多彩な分野を考究する学問ととらえていたので、講座の研究も生薬中の未知成分に夢とロマンを求めて生薬化学を重視した。

成分研究では裸子植物から被子植物、シダ植物に至る広範な植物を研究材料に選び、多数の松柏類の葉蝋の研究を行い、葉蝋の化学構造と松柏類の分類とが相関することを明らかにした。また、二重フラボノイドなどの新規成分の構造を明らかにすると共に、その化学構造と松柏類での分布も明らかにした。

これらの生薬成分の研究には新しい微量分析法を用いての成果であるが、フラノボイド、アルカロイド、テルペノイド成分などの分布を調査して化学分類に関する重要な新知見を得るという数々の成果を挙げた。また、猛毒植物のドクウツギの成分研究でも名を馳せた。

昭和30年（1955）に刈米はパリ大学からパリ大学名誉博士の学位が授与された。その授与式の翌日、パリ大学薬学部講堂で刈米は松柏類成分の研究について講演を行った。翌31年（1956）に京都大学教授を63歳で定年退職した。教授在職は16年に及んだが、その間に引き受けた教育・研究に関する役職は日本学術会議会員（1948〜1963年）、学術奨励審議会委員（1955〜1958年）、日本薬学会会頭（1954年）、日本生薬学会初代会長（1960〜1961年）、大学設置審議会委員（1956年）などがある。

・医薬分業法の成立に貢献[22]

16年に及んだ刈米の京都大学薬学科時代には、数々の重職を兼任した。その1つが日本薬剤師協会会長である。敗戦直後の昭和23年（1948）10月、GHQの指示で日本薬学会と日本薬剤師会が合併して「日本薬剤師協会」が発足したが、刈米はこの年から昭和27年（1952）まで足かけ5年間、新発足した同協会会長を務めた。この5年間は、昭和24年（1949）7月1日に来日した米国薬剤師協会使節団 **（写真72）** が、医薬分業実施を勧告したことで始ま

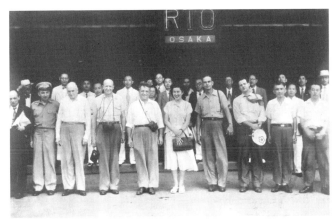

写真 72　米国薬剤師協会使節団（昭和 24 年大阪駅前にて。前列右から 2 人目が刈米）

る戦後の医薬分業実施を巡る日薬と日本医師会の激しい大論争の幕開けを告げる大事な時期であった。

　使節団一行 5 名は米国薬剤師協会会長ジェンキンス博士を団長に、日本各地の薬業の現状を視察、刈米も同行した。使節団は同月 30 日、「分業実施」を強く勧告して帰米、勧告書は GHQ サムス准将から 9 月 13 日、日本側に渡された。

　この勧告書を基に医薬分業実施を推進するサムスの主導で設置された「分業の可否」について審議する臨時医薬制度調査会 (写真 73) は昭和 26 年（1951）2 月、投票の結果、「法律措置により昭和 28 年（1953）から医薬分業を実施する」旨を答申した。刈米は『回想録』のなかで「その夜は祝杯をあげながら日薬幹部は皆泣いた」と記している。明治 26 年（1893）に薬剤師会が誕生して以来、先人たちの心血を注いで求めた医薬分業が実施に向け、大きく前進したという万感がこみ上げてきたのであった。

　答申を基に厚生省は昭和 26 年（1951）3 月、法律による強制分業を目指す「医薬分業法案」を国会に提出した。審議は反対する医系議員と賛成の薬系議員が対立し難航を極めた。公聴会でも村山義温（東京薬科大学学長）、大内兵衛（法政大学総長）などは分業の必要性を証言する一方、中谷宇吉郎（北海道大学教授）らは法律による分業は反対するなど、喧々諤々の審議が続いた。このような状況のなか、トルーマン米大統領命によるマッカーサー元帥の解任に殉じたサムスが 5 月突如辞任するという事態が発生、刈米ら日本薬剤師協会幹部には青

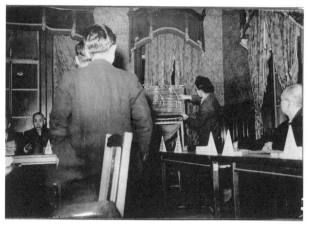

写真 73　臨時医薬制度調査会、医薬分業の実施をめぐり臨時医薬制度調査会総会で
　　　　決選投票、19 対 11 で分業実施を決定（昭和 26 年 2 月 28 日、日赤本社）

天の霹靂だった。分業問題はサムスの辞任で攻守ところを変え、日本薬剤師協
会は一気に暗転に向かった。後任のモロハン軍医大佐は日本医師会田宮猛雄会
長（東京大学名誉教授）の要求を受け入れ、政府案の修正を認め、医師の処方
箋発行義務は大幅に緩和され、実施日も 2 年延期（昭和 30 年（1955）1 月か
ら実施）されて、分業法案は同 26 年（1951）6 月に成立した。
　成立した分業法は「骨抜き」と言われたが、刈米が全身の努力を傾注して制
定に漕ぎつけた成果は高く評価されなければならない。刈米は「政府原案に重
大修正が行われたが、分業を明確に法文化した意義は大きい。今後は日医と友
好関係を築きたい」と冷静な談話を発表した。
　医薬分業法の成立を見届けて昭和 27 年（1952）3 月に日本薬剤師協会会長
を退任した刈米は、その後も京都大学教授を務めながら多くの職を兼任した。
翌 28 年（1953）には国立衛生試験所長となり、WHO の国際薬局方専門委員
を同 40 年（1965）まで委嘱された。同 31 年（1956）に京都大学を定年退
職後は、国立衛生試験所長に専念し、昭和 33 ～ 42 年（1958 ～ 1967）は厚
生省中央薬事審議会会長を併任した。

・衛生試験所所長時代
　衛生試験所長時代は、国中の注目を集めた黄変米事件（昭和 29 年：1954）、
魚類の放射能禍（昭和 29 年：1954）、粉乳砒素中毒事件（昭和 30 年：

1955)、サリドマイド禍（昭和37年：1962）、水俣病と阿賀野川水銀事件（昭和40年：1965）など、食品衛生や医薬品を巡る重大事件が次々に発生した。その解明に当たり刈米は薬学者として判断の誤りを絶対に許されない決断に迫られ、気の休む間もない多忙な時期が続いた。そのような状況下でも幅広い分野に責任を背負う薬学の「宗家」を代表する1人として見事に任務を果たした。このほか衛生試験所の組織拡充や試験業務の強化などにも取り組み、副所長制の実施、製薬研究部の新設、残留農薬調査の長期計画や毒性センター計画、大気汚染予防計画なども推進した。

　刈米は国際感覚の豊かな生薬学・植物化学の世界的権威であり、わが国薬学・薬剤師の偉大な指導者として数多くの足跡を残した。同52年（1977）6月、84歳で帰らぬ人となったが、生前の偉功により内閣より正三位に叙する位記が贈られた。また、フランス政府よりパルムアカデミック勲章オフィシェ章が授けられ、国際的な高い評価を得た「宗家」の責任と挑戦を成し遂げた代表的人物であった。

◆後任教授・木村康一 [23] (写真74)

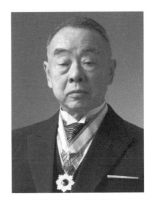

　刈米達夫の後任教授として昭和31年（1956）に就任した。昭和2年（1927）東京帝国大学薬学科を卒業、大阪大学薬学科教授を経ての着任であった。恩師朝比奈泰彦から「人のやらないことをやれ」との教えを受け、漢薬の基原植物の研究を志した。本草古文献や中国の地誌学に関する卓越した知識を活用して胡黄連や辛夷、多くのセリ科植物由来の漢薬の起源を追及した。昭和23年（1948）からは朝比奈の下で「正倉院薬物調査」にも加わり、貴重な調査結果を残した。

写真74　木村康一

3. 高橋西蔵教授
——鎮痛薬アミノプロピロンを創製 [24,25]

　京都帝国大学薬学科の薬品製造学講座の初代教授となった高橋西蔵（**写真75**）は、明治30年（1897）1月米沢市で生まれた。仙台の旧制第二高等学校から大正11年（1922）東京帝国大学薬学科を卒業し、近藤平三郎教授の副手

として研究に従事、大正 13 年（1924）に米沢高
等工業講師となった。昭和 7 年（1932）2 月か
ら 1 年 8 ヵ月間、文部省在外研究員としてスイ
ス、ドイツ、米国に留学した。帰国後の昭和 10
年（1935）には「タキシンの構造研究」により
薬学博士の学位を取得し、翌 11 年に同高等工業
教授に就いたが、昭和 14 年（1939）京都帝国大
学に薬学科が新設されたのを機に薬品製造学講座
教授に就任した。以来 21 年間にわたり同講座を
主宰し、教育・研究に精魂を傾けた。

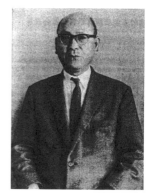

写真 75　高橋酉蔵

・新規化合物の合成 4500 に達す

　この間、数々の注目すべき化合物を合成し、これらの研究成果は薬学雑誌な
どで発表、その数は 350 編に及び、新規化合物約 4500 を合成した。主に含
窒素環化合物であったが、そのうち医薬品の原料または医薬品と思われるもの
で日本特許、外国特許として申請、公告、登録済のものは 139 件に及び、実
用化されたものが 4 種ある。そのなかにはアミノプロピロンのように優れた
鎮痛剤として長く実用に供されたものもあり、建学精神の医薬品研究が実り、
わが国薬学における薬品製造学の研究・教育の発展に貢献した。

　学外活動では昭和 28 年（1953）に薬学会会頭を務める一方、日本薬局方調
査会委員、中央薬事審議会委員、薬剤師国家試験審議会委員などを歴任した。
京都大学定年後は名城大学薬学部教授、同薬学部長に就き、私学教育・研究の
発展にも尽力した。昭和 49 年（1974）8 月郷里
米沢で病没、77 歳であった。生前に勲三等旭日
中授章を受けた。高橋は寡黙であったが、門下生
によれば指導に当たっては慎重で懇篤であり、慈
父のようであったという。

◆後任教授・上尾庄次郎 [26,27]（写真 76）

　高橋の後任には、京都帝国大薬学科創設時に有
機薬化学講座の助教授で、大阪大学薬学科創設に
際し教授として赴任していた上尾庄次郎が昭和

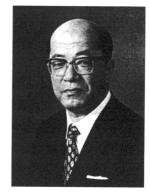

写真 76　上尾庄次郎

35年（1960）、2代目教授として就任した。

上尾は講座の研究を植物成分の化学構造決定とした。上尾は当時のわが国薬学界で独自の発展を遂げつつあった有機天然化合物の構造決定分野において主流の1つを形成した。上尾はヒガンバナ科植物のアルカロイド成分の構造研究を集大成すると共に、生物活性を有する種々の植物成分の構造研究でも多大な業績を挙げた。リコリン、リコレニン、ガランタミンなどの立体構造の確立とリコラミン、ジヒドロクリニンなどの全合成にも成功するなど不滅の業績を挙げた。

これらの業績は世界的に高く評価され、昭和31年（1956）に日本薬学会学術賞を、昭和45年（1970）に「ヒガンバナの有毒塩基成分の化学的研究」で日本学士院賞をそれぞれ受賞した。昭和48年京都大学を定年退職後は、昭和51年(1976)に静岡薬科大学長に就任し、同大学の漢方研究所の新設など教育研究体制の充実に尽した。

この間、日本学術会議会員、薬学視学委員、中央薬事審議会委員などを歴任し、わが国薬学の研究教育制度や薬事行政面の充実・発展に寄与した。

4. 富田真雄教授——初代薬学部長として貢献 [28,29]

天然有機化合物研究で名高い富田真雄（**写真 77**）は明治36年（1903）8月東京に生まれた。大正15年（1926）東京帝国大学薬学科を卒業、乙卯研究所に入り、所長で東京帝国大学薬学科教授である近藤平三郎の指導の下で研究者としてスタートした。最初に選んだのはツヅラフジ科アルカロイドの研究で、オオザンツヅラフジからトリロビンを結晶型で取り出すことに成功、この研究で薬学博士の学位を取得した。

昭和15年（1940）京都帝国大学薬学科に有機薬化学講座が新設されたのに伴い、同講座の初代

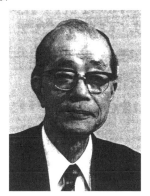

写真 77　富田真雄

教授に就任、創設時の基礎づくりに尽した。さらに昭和35年（1960）薬学部への昇格と共に初代薬学部長を務め、以来昭和42年（1967）の定年まで、その育成発展に努力した。特に製薬学科の新設、火事による薬学部の新館建設などに精根を傾け実現させた。

・アルカロイド研究で実績残す

　研究面では塩基性天然有機化合物の研究を進め、昭和32年（1957）に「ツヅラフジ、モクレン科並びにメギ科植物アルカロイド研究」で日本薬学会賞を受賞した。特にビスコクラウリン型塩基の全合成を完成し、欧米に先んじて必須の開裂反応を開発したことが国際的に高く評価された。この一連の研究で日本薬学会賞のほか、昭和35年（1960）の「植物塩基の構造研究」による日本学士院賞の受賞に結びついた。発表された論文は500報を超えるなど、トッププランナーとして走り続けた。

　京都大学定年後は、京都薬科大学教授・学長、理事に就任し、昭和50年（1975）まで学生の教育と教員組織や諸施設の拡充に尽した。

　また、日本薬学会会頭のほか、公的な分野では日本学術会議会員、文部省大学設置審議会委員、薬学視学委員、厚生省中央薬事審議会委員などを務め、広く薬学発展のために貢献した。

　このように数々の研究業績や公的機関の委員などを歴任した富田だが、その人柄は少しも偉ぶることはなく、終始飾らず、すべての人に温かい心情をもって接したので、誰からも愛され尊敬された指導者であった。晩年も元気で過ごすことが多かったが、平成元年（1989）9月25日86歳で人生の幕を閉じた。生前の昭和48年（1973）多くの勲功により勲二等瑞宝章が授与された。

◇後任教授・犬伏康夫 [30,31] （写真78）

　富田真雄の後任となった犬伏康夫は、昭和18年（1943）京都帝国大学医学部薬学科を卒業、昭和21年（1946）助手、昭和26年（1951）に助教授として恩師富田の下で有機薬化学の研究に従事した。大阪大学薬学部教授を経て昭和42年（1967）京都大学薬学部教授に就任したが、引き続き天然物化学の分野で研究を展開した。

　ツヅラフジ科植物塩基の構造研究では特異な炭素骨格を持つステピノニンなどの構造を解明した。合成研究ではビスコクラウリン型塩基のうち、イソテトランドリンやトリロビンなどの光学活性

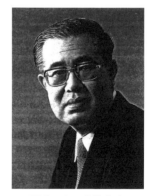

写真78　犬伏康夫

体の全合成を完成した。また、南米産の矢毒蛙成分のうち、プミリオトキシン

Ｃなどの全合成も達成するなどの数々の優れた世界的な業績を挙げた。これら
の研究の集大成として、昭和 43 年（1968）に「本邦産リコポジウム属植物成
分の研究」で日本薬学会学術賞を受賞した。平成 5 年（1993）勲二等旭日重
光章を受けた。

5. 石黒武雄教授——大手製薬企業社長を務めた先達[32,33]

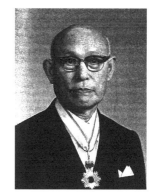

写真 79　石黒武雄

　製薬化学を重視した石黒武雄（**写真79**）は明治
37 年（1904）8 月新潟市で生まれた。昭和 4 年
（1929）東京帝国大学薬学科を卒業し、慶松勝左
衛門が主宰する薬品製造学教室の助手として研究
者生活を始めた。同 11 年（1936）に檜樹脂の
研究で薬学博士を取得し、翌 12 年（1937）慶松
の後任教授に助教授の菅澤重彦が就任したのに伴
い、石黒は助教授に昇格した。この時、慶松は退
職と同時に京都帝国大学薬学科の創立事務嘱託に
就き、その準備に当たっていたので、石黒は同薬
学科の無機薬化学講座担当教授に転任した。

　その後、30 年にわたり薬学教育に専念し、製薬産業を担える人材を数多く
育成した。その一方で研究においては百余編に及ぶ論文を発表、薬学の振興、
製薬技術の進歩に寄与した。研究では新たな触媒反応を研究テーマに取り上げ、
ピリジン同族体やピペラジン類などの合成研究で成果を挙げた。また、ポリエ
チレングリコール研究、ジフェニルヒダントインナトリウムの物理化学研究、
光学異性体直接分割の研究、龍涎香やキンモクセイ花の成分研究、さらに放射
性オキシ塩化燐の合成など幅広い研究を行い、無機薬化学講座の基礎を築いた。
昭和 35 年（1960）には「触媒気相研究によるピリジン、キノリン塩基の合成
研究」で日本薬学会学術賞を受賞した[33]。

・製薬業界の発展に尽す

　昭和 34 年（1959）京都大学を退職し、第一製薬の常務取締役として迎え
られ、同 38 年（1963）社長に就任した。折から製薬産業界は国民皆保険制
度の実施による成長期にあり、石黒は豊かな学識と経験を生かして研究開発、
製造技術の向上に努めた。社長在任中の昭和 51 年（1976）までの 13 年間に

持続性サルファ剤、止血剤、抗結核剤など多くの新医薬品を臨床現場に送り出し、「新薬の第一」と評された。また、放射性医薬品が医療に重要な役割を担いつつあることから需要の増大に応えるため、昭和43年（1968）第一ラジオアイソトープ研究所（合弁会社）を設立して安定供給を実現し社会的使命も果たした。

　その他、日本国際医学協会顧問、臨床薬理研究振興財団理事長、学校法人大阪薬科大学理事長などを歴任、さらに産業人として内閣貿易会議専門委員や経済団体連合会理事、日本化学工業常務理事なども務めた。日本薬学会では理事、会長を歴任し薬学会館建設の基盤作りに尽力したほか、産学協同の推進に骨身を惜しまなかった。

　石黒は「人を活かし人を育て、以って豊かな社会を創る」を信条として教育・学術の振興、産業の発展、福祉の向上など数々の幅広い社会的貢献に努めた功績に対し、日本学術協会賞、毎日工業技術章、勲三等中授章が贈られ、昭和60年（1985）には勲二等瑞宝章を受章した。米どころ新潟生まれからか日本酒を好み、門下生を集め度々酒宴を催したという。最晩年まで元気で過ごすことが多かったが、平成16年（2004）10月、101歳の長寿を全うした。

◆後任教授・中垣正幸 [34] (写真80)

　昭和35年（1960）石黒武雄の後任となった中垣正幸は、昭和20年（1945）東京帝国大学理学部を卒業し大阪市立大学教授を経て、無機薬化学講座の担当教授に就任した。物性物理化学の研究を通じて、医薬品開発に欠かせない薬物の溶解や相挙動の研究、非水溶媒中でのステアリン酸アルミニウム会合状態などをテーマとした。

　昭和39年（1964）には薬品物理化学講座の新設により、担当換えとなったが、医薬品研究に必須の物性物理化学、薬品物理化学、膜学、コロイドおよび界面化学の分野で優れた業績を残した。

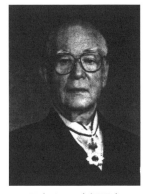

写真80　中垣正幸

昭和45年（1970）には「水晶体カプセルの透過性に関する物理化学的研究」で日本薬学会学術賞を受けた。昭和62年（1987）京都大学定年後は星薬科大学教授として平成4年（1992）まで薬学教育に貢献した。

⑤ 新制京都大学薬学科発足で2講座増設

　京都帝国大学医学部薬学科は上述のように5講座（薬品分析化学・薬品製造学・有機薬化学・無機薬化学・生薬学）で創設されたが、戦後間もない昭和24年（1949）に来日した米国薬剤師協会使節団は「わが国の薬学教育は余りにも有機化学偏重である」と指摘し、医薬品と密着した教育の充実の必要性を勧告した。一方、同年に行われた学制改革で新制大学として発足した京都大学医学部薬学科は、同使節団の勧告を受けて昭和26年（1951）「薬剤学講座」および、翌27年には「生物化学講座」が増設された。薬剤学講座の初代教授には掛見喜一郎（医学部付属病院薬局長兼任）が、生物化学講座の初代教授には鈴木友二がそれぞれ就任し、これら新しく必要とされた薬学研究と教育を充実発展させた。

1. 掛見喜一郎教授
——製剤設計で有効・安全な薬物治療を目指す [35,36]

　東京大学薬学科と共に、わが国で最初に設置された京都大学薬学科の薬剤学講座教授に就任した掛見喜一郎（**写真81**）は、昭和8年（1933）東京帝国大学薬学科を卒業した後、昭和12年（1937）3月に慶松勝左衛門の後任として、同年4月助教授の菅澤重彦が薬品製造学講座教授に就任した時、同講座助手に採用され、研究者生活をスタートさせた。その後、岐阜薬学専門学校教授などを経て、昭和26年（1951）京都大学薬学科に創設された薬剤学講座の初代教授に就任した。

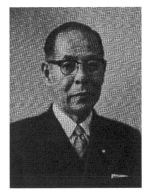

写真81　掛見喜一郎

　就任した昭和26年当時は、抗生物質やサルファ剤などの新薬・新製剤が相次いで登場した時代であった。初代教授の掛見は、それらの体液中濃度の測定や体内動態の追跡研究を取り上げ、わが国における薬動学研究の端緒を開いたほか、各種のコーティングを施した経口投与剤について薬物の吸収特性、体内動態に及ぼす製剤法の影響について検討した。

　これらの検討は、後の生物学的利用能評価を基礎とした製剤設計研究の先駆けとなった。また、コーティング剤の合成に関する研究では、各種製剤添加物

の合成と製剤特性の研究から抗菌剤の化学修飾研究へと発展し、新しい薬物投与形態の開発研究の礎となるなど数多くの成果をもたらした。

・エンテリックコーティングで学会賞

　昭和31年（1956）には「エンテリックコーティングの研究」で日本薬学会学術賞を受賞、薬剤学研究者の大きな刺激となった。この研究は高分子材料に薬学が得意とする化学修飾を施した上で、錠剤にコーティングして崩壊試験を行った結果を、血中濃度測定によるヒトでの結果と対比したものであった。それは製剤法によって薬物の血中濃度に大きな差があることを薬剤学的に実証した研究でもあった。

　これらの研究を進める過程で掛見は、医薬品の投与法や製剤設計に、物質側の情報に加えて薬効と安全性に関係の深い生体側の情報を加味することの重要性を認識した。これにより物理薬剤学・生物薬剤学・医療薬剤学など新しい研究領域が生まれた。こうした状況の変化拡大は、生体への薬物投与に対する考え方や方法論にも大きな影響を与えた。つまり「物として医薬品原体の科学」と製剤を含む「投与法に関する科学」を総合することで、より有効性・安全性の面から進歩洗練された薬物治療を実現しようとする思想を生んだのである。

　こうした薬剤学の進歩発展を牽引したのが掛見の功績であった。掛見は昭和46年（1971）に定年退職した。教授在任は20年に及んだ。

◆後任教授・瀬崎 仁 [37,38]（写真82）

　掛見喜一郎の後任として2代目薬剤学講座教授となった瀬崎 仁は、昭和28年（1953）京都大学医学部薬学科を卒業し、医学部付属病院助手、薬学部助教授を経て、昭和46年（1971）4月教授に就任した。瀬崎は掛見の考えを基に薬物体内動態の精密制御を通じて、薬物治療の最適化の実現を図る新しい薬物投与形態であるドラッグデリバリーシステム（薬物送達システム：DDS）の研究を講座の中心テーマに据えた。そして、医薬品投与に関する新しい思想・技術の領域において草創期から研究を先導し学問の体系化を進めた。

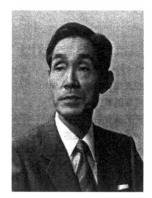

写真82　瀬崎仁

　平成元年（1989）にはその研究業績の集大成である「薬物送達システムに関する生物薬剤学的研究」に対して日本薬学会学術賞が贈られた。

2. 鈴木友二教授──薬学における生化学の重要性を示す [39,40]

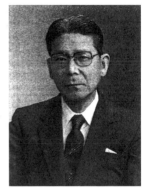

写真 83　鈴木友二

　昭和 27 年（1952）8 月生物薬品化学講座の初代教授に就任した鈴木友二（**写真 83**）は、昭和 12 年（1937）東京帝国大学医学部薬学科を卒業したが、在学中から当時助教授であった高木誠司に師事し分析化学研究に取り組んでいた。卒業後は直ぐに京城薬学専門学校教授として渡朝、昭和 15 年（1940）4 月京都大学薬学科の薬品分析化学講座高木誠司教授の助手となり、本格的に研究を始めた。昭和 18 年（1943）同講座講師、同 20 年（1945）9 月助教授に昇格した。

　後日談ながら鈴木は助教授時代、高木の指導で貝類エキスの成分研究を行ったが、この研究を契機に生化学分野に進むことになったという。

・キニン系の蛋白化学を教室テーマとしてスタート

　鈴木が新設の生物薬品化学講座教授に就任した当時、生化学は黎明期で外国の学術専門誌には新しい重要な発見が次々に報告されていた。それら最先端の情報や技術をいち早く取り入れながら、教室の研究テーマは、後に学士院賞を受賞することになるキニン系の蛋白化学とその制御に関する研究を中心にした。そのほか代謝拮抗作用を示すアミノ酸同族体とその作用機構、植物中の新含硫黄アミノ酸とそれらを含むペプチドの構造・生合成・代謝、さらにポリミキシン系抗生物質の構造とチロシジン系抗生物質の生合成、蛇毒中の蛋白質核酸分解酵素や生理活性ペプチドなどの独創的研究で多くの成果を挙げた。

　これらの業績は国内より諸外国での評価が高く、門下生の研究意欲を大いに刺激したが、国内においても昭和 36 年（1961）に「蛇毒の酵素化学的研究」で日本薬学会学術賞を受賞したのに続き、昭和 54 年（1979）には「キニン系の蛋白化学とその制御に関する研究」で日本学士院賞を受賞するなど高く評価された。このように鈴木は薬学のみならず、わが国の生化学研究のパイオニアの一人とし

て名を馳せた。鈴木の薬学における生化学の重要性を示した功績は大きい。

この間、鈴木は京都大学化学研究所教授の併任、大阪大学蛋白質研究所長などを歴任した。定年退職後は明治薬科大学教授を6年間務め、私立薬科大学の研究水準の向上にも貢献した。これら多くの業績に対して、昭和51年（1976）に紫授褒章が、同57年（1982）には勲二等瑞宝章が贈られた。鈴木の研究に対する姿勢は妥協を許さず、極めて厳しいものがあったが、その先見性や情熱、誠実さは多くの人たちを惹きつけずにはおかなかった。

◆後任教授・山科郁男 [41]（写真84）

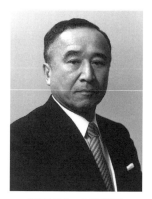

写真84　山科郁男

鈴木友二教授の後任として昭和38年（1963）7月、金沢大学理学部より薬学部生物化学講座教授に就任した山科郁男は、教室の研究方向を一新、糖タンパク質の構造、代謝、生物学的意義に関する研究に主体を置いた。今日では糖タンパク質は細胞の表面をはじめ生体内に広く分布し、様々な生物学的機能を担っていることが知られている。しかし当時の研究は、まだ揺籃期であり、そのような状況のなかで山科が糖タンパク質における糖とペプチドの結合部位の構造をβ-アスパルチルグリコシルアミンと同定した研究は世界的に高い評価を得た。

また、動物細胞膜の糖鎖の構造に関する研究では、癌細胞が持つ特徴的な糖鎖構造の解析や、これを識別する種々の単クローン抗体の作成とその臨床応用へと発展した過程で新知見を重ねた。

以上のように、高木・刈米・富田・高橋・石黒の5教授でスタートした京都帝国大学薬学科は、創設当初から第2の「宗家」として東京帝国大学薬学科とは異なる医薬品研究を目指す学風を掲げた。5教授はいずれもその実現に力を注ぐ指導者であり、創設時の目的を果たす努力を忘れず、2代目教授に引き継いだ。さらに戦後間もない昭和20年代後半からは薬剤学の掛見、生物薬品化学の鈴木の2教授が加わり、より基礎的・応用面からの医薬品研究のポテンシャルが増した。こうした環境に育った卒業生の多くが製薬産業に就職し、

研究開発部門をはじめ様々な部署の幹部として活躍しているのを見るにつけ、その学風が今日の京都大学薬学部の伝統を築く礎となったのが理解できる。

6 東京帝国大学に薬品分析化学講座

　話はさかのぼるが、第 1 の「宗家」である東京帝国大学薬学科では、昭和 16 年（1941）12 月太平洋戦争が勃発した直後に「薬品分析化学講座」が設置された[42]。講座開設が企画された大正 13 年（1924）以来、20 年弱が経過していたが、生薬学・衛生裁判化学・薬化学・薬品製造学・臓器薬品化学に次ぐ、薬学科 6 番目の講座開設である。

　昭和 17 年（1942）1 月、生薬学教室の石館守三助教授が昇任して同講座の初代教授となった。世代的には 3 代目の教授である。助教授に百瀬勉（後に九州大学薬学科教授）、助手に川畑秀信（後に東和産業社長）、坂口武一（後に千葉大学薬学部教授）が任命された完全講座であった。

　ここでは、石館の足跡について検証する。朝比奈の門下生としてビタカンファーの創薬研究、ハンセン病治療薬の合成、抗がん剤の研究など数々の新薬開発に取り組み成果を挙げ、念願の薬学部独立も実現させた。このほか薬事審議会会長としてキノホルム製剤の販売使用禁止を答申しスモン患者の発生をストップさせたこと、日本薬剤師会会長時代には医薬分業実施に向け大きな一歩を踏み出す成果を挙げたことなど、薬界全体に大きな影響を及ぼした「宗家」を代表する不世出の指導者であった。

1. 石館守三教授——新薬創製と日薬会長などで社会貢献[43,44]

　石館守三（**写真 85**）は、明治 34 年（1901）青森市で薬種商の三男として生まれた。中学当時、家業の手伝いで市外の国立ハンセン病療養所に行き、そこで悲惨な患者の症状を見て大きな衝撃を受けたことで薬学に進学する決心をしたという。大正 11 年（1922）旧制第二高等学校（仙台）を経て東京帝国大学医学部薬学科に入学、生薬学の朝比奈泰彦教授の指導を受けることになった。

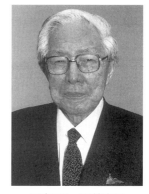

写真 85　石館守三

・大戦直前の欧州留学で研修

　生薬学教室の助手時代、前述したビタカンファーの合成研究が一段落した昭和11年（1936）4月、朝比奈から2年間の留学を命じられた。この留学命令は、石館が近い将来に薬学科教授に昇格することを意味していた。当時は、こうして教授候補者は先進国に留学を命じられることで自他ともに認知していたのである。

　石館は、まずドイツ・ハイデルベルク大学のクーン（Kuhn）教授についてアミノ酸やベタイン系化合物の合成などの有機化学を研修した。その後、東大から欧州の分析化学の現状を学ぶよう指示が届いた。そこでオーストリアのグラーツ大学でプレーグル（Pregl）教授に有機微量分析法、ウィーン大学のファイグル（Feigl）教授に発色反応、チェコのプラーグ大学のハイロウスキー（Heyrovsky）教授にポーラログラフ法を学ぶなど、最新の分析化学とその技術を習得して、昭和13年（1938）7月帰国した。留学中の2年間はヒトラーが率いるナチスドイツの台頭によりヨーロッパは戦争の暗雲が立ち込め、ユダヤ人迫害の影が色濃く迫っていた。指導を受けた教授のなかにも該当者がおり、石館は当地に長居することに不安を感じていたという[45]。

　このように、第二次世界大戦直前の風雲急を告げる欧州において最新の分析化学を習得して帰国し、その学と技を独占した石館の教育方針は、薬学領域に利用価値の多い微量分析化学の実習に重点を置き、ペーパークロマトグラフィーの前駆をなす Feigl の spot test と有機試薬を広範囲に採用した。極めて高度な内容であったが、その技術を広く根付かせた。

・ビタカンファーの工業化研究

　その傍ら、石館は医学科薬理学教室と「樟脳」の協同研究を続け、工業化に結びつけた。昭和18年（1943）5月には朝比奈泰彦、田村憲造、石館守三教授らの「樟脳の強心作用の本態の研究」に対し、帝国学士院賞が授与された。この受賞は医薬品の開発研究で医学と薬学が相互にその主体性を尊重して協同研究を行い、新しい医薬品を創製した点で特筆される。これは新しい研究の方向性を示し、その後の薬学研究のよき手本となった。

　この研究は、樟脳の強心作用の本態であるビタカンファーの協同研究であるが、田村教授はカンファー（樟脳）の強心作用を検討した際に、動物にカンファーを与えると、まず毒作用が現れ、それに続いて強心作用が現れるという事実を

見出していた。

　つまりカンファーの強心作用は、カンファー自体の作用でなく、カンファーが動物の体内に入って何らかに変化し、その変化した物質が強心作用を持つのであろうと推定されたのである。この仮説を基にして化学的研究を担当した石館により、昭和4年（1929）カンファーを食べさせた犬の尿から単離したトランス-パイ-オキソカンファーがカンファーの強心作用の本態であることを解明した。石館はこの研究で協同研究の重要性を認識した。

　この本態はビタカンファーと命名、武田薬品から発売された。純合成的な工業化は戦後に完成したが、臨床現場では不可欠な強心剤として広く使用されるようになったことは既に述べた。

・サルファ剤・マラリア治療剤など

　ビタカンファーの実用化は、新医薬品の開発研究が大学の研究室と製薬企業との協同によって生み出されるようになったことを意味するが、このような発展の時代は戦時下の昭和18年（1943）頃を境にして衰退し始めた。教室員や研究者は薬剤官として陸海軍に出征する者が続出、研究室内の人員は年を追って減少したからである。研究物質もガラス器具、試薬、溶媒などが欠乏し、細々と研究の灯が僅かに研究要員として残された人々によって守られる状態であった。しかも、教育、研究の自由は全く許されず、許されたのはすべてが軍への協力研究であった[46]。

　こうした環境の下で薬学科の軍協力研究として、いくつかの研究があった。前にも触れたが、秋谷七郎は大陸で使用する殺虫剤（DDT）の製造やマラリアの治療薬キニーネ代用品の研究などに力を注いだ。浅野三千三や石館守三、津田恭介はサルファ剤とその新規化合物の合成研究に当たっていた。前述したように、サルファ剤は昭和10年代初頭にドイツで創製され、日本でもこの時期、第一、山之内製薬が製造発売していた。戦闘による将兵の創傷や感染症の唯一の治療薬として欠かせないものであり、特に浅野と石館はサルファ剤の結核への応用が重要課題であった。

　その他にも落合や菅澤、津田はマラリアなど熱帯病の化学療法剤の研究に従事、キニーネ誘導体のなかにキニーネの数倍の効力を発揮する有望なマラリア治療薬候補を見つけたが、終戦の昭和20年（1945）で中止となり、実用化に至らなかったという[47]。

・国家的プロジェクトの碧素研究[48]

こうした戦時下の軍用研究のなかでよく知られているのが、当時は碧素（へきそ）と呼ばれていたペニシリンの製造研究である。前述したように、昭和19年（1944）2月に陸軍軍医少佐稲垣克彦と伝染病研究所梅澤浜夫が主導して発足した「碧素委員会」に薬学科から浅野三千三、石館守三、落合英二、秋谷七郎ら三代目教授が参加した。しかし、研究方針から薬学の得意な合成が除かれたため、石館、浅野を残し、徐々に足が遠のく結果となった。

碧素委員会に残った石館は「ペニシリンの化学構造が判れば、合成は不可能でない」との立場を強調、常に意欲を燃やしていた。この考えは、戦後の1957年（昭和32）になって米の化学者J.シーハンによって全合成に成功したことから察すれば間違いではなかった。浅野は地衣植物からの抽出物や下等植物あるいは微生物の生産物、さらにその関連物質を数多く合成したが、抗菌物質の発見には結びつかなかった。だが、浅野と石館は碧素委員会を通じて、薬学者には協同研究が必要であることを改めて認識したという。

碧素委員会は農学部教授薮田貞次郎によって発見された菌株により同年10月、わが国独自のペニシリンの完成を確認した。研究開始後、1年半の成果だった。その後、空襲が続くなか、万有製薬と森永薬品が小規模な培養法で工場生産に取り組み、製品を軍に納めた。その一部は東京大空襲や広島に原爆が落とされた際の火傷治療に使用されたという。

この軍事研究で両社の得たペニシリン製造技術は、戦後いち早く活用され、わが国製薬産業の復興の礎となった。それ以降、抗生物質製造は農学系が主導し、薬学は大幅に遅れる結果となった。

・抗ハンセン病治療薬[49,50]

石館は青森中学生の時にみた悲惨な症状のハンセン病患者を救う決意を抱き、終戦の混乱のなか同病の治療薬の開発を成し遂げたのも大きな功績である。石館は太平洋戦争下、軍事研究の一つとして、当時の化学療法剤の寵児であるサルファ剤の結核への応用に携わっていた。その時期の昭和18年（1943）頃、米国の研究でサルファ剤のプロミン（Glucosulfone Sodium）が「らい菌」に効くという情報を入手した[51]。

早速、米軍機による空襲の続くなか、石館は教室員にプロミンの合成を指示、終戦直後の昭和21年（1946）4月「石館プロミン」の合成に成功した。当

時のプロミンの合成法は、DDS（diamino-diphenyl-sulfon）の合成と DDS からプロミンの合成という 2 段階から構成されていた。DDS の合成は既に薬学科教授の菅澤重彦（薬品製造学講座）が完成していたので、その方法を用いたと考えられる。しかし、DDS からプロミンまでは具体的にどのような製法で、教室員の誰が合成に成功したかは、敗戦の混乱下であったので必ずしも明確ではない。助教授の百瀬勉（**写真 86**）が主役を演じたと思われるが、プロミンが合成されたの

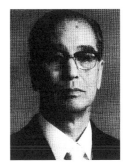

写真 86　百瀬勉

は間違いない。百瀬は昭和 9 年（1934）東京帝国大学薬学科を卒業後、副手を経て昭和 17 年（1942）石館の主宰する薬品分析化学講座助教授に迎えられ、昭和 26 年（1951）に新設の九州大学薬学科教授として薬品分析化学講座を担当した。

「石館プロミン」のサンプルは、石館自身が東京・多摩全生園に持ち込み、林芳信園長に臨床試験を依頼したが、希望者は容易には現れなかった。当時は効く薬などないと思われていたからだろう。間もなく希望者が現れた。中国前線から帰国した重症の結節らいの成年とほか 2 名が試験台になると同意したので、1 日おきに 60 日間の静脈注射を行ったところ、効果は顕著であった。顔面の結節も消失し、失明に近かった視力もかなり回復した。結節ライに対して初めて治療効果が認められたので、石館のもとに入院患者 20 名が血書による嘆願書が寄せられ、「早くプロミンをつくって欲しい」と依頼を受けたという。

この結果を基にプロミンは注射薬として昭和 23 年（1948）に厚生省の認可を受け、吉富製薬（現吉富薬品）から発売された。だが、戦争末期から終戦直後にかけて当初は容易に事態が進まなかった。それでも「一般に売り出す薬でない」という条件の吉富製薬がプロミンを製造し、それを厚生省が一括して買い上げして、それを入院患者に限って適用するということで決着、ようやく患者に使用された[45]。

続いて翌 24 年（1949）には内服でも有効なプロミゾール、ダイアソンが世に出てハンセン病患者に希望を与えた。「石館プロミン」のお蔭で、世界に大きく遅れることなく、日本では敗戦国でありながら終戦直後からハンセン病は治癒する疾患として過去の疾患となったのである。だが、長く続いた政府の隔離政策などにより、患者および家族への偏見・差別問題はその後も続いた。

・抗がん剤の歴史を開く [45]

　戦後になって石館が医・薬協力研究で生み出した医薬品にがんの化学療法剤「ナイトロミン」がある。新しい抗がん剤の開発を目指した石館は、東北大学医学部病理学の吉田富三教授と協同して進めた。だが、当初は石館の協力研究の申し出に対し、吉田は容易に同意しなかった。病理学者の間には、がんの化学療法に手を染めることは一種の野心家としか見られない風潮があったからである。

　しかし、吉田自身も「がんの化学療法は可能だ」という考えをもっていたこともあって、両者で協力研究しようと同意した。そこで石館が取り上げたのは戦時中、欧米で化学兵器（毒ガス）として使用されたナイトロジェン・マスタードであった。この化合物が細胞分裂の強力な抑制効果を持つことを知っていたからである。そこで、毒性を軽減させる化合物の探索を吉田と精力的に始めた。その結果、ナイトロジェン・マスタードN-オキサイド「ナイトロミン」を開発し、昭和27年（1952）に吉富製薬から発売された。これがわが国で開発された第一号の抗がん化学療法剤として脚光を浴び、臨床現場で使用された。

　ただ、その後、毒性をさらに軽減した同系統の誘導体シクロホスファマイド「エンドキサン」がドイツで開発され、日本でも昭和37年（1962）に塩野義製薬から発売された後は、徐々に市場を奪われていった。とは言え、石館・吉田のナイトロミンはアルキル化剤の第一号として、「がんも化学療法で治療できる」という希望を研究者に与え、抗がん剤の歴史の1ページを開いたことは間違いない。「新薬を創り出す薬学者の代表」と呼ばれ名声を博した。石館時代が「宗家」の新薬研究を巡り最も輝いていたと言えよう。

・石館と薬学部の創立 [52,53]

　薬学科の学部独立は、戦前より賛否両論が繰り返され見送られてきたが、戦後の復興が進む昭和30年代に実現に向けての議論が活発化した。技術革新の情勢下、便宜的に医学部の従属的地位に甘んじていることは、薬学の進歩発展に役立たないとして独立の機運が高まったのである。薬学科教授の意見も分離独立説が優勢となり、京都大学薬学科も東大薬学科の決断を迫った。

　昭和32年（1957）当時、薬学科の講座数は8、教授8名の陣容で規模は小さかったが、調べてみると、教育学部は講座数6、教授6名で設立された前例がある。そこで主任教授の石館は昭和32年（1957）4月、矢内原忠雄総長に

薬学科の意向を伝え協賛を得た。協賛を得たのには矢内原への事前の依頼があったからであった。石館は矢内原が米国の教育事情の視察に行く機会をとらえ、「米国では薬学が独立しているか、いないか見て下さい」と前もって依頼していた。石館の依頼で米国における薬科大学や薬学部の独立、医科との分離の実際を観察した矢内原は、帰国後、薬学部の独立に一段と理解を示すようになっていたという。

　総長の協賛を得る一方、石館は文部省大学課長の意向を打診したところ、大学から申請があれば承認するとの言質を得た。直ちに小林芳人医学部長の了解のもとに医学部教授会が開かれ、多数決で薬学科分離の同意を得た。既に予算申請の時期が迫っていたので、矢内原総長の計らいで臨時学部長会議を招集し、薬学部設立の件が評決された。しかし、評議会の議決を得る時間的余裕がなく、総長から直接文部省大学課長に「東京大学薬学部設置申請」が提出された。

　翌昭和 33 年（1958）3 月 31 日発令の法律第 28 号をもって「国立学校設置法」が改正され、東京大学薬学部が創立された。4 月 1 日に医学部の薬学科から分離されて、薬学部薬学科が誕生した。石館の決断力と指導力が結実した瞬間であった。明治 6 年（1873）製薬学科設立から数えて 85 年、明治 10 年（1877）東京大学創立以来 81 年を経て、医学部所属の前史に終止符が打たれ、薬学部の記念すべき新しい歴史の 1 ページが開かれた。東京大学では 10 番目の学部であった。

　薬学部薬学科の組織は、臓器薬品化学講座が生理化学と薬品作用学の 2 講座となり、次の 8 講座で発足した[54]。

　▽衛生裁判化学（講座担当浮田忠之進教授、講座所属奥井誠一助教授）
　▽薬化学（講座担当落合英二教授、講座所属岡本敏彦助教授）
　▽生薬学（講座担当柴田承二教授、講座所属藤田路一助教授）
　▽薬品製造学（講座担当菅澤重彦教授、講座所属赤星三彌助教授）
　▽生理化学（講座担当伊藤四十二教授、講座所属鶴藤丞助教授）
　▽薬品分析化学（講座担当石館守三教授、講座所属田村善蔵助教授）
　▽製剤学（講座担当野上寿教授、講座所属長谷川淳助教授）
　▽薬品作用学（講座担当高木敬次郎教授、講座所属粕谷豊助教授）

　順調のように見える薬学部創設であったが、薬学科内にも激しい対立があっ

た。特に重鎮である落合英二教授は「医学者との付き合いがなくなって薬学の将来に禍根を残すことになるから自分は反対である。このことを記録に残してくれ」と発言し、強硬に反対した。これに対し石館は「その気さえあれば学部が分かれても共同研究はできる。それより少数意見を予算に実現するためには学部として独立するしかない」と述べ、多数決で薬学科独立の意見をまとめたという。また、初代薬学部長の選挙でも一波瀾があった。最高得票は伊藤四十二教授で、石館は1票差の次点だった。いずれも3分の2に達しなかったため、決選投票に持ち込まれ、2票差で石館が選ばれたのであった。

『東京大学百年史』には「薬学部創立を契機として、東京大学の薬学の教育と研究は画期的な飛躍が期待されることとなった。それはまた、わが国の薬学全般の画期的な進歩発展への出発点となった」と記されている通り「幹をより太く、根を張れ」に発展を続けて行く原動力となった。

・薬害スモンをストップ

石館の主導で医学部から独立して東京大学薬学部となった昭和33年（1958）、初代薬学部長に就任して3年後の同36年（1961）3月定年退職した。退職後は懇請を受けて同40年（1965）国立衛生試験所長に就任した。所長時代は高度経済成長期の真只中にあり、医薬品、食品添加物、農薬などの多くの化学物質の安全性が国民から求められていた。それに応えるべく、毒性部門の充実強化、情報部門の刷新などを行い、新たな研究体制を確立した。特に毒性センター構想を立て化学物質の発がん性に関する試験・研究に成果を上げた。この間、翌41年（1966）中央薬事審議会長を併任した。

中薬審会長時代の快挙は、スモン病の原因と考えられていた整腸薬キノホルムの販売使用禁止を昭和45年（1970）9月に答申したことである。これは石館の後任教授の田村善蔵（薬品分析化学）が東大医学部豊倉康夫教授の依頼を受けて実施した「スモン患者の尿や舌などに現れる緑色色素がキノホルムの鉄錯体である」という決定的な証拠に基づいた答申であった。この答申を受けて、厚生省は直ちにキノホルム製剤の発売中止に踏み切った。これによりスモンの拡大を防ぎ、風土病やウイルスによる伝染病と恐れられ、奇病と騒がれたスモン病も終息に向かったのである。

このほかにも水銀を含む医薬品、化粧品の製造販売の禁止を答申し、薬害の防止を進め国民の期待に応えた。

・分業を軌道に乗せた日本薬剤師会会長時代[10]

キノホルムの販売使用禁止を答申した石館は、昭和45年（1970）11月に中薬審会長を、12月には国立衛生試験所長も退任し、関係者を驚かせた。12月に日本薬剤師会会長に就任したからである。門下生たちは混迷と泥沼化していた日薬の現状から、日薬入りを強く反対したが、石館は「薬剤師の業（わざ）なくして薬学は存在しない」との信念を持って就任した。恩師の朝比奈泰彦名誉教授も石館の日薬入りを支持した。

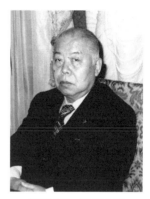

写真87　武見太郎

石館会長時代は昭和57年（1982）まで12年間続いた。日薬会長としての第一の功績は、薬剤師の宿願である分業を軌道に乗せたことである。就任するや石館は「三師会協調路線」と処方箋の受け入れ態勢の整備を強く打ち出した。昭和46年（1971）11月、斉藤昇（厚相）、斉藤邦吉（医療問題調査会長、後に厚相）、鈴木善幸（総務会長、後に厚相）と個別に会談して日薬の考えを伝え、分業推進を要望した。さらに、昭和48年（1973）5月に日本医師会の武見太郎会長（**写真87**）を訪問、会談後、側近に「そのうちに武見さんからよいニュースが届くかも知れない」と話したという。同年10月には田中角栄首相と会談、「分かった。私も分業に賛成だ。要望は鈴木善幸総務会長にやってもらう」との言質を引き出した。

武見との会談で感じた予感を裏付けるように、昭和48年（1973）11月日医理事会の決定事項として「再診料を5年以内に1000円とし、その段階で分業を完全実施する」という朗報が石館にもたらされた。武見は「医薬品の作用動態を十分把握していない医師よりも、薬は薬剤師の責任において使用すべきである」として、今後の日医の運動方針を医薬分業に置き、分業実施への環境を整えることを表明した。

日医の決定を受けて、厚生省は処方箋料の値上げなど診療報酬を改定して日医の要望に応えた。後にこの年は「分業元年」と言われ、以後、分業は進展に向かった。石館が健康不安と高齢を理由に勇退した昭和57年（1982）の分業率は10％を超え、ようやく軌道に乗りつつあったと言える。ここまできて医療の枠外に置かれていた薬剤師が医療に関わりを持つ糸口につけるようになった意義は大きい。三師会協調と受け入れ態勢の確立を旗印に掲げ、辛苦を共に

した薬剤師の大同団結を最後まで保ち、成果を得たのであった。

・不世出の指導者

　石館の足跡を一言で表現すれば、月並みだが「不世出の薬学・薬剤師のよき指導者」となろうか。東大薬学部独立に主導的役割を果たしたのは「宗家」の幹を太くし、その幹から枝葉を伸ばして行くことで、さらに薬学全般の発展を強く望んだ「宗家」の責任の表れであった。

　自身も薬学者として抗心不全薬、ハンセン病薬や抗がん剤を開発するなど数々の業績を残したほか、中央薬事審議会会長時代はスモン患者の拡大をストップし、日薬会長時代は医薬分業を軌道に乗せた足跡は忘れられない。様々な生前の偉功に対し、昭和46年（1971）に勲二等旭日重光章を受章、平成8年（1996）7月95歳の天寿を全うした。

2. 後任教授・田村善蔵──臨床化学分析の重要性を訴える [55-57]

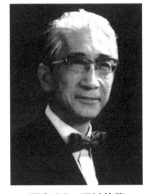

写真88　田村善蔵

　石館の後任として薬品分析化学講座教授に就任した田村善蔵（**写真88**）は、朝比奈泰彦と石館守三がビタカンファーの共同研究を行った医学科薬理学教授田村憲造の子息として、大正11年（1922）4月東京で生まれた。旧制第一高等学校を経て昭和20年（1945）9月、終戦直後に帝国大学薬学科を卒業した。卒業後、石館教授に師事して分析化学を研鑽、昭和30年（1955）に薬学博士号を取得、昭和36年（1961）に石館の後任となった。その後、昭和39年（1964）に文部省在外研究員として米国国立衛生研究所（NIH）へ留学、臨床分野の化学分析、特に生体分析について研究を積み帰国した。昭和49年（1974）には東大医学部付属病院薬剤部長を併任し、全学的立場から大学の教育・研究・管理運営に尽力し、昭和58年（1983）定年退職した。

・生体分析で数々の定量法開発

　教授時代には、「これからの分析化学は臨床化学分析が大切になる」と考え、教室の旗印の1つに掲げ、新しい臨床化学的研究を推進した。先天性代謝異

常の診断に応用される異常α-ケト酸の半定量的検出、糖、ペプチド、ピリド
キサール、カテコールアミンなどの定量法を次々に開発するなど、薬品分析化
学、臨床化学、病院薬学、臨床薬学の各分野で多くの足跡を残した。その一方で、
早い時期から腸内有益菌であるビフィズス菌に関する研究を展開し、ここから
昭和45年（1970）スモンの病因解明・薬害解析へと進んで行ったのである。

　こうしたビフィズス菌の増殖因子の単離やスモン患者の緑色成分の分析と病
因解析など薬学分野に臨床化学分析を確立させた功績は大きく、臨床医学者と
共同研究を推進した研究面の実績はよく知られている。田村は共同研究に当
たって、研究の主体を明確にしておくことが大切だと言う。例えば、スモンの
共同研究では昭和45年3月、東大医学部神経内科の豊倉康夫教授から患者由
来の緑色色素の同定を依頼された時、田村はこの種の化学の問題は薬学が責任
を負うべきものと判断したが、直ぐには承諾しなかった。

　「先生方で同定をおやりになったのでしょう」、「やりました」、「やって出来
なかったのですね」、「できませんでした」、「それでは我々の仕事としてやって
いいのですね」、「どうぞやって下さい」というやり取りの後、承諾したという。
つまり、豊倉に念を押したのである。この念押しが研究の主体を明確にし、こ
れが医・薬対等の真の協力関係を築くポイントであると田村は確信していた。
これは今日でも通じる共同研究に当たっての欠かせない正しい判断だった。

・薬害スモン終息の核心データ示す

　こうした念押しで始まったスモン患者由来の尿などの緑色成分の同定研究
は、昭和45年（1970）3月、田村の指示で大学院博士課程を修了する吉岡正
則が担当した。吉岡は尿中から得られた結晶を核磁気共鳴スペクトルで測定し
てキノホルムと同定した。これが鉄（Ⅲ）イオンとキレートをつくれば緑色に
なると予想して色素を多量に合成した。合成色素の高感度物理的測定を対照と
して、尿、糞便および舌苔抽出微量の緑色色素の挙動が一致するのを確認して、
本態であるキノホルムの構造が解明された。

　同年6月30日、厚生省が招集して開かれたスモン研究調査協議会総会に田
村と吉岡が出席した。どの演題も、当時マスコミを賑わしていた京都大学ウイ
ルス研究所の伝染病説を裏付ける井上ウイルスの顕微鏡写真が大写しされ、ウ
イルス説に帰結していた。最後にオブザーバーであった田村と吉岡が「スモン
患者に現れる緑色色素の本態について」と題し、緑色色素の本態を発表、緑色

反応を実演した。会場はどよめいた。翌朝の毎日新聞は「スモンのなぞ一つ解ける、緑は薬の副作用」と報道した。この報告を受けて、厚生省も薬事審議会で検討を始めた。

　7月のある日、厚生省薬事審議会会長に就任していた恩師の石館守三が突然、田村を古巣の東大薬学部に尋ねた。田村の「医原病スモンの教訓」(「ファルマシア」2000) によると、その時、石館は「田村君、キノホルムは黒かね、白かね」と尋ねた。「灰色です。でもだんだん濃くなって行くようです」と答えた。「そうか、止めさせないといかんなあ──」と言って石館は帰ったと記されている。その年の9月7日に内田厚相の緊急諮問を受けた石館は同日、キノホルムの販売使用中止を答申した。厚生省は直ちにキノホルム製剤の発売中止に踏み切り、田村、吉岡の意志が奇病と騒がれたスモン病を終息に向かわせた礎となったことは、先述した通りである。

　田村はその後、昭和54年 (1979) に「病態解析のための化学分析に関する研究」で日本薬学会学術賞を受賞した。東大医学部付属病院薬剤部長時代には国立大学病院薬剤部長を医学部教授職とするなど、行政面の手腕も発揮した。

・慶大、日本病院薬剤師会でも新風吹き込む

　東京大学退職後は、慶応義塾大学医学部薬剤部長・教授、昭和大学薬学部客員教授などを務め、私学教育の振興にも尽力した。特に慶応時代には日本病院薬剤師会会長に就任、その就任挨拶では「会のパイプを太くして関係機関と協力体制を確立しよう、薬物療法の適正化に向け努力し実績を重視しよう、病院薬剤師の地位向上に努力しよう」と呼びかけ、日本病院薬剤師会に新風を吹き込んだ。また、学外活動では日本薬局方調査会、中央薬事審議会、薬剤師国家試験など多くの委員を歴任し、医療制度の充実と薬剤師の資質向上に尽力した。日本薬学会では副会頭を務めた。

　こうした数々の功績に対し、平成10年 (1998) に勲三等旭日中授章が贈られた。平成20年 (2008) 6月、86歳で人生の幕を閉じた。

参考文献

1. 東京大学百年史. 部局史二「第八編　薬学部」. 東京大学出版会；1987. p.1102-1105.
2. 根本曾代子. 日本の薬学─東京大学薬学部前史─. 南山堂：1981. p.224-230.
3. 慶松勝左衛門傳. 根本曾代子編. 廣川書店；1974. p.188-189.

4. 東京大学百年史．前掲．p.1109.

5. 同上．p.1105-1106, p.1117-1118.

6. 末広雅也，西川隆．わが国薬学に薬理学・生化学分野を導入した緒方章．薬学史事典．薬事日報社；2016．p.322-323.

7. 伊沢凡人．自伝対談 緒方章．薬学の創成者たち．研数広文館；1957．p.218-220.

8. 対談でつづる昭和の薬学の歩み．辰野高司編．薬業時報社；1994．p.19.

9. 秋葉保次，西川隆ほか．医薬分業の歴史．薬事日報社；2012．p.104-129.

10. 西川隆．戦後昭和の歴代日本薬剤師会長の事績に関する一考察―業権確立を求め，いかに考えいかに歩んだか―．薬史学雑誌　2008；43（2）：151-161.

11. 末広雅也．生物系薬学の確立に貢献した伊藤四十二．薬学史事典．薬事日報社；2016．p.333-334.

12. 末広雅也．薬学の振興と薬剤師の職能発揮に尽した高木敬次郎．薬学史事典．薬事日報社；2016．p.351-352.

13. 西川隆．医薬分業史からみた故高木敬次郎元日薬会長の功績．薬事日報．2018年2月5日付

14. 佐谷圭一．薬歴の誕生から現代薬剤師業務の変遷．薬史学雑誌　2000；35（2）：87-93.

15. 京都大学百年史．部局史編 1．京都大学後援会；1997．p.960-968.

16. ファルマシア　1974；10（6）：383-384.

17. ファルマシア　1974；10（9）：633-639.

18. 京都大学百年史．前掲．p.987.

19. 根本曾代子．刈米達夫先生回想録．廣川書店；1982．p.130-182.

20. 西川隆．くすりの社会誌．薬事日報社；2010．p.150.

21. 指田豊．薬事行政を主導した生薬学者・刈米達夫．薬学史事典．薬事日報社；2016．p.324-326.

22. 西川隆．医薬分業の法的整備の夜明．医薬分業の歴史．薬事日報社；2012．p.65-146.

23. 京都大学百年史．前掲．p.998-999.

24. ファルマシア　1975；11（1）：11-14.

25. 京都大学百年史．前掲．p.989.

26. ファルマシア　1988；24（10）：1082.

27. 京都大学百年史．前掲．p.989-990.

28. 対談でつづる昭和の薬学の歩み．前掲．p.78-84.

29. ファルマシア　1990；26（1）：97-98.

30. 京都大学百年史．前掲．p.993.

31. ファルマシア　2002；38（5）：434.

32. ファルマシア　2005；41（2）：177.

33. 京都大学百年史．前掲．p.994-995.

34. 同上．p.995.

35. 同上．p.1000-1012.

36. 瀬崎仁. 薬剤学. 薬史学雑誌　2004；39（1）：88-93.

37. 京都大学百年史. 前掲. p.1002.

38. ファルマシア　2008；44（1）：83.

39. 京都大学百年史. 前掲. p.1003-1005.

40. ファルマシア　1997；33（4）：416-417.

41. 京都大学百年史. 前掲. p.1004.

42. 東京大学百年史. 前掲. p.1112-1113.

43. 山田光男. 石館守三、ハンセン病から薬学を目指す. 薬学史事典. 薬事日報社；2016.
    p.329-332.

44. 蛯名堅造. 石館守三伝―勇ましい高尚なる生涯. 新評論社；1997. p.1-294.

45. 対談でつづる昭和の薬学の歩み. 前掲. p.1-10.

46. 辰野高司. 日本の薬学. 薬事日報社；2001. p.118-119.

47. 東京大学百年史　前掲. p.1108, 1113

48. 西川隆. くすりの社会誌. 薬事日報社；2010. p.128-236.

49. 湯浅洋. 日本でのプロミン合成と世界のハンセン病制圧. 薬学雑誌　1997;117(10.11)：
    957-962.

50. 石館守三. はまなすの小道―私の歩んだ道. 廣川書店；1988. p.1-101.（非売品）

51. G.H. Faget et al. The promin treatment of leprosy. A progress report. Public
    Health Reports, 1943；58（48）；1729-1741.

52. 東京大学百年史. 前掲. p.1128-1130.

53. 蛯名賢造. 前掲. p.107-111.

54. 東京大学百年史. 前掲. p.1129.

55. ファルマシア　2008；44（9）：921.

56. 西川隆. 前掲. p.193-200.

57. 吉岡正則. キノホルム薬害に終止符をうった田村善蔵の研究成果. 薬学史事典. 薬事日
    報社；2016. p.409-411.

第7章 民主化で帝国大学の特権消失、平等へ

1 占領下の歩み

　戦争末期の昭和20年（1945）3月9日夜、米爆撃機B25による東京大空襲で本郷界隈は焦土と化した。幸い東京帝国大学の被害は軽度に止まり、薬学科も殆ど被害はなかった。8月15日正午、医学部大講堂で医学科・薬学科の教職員、学生たちは敗戦の詔勅の放送を聞いたという。

　薬学科の授業は、敗戦直後の9月3日から始まったが、その日はミズーリ艦上で降伏文書の調印が行われた翌日であった。9月末に昭和20年度の卒業生35名を送り出し、10月から新学年が始まった。修業年限は3年の正常に復し、新入生の入学時期も4月に戻ったものの、教室員は揃わず、器具や薬品は払底し、電力も不足するなど研究態勢は整わなかった[1]。

　その間、戦勝国米国は昭和20年（1945）10月、GHQ（General Headquarters:連合国軍総司令部）を東京日比谷第一生命ビルに発足させ、占領政策を遂行するために9局が組織された。各局から日本の非武装化、民主化を軸とする占領政策を「覚書」という形の命令書で、すべての行政分野にわたる改革を日本政府に指令した。

1. GHQ が教育改革に乗り出す

　GHQ が発足させた9局の中でも「大学教育改革」を担ったのは民間情報教育局、公衆衛生福祉局、経済科学局、民間通信局の4局であった。特に民間情報教育局（CI&E）が教育全般にわたる改革指導と大学教育改革に関する一般的事項に当たったが、これら各局による教育改革に着手する前段階から、「第一次米国教育使節団」（昭和21年（1946）3月5日来日、31日報告書提出）

によって教育改革方針が打ち出された。

　このなかで高等教育の改革に関する骨子は、「従来のような帝国大学の特権を認めない」など主に3つであった。第1は、高等教育は帝国大学の卒業生に付与されていたような少数者の特権でなく、多数者のために機会均等でなければならないこと。第2は官公立学校と私立学校との制度上および行政上の対等性を保障すること。第3はカリキュラムにおける一般教養課程を充実することであった。

　この3方針に加えて専門分野ごとに米国の使節団が来日し、戦後日本の高等教育に様々な影響を与えた。医学・歯学・薬学・獣医学・看護学な

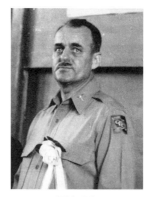

写真 89
日本に医薬分業制度の導入を提案した GHQ のサムス准将（昭和 20 年代初頭）

どの医学・公衆衛生分野の教育改革は、F. サムス軍医大佐（後に准将）局長 **(写真 89)** の率いる公衆衛生福祉局（PHW）の主導で改革への準備が始まった。サムスは医薬分業の推進に尽力したことで知られているが、同局は日本の公衆衛生福祉対策を確立する使命を持って、占領政策遂行の初期段階から主要局として設立されており、教育面の改革でも積極的に取り組んだ。

2. 薬学教育分野の改革[2]

　薬学分野の教育改革は、医学・歯学と同じようにサムスの公衆衛生福祉局の主導で「薬学教育審議会」が設立され、GHQ 薬学顧問である薬剤師のジョセフ・ブランスキーが窓口となった。委員長には GHQ の要請で日本薬剤師会会長であった近藤平三郎（東大名誉教授）が指名されたが、この時の心境を「薬学教育制度の改革は慎重の上にも慎重にしなければならない」と「宗家」の薬学者らしい態度で臨み、委員の選考に当たったという。また、ブランスキーに対し、近藤が考えている戦後日本の薬学について「旧来の生薬や製剤を近代的に解明し、さらに有効な新薬を生み出すため、それらの母体となる化学、特に有機化学が必須科目であり、従って薬学教育の基準も有機化学を主眼に置いている」と説明している。

　この近藤の考えは GHQ の要請があっても、有機化学に重きを置くわが国の薬学教育制度の改革は将来に禍根を残すものであってはならない。慎重に対応

しなければならない──との信念に燃えていた。

　委員には、近藤が英知をしぼり GHQ の審査を経て、薬学教育機関や薬剤師会などから 20 数名が選ばれた。委員の多くは「宗家」の出身者（氏名＊）で占められていた **(表 2)**[3]。

　昭和 21 年（1946）6 月 26 日に開かれた第 1 回会合からサムスら GHQ 顧問が出席し、薬学・薬学教育改革の検討が始まった。だが、委員長の近藤が追放令に該当したため、翌 22 年（1947）9 月から村山義温（日本薬剤師会理事・東京薬学専門学校校長）が委員長に就き、新委員に鵜飼貞二（金沢）、湊顕（千葉）、宮道悦男（岐阜）、宮本禎一（共立）、村上信三（大阪）などの各地の薬学専門学校長が加わって討議を重ねた。

　一方、この審議と並行して、GHQ の勧告により内閣総理大臣の諮問機関である「教育刷新会議」（委員長：南原繁東大総長）は、昭和 21 年（1946）12 月に学制改革として 6・3・3・4 年制の採用を決議し、医学・歯学は 6 年制とされた。帝国大学（東京・京都・九州・東北・北海道・大阪・名古屋）、文理科大学（筑波・広島大学の前身）のほか、千葉・金沢・長崎・岡山・熊本・慈恵などの医科大学、一橋・神戸・東京工業・早稲田・慶応・法政・明治・立教・

表 2　薬学教育審議会委員

会長：近藤平三郎＊（日薬会長・東大名誉教授）
委員：石館守三＊（東大教授）、石渡三郎＊（東京薬専教授）、浦上智子（日東理化学研究所研究員）、緒方章＊（東大教授）、長田捷二（共立薬専校長）、神谷秀夫（厚生省薬務課長）、河合亀太郎（日薬顧問）、慶松一郎＊（厚生省製薬課長）、佐伯孝（明治薬専教授）、篠田淳三＊（第一製薬取締役）、篠原亀之助（山之内製薬研究所員）、清水藤太郎（日薬理事）、高木誠司＊（京大教授）、高橋勘次（元日薬理事）、竹内甲子二（東京都薬務課長）、竹中稲美（日薬副会長）、寺阪正信＊（東京薬専女子部校長）、長沢佳熊＊（厚生省東京衛研技官）、畑忠三＊（東大付属病院薬局長）、藤田穆＊（熊本薬専校長）、不破竜登代＊（三楽病院薬局長）、松井正夫（文部省専門教育課長）、宮木高明＊（千葉薬専教授）、村田重夫＊（星薬専教授）、村山義温＊（日薬理事・東京薬専校長）、横田嘉右衛門＊（富山薬専校長）、吉井千代田＊（日薬専務理事）
顧問：GHQ サムス大佐、リョーシドン中佐、薬学顧問ブランスキー、民間情報教育部ウィッグレスワース

中央・日本などの旧制大学、さらに全国各地にある文系・理系・医歯薬系・教育系などの専門学校は「新制大学」に一元化する方向を示した。同時に、新制大学の理念として掲げられたのは「良き市民を育成すること」であり、米国における教養主義教育（Liberal Arts）が標榜された。加えて従来の官尊民卑を改め、官公私学の平等を期すことも謳った。

　こうした教育改革のなかで昭和22年（1947）2月、第2次帝国大学令は「国立総合大学令」に改題（改称）され、従来帝国大学と称されていた国内7帝国大学はそれぞれの校名から「帝国」の2文字を廃した。

3. 帝国大学と薬学専門学校が一様の「新制大学」へ

　政府の教育改革の動きに連動して進められた「薬学教育協議会」の薬学教育改革は、政府の「教育刷新会議」の決議を踏まえ、①東京・京都両帝国大学および国公私立薬学専門学校は一様に4年制の「新制大学」に編成すること、②新制大学は薬学部または薬科大学とすること、③薬剤師免状は国家試験合格者のみに与えること、④薬学教育問題は「薬学教育審議会」で官公私立の学部共同で協議することなどを決めた。

　これらの決定は、GHQの方針に従って、国家の庇護のもと最高学府の地位にあった帝国大学の、そして、その卒業生に古くから無試験で薬剤師免状が与えられているなどの様々な特権を消失させた。しかし、薬学部・薬科大学が薬剤師を養成する唯一の学部でありながら、新制大学では職能教育を行わないこととされていたので、薬剤師の養成教育は表立って行えず、これが薬学教育の一つの障害となった。

・薬学科と薬学部

　6・3・3・4年制の実施により、昭和22年（1947）10月、東京・京都帝国大学医学部薬学科は東京・京都大学医学部薬学科と改称されたが、総合大学の場合は薬学を学部とすることになっていた。そのため、新制大学の申請を巡って各地の国立大学は薬学部独立の動きが活発に展開され、千葉・金沢・熊本・長崎・富山・大阪・徳島などの国立大学では薬学部の誕生が実現した。昭和24年（1949）に官立に移管された大阪薬学専門学校は大阪大学医学部薬学科として新発足した。「宗家」の東京大学には京都大学薬学科から薬学部への独立の奮起を促されていた。

　しかし、東京大学薬学科では学内で薬学部独立をめぐり議論を重ねたが、賛否両論に分かれた。その結果、薬学科の講座数が6講座（薬化学、生薬学、衛生裁判化学、薬品製造学、臓器薬品化学、薬品分析化学）と少ないために、生じる不利な条件を危惧して現状維持のままで決着した[4]。

　東京大学薬学科が薬学部として医学部から独立したのは昭和33年（1958）のことだが、薬学部としての独立は、「宗家」の薬学の教育と研究の画期的な飛躍が期待されたばかりでなく、昭和35年（1960）に京都大学薬学科も薬学部となるなど、わが国の薬学全般の進歩発展の出発点となった[5]。

・薬系新制大学21校、7講座で発足

　さて、東京、京都両大学薬学科は、戦前の薬学専門学校が昭和24～25年にかけて昇格した薬科大学および薬学部19校とともに新制大学として再出発した。この時期に発足した薬系新制大学は国立9、公立2、私立10の21校であった（**表3**）。

　このように、最高学府であった帝国大学と、それより下部の教育機関であった薬学専門学校が同列の新制大学と位置付けられたが、薬学教育審議会により進められていた薬学教育に関する基準原案は、7講座の設置を中心とする次のような内容であった（**表4**）。

表3　新制大学となった薬科大学・薬学部（1949～1950）とその時の名称

【国立】	【公立】	【私立】
東京大学薬学科（1873）	名古屋市立大学薬学部（1884）	東京薬科大学（1880）
金沢大学薬学部（1879）	岐阜薬科大学（1931）	京都薬科大学（1884）
熊本大学薬学部（1885）		明治薬科大学（1902）
千葉大学薬学部（1890）		大阪薬科大学（1904）
長崎大学薬学部（1890）		東邦大学薬学部（1927）
富山大学薬学部（1893）		昭和薬科大学（1930）
大阪大学薬学科（1886）		神戸薬科大学（1930）
徳島大学薬学部（1922）		共立薬科大学（1930）
京都大学薬学科（1939）		東北薬科大学（1939）
		星薬科大学（1941）
		（　）内は創立年

cf.　・大阪薬学校（大阪大学薬学部の前身：1886年設立）
　　　・金沢医学校製薬学科（金沢大学薬学部の前身：1879年改称発足）

表4 薬学教育審議会の基準（概略）

1. 講座数：7講座
2. 専門学科（84単位）：①薬化学、②薬品分析学、③生薬学、④製薬学、⑤衛生裁判化学、⑥調剤学、⑦生物薬品化学（①〜⑦は必須講座）、⑧薬用植物学、⑨物理学、⑩基礎医学（生理、解剖、薬理、病理）、⑪醗酵学、⑫薬局方
3. 教養科目（36単位）：①社会科学（法学、経済学[女子は家政学]、社会学）、②人文科学（哲学、心理学、教育学、外国語）、③自然科学（数学、物理学、化学、生物学）[以上のうち各系統から2科目以上を選定、外国語は必須]

4. 薬学研究者養成指向の「宗家」

　この戦後最初の薬系新制大学の教育基準案は、その後、時に応じて数次にわたり改正されたが、実施された当初から問題を含んでいた。学制改革以後の教育は、旧帝国大学も新制国公立大学も私立薬科大学も一律な教科目で行われたが、各学校にはそれぞれの伝統があったからである。旧帝国大学では薬剤師養成は考えられておらず、もっぱら薬学研究者の養成を目指す伝統が根強く残っていた。また、薬学専門学校の中でも国公立系は製薬技術者養成指向が多く、私立系でも東京薬学専門学校（東京薬科大学）や京都薬学専門学校（京都薬科大学）などの伝統校の一部は、薬剤師養成の意識に加え、製薬技術者育成の意識を強く持っていたが、多くの私立系は薬剤師養成の意識が強かった。

　そのため、わが国薬学研究の高い水準を維持するには、他の薬系新制大学とは違ったカリキュラムであっても、「宗家」である旧帝国大学関係者の教育方針は薬剤師教育よりも基礎科学を多くし、薬学研究者の養成を行わなければならないと考えていた。「教育の機会均等」という新制大学の一律なカリキュラムの決定に賛成しながらも、そのなかで「宗家」は薬学研究者養成という目的を達成しようとして、自らつくり賛成した上記の基準案に従わず、独自の教授内容を貫く姿勢もみえた。

・帝国大学薬学科と薬学専門学校

　こうした薬学研究者養成か薬剤師養成かという薬学教育上の問題は、戦前・戦中の学制である帝国大学と薬学専門学校という間では発生する余地はなかった。両者の間には創立当初から明確な目的意識の違いがあったからである。帝

国大学は基礎的な学問を重視する総合的な高等教育機関の最高学府であり、建学当初から薬学研究を高い水準に保つため薬学研究者の養成を目指した。他方、薬学専門学校では医薬分業は未実施であったが、ある程度は職業目的に密着した学問を教え、主に開局薬剤師や病院薬剤師などの養成を目指していた。

　加えて、帝国大学と専門学校の間には制度上、上下関係にあった。薬学専門学校のカリキュラムは、有機化学、分析化学、衛生化学、生薬学、薬品製造学、調剤学など教科目名は同じでも、調剤学を除きその内容は帝国大学薬学科のカリキュラムを簡略化した「ミニ帝大」と言えるものであり、教授陣の中軸は帝国大学薬学科の各教室出身者で博士号を取得したばかりの助手クラスが占め、両者間に大きな格差があった。

　つまり、戦前のこの時代の教育制度のもとでは中等学校（現在の高等学校）の卒業生が直接入れる専門学校に比べ、帝国大学は中等学校から旧制高等学校（3年）を卒業した者でないと入れないので、専門学校は修学年限が短くて済むために、帝国大学に比べ一段格の低い学校とされていたのである。それに専門学校、特に私立系は教育が主体で、研究は帝国大学でのみ行うことが建前になっていた。

・学歴主義の脇役たち

　しかし、当時の高学歴人材の養成・供給源として量的に多数を占めていたのは「学歴主義の主役」である帝国大学薬学科ではなく、薬学専門学校であった。例えば、東京・京都両帝国大学薬学科卒業生は1年で計60〜70名ほどであったのに対し、私立薬学専門学校は1校で100〜150名の卒業生を輩出していた。帝国大学薬学科出身者のエリートたちがわが国の薬学・薬業の近代化を担ったことは否定しない。だが、薬学専門学校から送り出された数多くの「学歴主義の脇役たち」なしに、その実現は不可能であった。さらに言えば、旧制高校から帝国大学薬学科に進んだエリートたちは陽の当たる場所を占めていたものの、薬剤師の職能である医薬分業の実施や薬剤師の業権確立を巡る近代化の開拓に立ち向かい、困難な道を切り開いたのは多数の薬学専門学校出身者であった。帝国大学出身者たちは日本薬剤師会会長を務めた数名の献身的な指導者を除き、薬剤師の職能の確立には全くと言ってよいほど関心を示さなかった。

　以上のように、戦後の教育改革で発足した新制大学は、GHQの勧告により米国の大学・高等教育システムをモデルにして、戦前の旧制度である高等学校・

専門学校・実業専門学校・高等師範学校・師範学校という大学以外の高等教育
機関がすべて一斉に新しい大学である「新制大学」に転換されて誕生したため、
各分野で様々な課題を含んでのスタートだったのも止むを得なかった。

2 薬学の在り方を巡る反省と変革の方向

　同列の新制大学として再出発したものの、帝国大学薬学科の蓄えた学と技と
人的な蓄積は、研究よりも教育に重きを置いた薬学専門学校が昇格した薬科大
学（薬学部）と比べ、質的・量的に圧倒的に優位な差があったのは当然であっ
た。加えて、新制大学の薬学教育では薬学研究者養成か薬剤師養成かを巡って
も、医薬分業が未実施の現状下では、旧学制下の東京・京都の両帝国大学が主
導する薬学研究者の養成路線が支持された。国立大学薬学部はもちろん有力な
私立薬科大学もその路線を支持し、学生にも魅力的であった。

・米薬剤師協会使節団の批判

　しかし、昭和24年（1949）夏に来日した米国薬剤師協会使節団は、GHQ
を通して政府に「医薬分業を実施するには有機化学者を養成しているような日
本の薬学教育を改め、薬剤師教育を行わなければならない」と勧告した。とは
言え、国会で審議の始まった医薬分業法案は実施を前に医師会の反対で骨抜き
となり、薬剤師は依然として医療の枠外に置かれた。そのため、新制大学の薬
学教育は基礎薬学を強化する路線から抜け出せず、「薬を造る、創る」方向に
存在意義を求めざるを得なかった。

　さらにこうした傾向を後押ししたのが、「製造特許」という後進国並みの特
許制度であった。「薬を造る」ために「特許くぐり的」な有機合成化学に力を
入れる、わが国薬学教育を習得した国公私立の薬科大学、薬学部出身者がその
知識を生かして、製造工程の一部を換えることで欧米新薬を特許侵害なしに造
り、国民皆保険の下で製薬産業の発展に大きく貢献した時期もあった。

1. 新薬を創製できないとの批判

　その一方、新制大学になっても旧帝国大学薬学科を頂点とするわが国薬学に
対し、「薬は造っても、画期的新薬ができないのは何故か」という言葉で表さ
れる批判が起こり、それを甘受しなければならなかった。背景には、昭和30

〜 40 年代にかけて発生していた欧米先進企業からの技術導入などに伴う多額なロイヤルティーの支払いがかさんでいる問題があった。さらに、貿易・資本自由化による技術革新にも迫られていた。加えて薬害が多発した昭和 40 年（1965）前後から急浮上した「薬学とは如何なる学問であるべきか」という問いにも、「宗家」として応える責任があった。

　前者の問いには日本薬学会が昭和 39 年（1964）の「薬学研究白書」で考え方を示し、後者は宮木高明や辰野高司（山川浩司、川瀬清との共著）、鵜飼貞二らが独自の視点から著した『薬学概論』の開講で答えを出したと言えよう。

　薬学研究白書のなかで、薬学の研究は「医薬の創製、生産、管理を目標とし、それに必要な基礎学を動員体系化した総合科学が薬学であるべきである」と定義づけた。この基礎学として有機化学、生物化学、物理化学の 3 つを主たる柱とし、この上に応用学としての薬学の専門学、例えば製造工学、薬物学、生薬学、製剤学などが成立する（略）。また、医学との関係からでは治療薬学と予防薬学に区分でき、治療薬学面の専門学に前述した諸学が、予防薬学面の専門学として公衆衛生学、衛生化学の領域があり、これらの基礎学と応用学の両面が薬学研究の進路であるとした。特に基礎学研究は、薬品創製の基盤であり、そこに薬学研究の正しい方向と発展を見出せると結論づけた。

・原点は薬を造り創ること

　つまり白書は、薬学の原点として「薬を造り、創ること」とした長井長義や柴田承桂のテーゼを忘れているのではないか。そして「日本の薬学は原点として長井・柴田に帰るべし」と、戦後の高度経済成長期に改めて宣言したのではないかと受け止められた[6]。前述したように、明治 20 年（1887）前後に発表された、いわゆる「薬学振興論」で柴田は「薬を創る」を目指し、「薬学の進むべき道」で長井は「薬を造る」を訴えたことを思えば頷けよう。同時に一方では、薬学研究白書では医療現場で働く薬剤師の研究や技術論には殆ど目が向けられておらず、欠落している状態にあることも気づく。この考え方が、薬剤師教育を一貫して軽視してきたわが国薬学の伝統的な姿勢であった。

2. 宗家は「薬の総合科学」確立を目指す

　薬学研究白書が発表される 5 年余り前の昭和 33 年（1958）、「宗家」は薬学科から念願の薬学部として独立した。その後も大学院を含め「薬学の研究・

教育」の在り方や「薬学の総合科学」の確立を目指し検討が進められていた。その結果、改革は新学科増設から始まったので、その足跡から検証する。

・製薬化学科の増設で2学科となる

　薬学部独立から3年目の昭和35年（1960）4月、「製薬化学科」が増設され、「薬学科」と「製薬化学科」の2学科制となった。それ以降、「宗家」の薬学部はより製薬・創薬を目指すために製薬化学科を中心として充実が進んだ。ただ、この年の製薬化学科の講座増設は予算の関係もあって「薬品製造工学」の1講座に止まった。そのため、薬学科から「薬品製造学講座」（担当山田俊一教授）が製薬化学科に振り替えられ、2講座でスタートした。この時、明治以来の伝統的名称である薬品製造学は「薬品製造化学」と改称された。

　この2講座に続き、次々と新講座が新設され、製薬化学科は充実に向かった。まず昭和36年（1961）4月に「微生物薬品化学講座」と「薬品物理化学講座」が設置された。また、昭和37年（1962）に設置された植物薬品化学講座が改称されて、昭和38年（1963）に「薬品合成化学講座」となり、さらに昭和42年（1967）には「薬品物理分析学講座」が新設されて、計6講座となった。

　以下で、製薬化学科教授に就任した各担当が「宗家」の薬学研究と教育にどのような影響をもたらしたかを検証する。初めに「薬品製造工学講座」の菅孝男教授から記すが、「薬品製造化学講座」の山田俊一教授は既に述べたので、ここでは省略した。

◆菅孝男──物理化学的方法を導入[7,8]（写真90）

　増設された薬品製造工学講座の初代担当教授には菅孝男（北海道大学理学部触媒研究所教授）が、助教授には藤田勇三郎（同助教授）がそれぞれ就任した。大正4年（1915）に生まれ、昭和12年（1937）に北海道帝国大学理学部化学科を卒業した菅の人事は、初めて他学部出身者の教授招聘であった。その狙いは、前述の「薬学研究白書」で示された薬学の進歩発展に必須な物理化学的方法とその技術を導入することにより、化学反応論に関する新たな流れの導入を図ることであった。それだけに、この人事には将来計画として「薬の総合科学」の確立

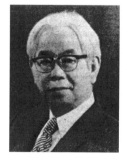

写真90　菅孝男

を目指す「宗家」にとって重要な意義を持ち、かつ多大な期待を寄せる第一歩であった。

　菅は、薬学部では初めて見るガスクロマトグラフ装置を組み立て研究・教育に当たり、「吸着現象の応用」について種々の研究を次々に展開させた。ガスクロマトグラフィーによる水素同位体の分離やガスクロマトグラフィーの触媒反応機構研究への応用、色素を用いる光触媒反応など様々な研究を推し進めた。これらの研究を通じて薬学領域へガスクロマトグラフィー、光化学反応、素反応解析による反応シミュレーションなどの導入、応用に大きな貢献をもたらした。そして、昭和49年（1974）には「素反応の解析と新しい化学反応の設計に関する研究」で日本薬学会学術賞を受賞するなど菅教授の招聘は「宗家」に大きな刺激を与えた。この間、昭和47年（1972）6月には薬学部長に選任され、薬学の発展に情熱をもって任務に当たった。

・新講座増設で製薬化学科充実へ

　製薬化学科は昭和36年（1961）、さらに「微生物薬品化学」と「薬品物理化学」の2講座を増設し、4講座となった。水野傳一（国立予防衛生研究所化学部長）が微生物薬品化学講座担当教授となり、坪井正道（東京大学理学部助教授）が薬品物理化学講座担当教授となった。それぞれの助教授には野島庄七（国立予防衛生研究所化学部生物化学室長）、飯高洋一（東京大学理学部助手）が昇任して所属となった。

　水野については緒方章、浅野三千三に始まった、わが国薬学に生物系薬学の発展と定着に多くの功績を印したことは既に述べた。ここでは坪井および、その後に増設された「薬品合成化学講座」担当の滝沢武夫と「薬品物理分析学講座」担当の飯高洋一の研究が創薬を目指す「宗家」にどのような影響を与え、薬学の進歩発展につなげたかについて探る。

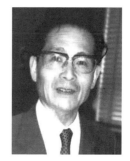

◇坪井正道
　――天然物化合物の化学構造解明[9]（**写真91**）
　坪井は、薬学における物理化学のうち、特に分子構造論分野の研究と教育を担当したので、教室にはいち早くX線回析装置が設置された。これを活用してわが

写真91　坪井正道

国薬学における最初のＸ線結晶学的研究が始まった。延命草の主成分 enmein の構造式、立体配置、原子間隔、原子価角を含む分子の三次元構造や絶対配置、分子間相互作用まで幅広く解析を行い、数多くの天然有機化合物の構造を解明した。さらに合成ポリペプチド、天然核酸についても分光学的測定とＸ線回析を通じて、その構造化学的研究を精力的に推し進め、薬学における新手法による分野を開拓した。また、蛋白の構造化学へと進んだ。

◆滝沢武夫──独自の合成化学を展開 [10] （写真92）

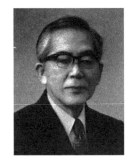

写真92　滝沢武夫

　さらに昭和38年（1963）4月には、前年に製薬化学科に5番目の講座として増設された「植物薬品化学講座」（分担教授藤田路一）が「薬品合成化学講座」に改称された。薬品合成化学講座の担当教授には滝沢武夫（大阪大学産業研究所教授）が、助教授に福永忠道（米国デュポン社中央研究所員）が就任した。

　滝沢は教室の発足に当たり、既存の有機化学諸教室との研究分野の重複を避け、独自の合成化学分野で貢献することを決意してスタートした。その方向性は生理作用を持つ糖類誘導体の合成研究をはじめ、代用血漿素材の合成を目指す高分子キレートの合成研究など、永年の研究を基礎とする独自の合成化学研究を展開し成果を挙げた。滝沢の研究も薬学・創薬分野を広げた。

◆飯高洋一──Ｘ線回析法を駆使 [11] （写真93）

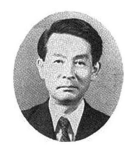

写真93　飯高洋一

　昭和42年（1967）4月には製薬化学科6番目の「薬品物理分析学講座」が増設され、飯高洋一（薬品物理化学講座助教授）が昇任して、同講座を担当した。飯高はエレクトロニクス技術を利用して薬学に関連する分野の研究を推進することを教室の方針とした。

　その方向は一般有機化合物の構造研究、生体高分子の構造研究、医薬品および低分子量の生体関連物質の構造研究を主な研究項目とした。これらの研究は、いずれもＸ線回析法による原子レベルでの構造解明を目指し、数多くの構造不明な天然有機化合物の反応成績体の構造を決定した。また、抗生物質の構造も

決定するなど数多くの成果を挙げた。昭和 58 年（1983）には「X 線解析による医薬品類の構造決定とそのシステムの確立」で日本薬学会学術賞を受賞し、「宗家」の薬学に大きな影響をもたらした。

　このように菅に始まり、坪井ら物理化学系、水野ら生物化学系の専門分野のスタッフの増加により、製薬化学科のカリキュラムは飛躍的に充実し、薬学部が有機化学、物理化学、生物化学を 3 本柱とした「薬の総合科学」を目指す新しい時代の薬学の確立へと進展した。

3. 薬害研究施設を新設

　他方、昭和 41 年（1966）の 4 月には薬学部付属施設として「薬害研究施設」を新設、「薬害作用部門」が設けられた。高度成長時代に続発した薬害を契機に、様々な薬害に対応する研究施設であり、マスコミも大きく取り上げた。この施設の設置は「薬害」の防止研究などで「宗家」として解明すべき責任からであった。教授には助教授の粕谷豊が昇任して薬害研究施設薬害作用部門担当となった。また、昭和 46 年（1971）薬害研究施設に「生体異物研究部門」が増設され、大澤利昭助教授が教授に昇格して担当した。

　こうした経緯で薬学部は、薬学科 7 講座、製薬化学科 6 講座、薬害研究 1 施設（昭和 42 年新設：1 研究部門）となり、予期した体制はほゞ整った。この体制は、上述した昭和 39 年（1964）に日本薬学会が発表した「薬学研究白書」の内容に沿うものであったろう。なかでも粕谷が実質的な初代教授として就任した付属薬害研究施設の設置が注目された。

◆粕谷豊──薬理学の新開発法を確立 [12] （写真 94）

　粕谷は、旧制姫路高等学校を経て昭和 23 年（1948）東京帝国大学薬学科を卒業し、薬品作用学講座の助教授を務めた後、日本で初めて大学で薬害研究を行う場として付属薬害研究施設の設置に尽力した最初の研究者である。さらに、自ら薬害作用部門を担当する熱意を示し、先駆者となった。粕谷は、従来の薬理学手法が毒性発現作用解析にそのまま通用できないことを痛感、薬理学を基礎にしながらも新しい研究開発法を模

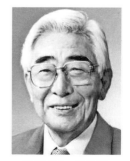

写真 94　粕谷豊

索していた。その結果、臨床上大きな問題である薬物相互作用による副作用発現をファーマコダイナミクスとしてとらえるという発想に至った。そして、わが国の医学・薬学教育では、臨床薬理や倫理的検討が未熟であることが数々の薬害事故、医療過誤の根源にあると考え、臨床薬理学会を発足させる原動力となった。

　また粕谷は、自律神経は単に神経伝達物質を介して平滑筋が短時間の収縮弛緩を調節するだけでなく、はるかに長い時間経過で筋肉細胞の様々な性質を調節していることを明らかにした。これを基礎として薬物の併用や除神経によって引き起こされる薬物感受性変化の解析へと研究を発展させ、新分野において数々の成果を得た。

　こうした薬の「作用機序解明」と臨床応用を念頭に置いた「薬理評価法の開発」が、わが国における薬学部の薬理学系教室の設立目的あるいは目標となって、粕谷の薫陶を受けた研究者に受け継がれて行った。その後、粕谷は昭和51年（1976）4月高木敬次郎教授の定年退職に伴い、その後任として薬品作用学講座担当教授となり、昭和61年までその職を務め退職した。

　ちなみに、粕谷が初代教授となった薬害研究施設は、薬学部の当初の構想では薬害作用部門（昭和41年度設置）と生体異物部門（昭和46年度設置）の2部門に加えて、形態障害・機能障害・薬害解析の3部門を設けて計5部門の開設実現を最優先にしていた。ところが、昭和50年度以降に大学院薬学系研究科に「生命薬学専門課程」を新設するという構想が出現したため、薬害研究施設の拡充計画は発展的に解消する方向に進んだ。

　その代わりに昭和51年（1976）4月新たに「毒性薬理学講座」と「生体異物・免疫化学講座」の2講座を新設し、これに旧来の薬害研究施設の2部門（「薬害作用」と「生体異物」）を吸収させ、さらに「薬品代謝化学講座」が増設され、この3講座が基幹講座としてより充実を図ることになった。こうした3講座の新設により、約10年間存続した薬害研究施設は閉鎖された。

　新設の毒性薬理学講座教授には福田英臣（名古屋市立大学薬学部教授）が、また生体異物・免疫化学講座には大澤利昭が担当教授として就任した。さらに昭和51年4月増設の「薬品代謝化学講座」の講座担当教授には広部雅昭が昇格した。広部は新制の「宗家」東京大学薬学部出身者で最初に「宗家」の教授に就任した、いわば次世代を背負うパイオニアの一人であった。

4. 大学院薬学研究科が独立へ [13]

　この間、昭和36年（1961）4月に設置された製薬化学科の第一回卒業生が昭和38年（1963）3月に出るため、翌4月に東京大学大学院化学系研究科に「製薬化学専門課程」が新設された。これにより既設の「薬学専門課程」は衛生裁判化学・薬化学・生薬学・生理化学・薬品分析化学・薬品作用学・製剤学・応用微生物研究所第8研究部の各講座に基礎を置き、増設の「製薬化学専門課程」は薬品製造化学・薬品製造工学・微生物薬品化学・薬品物理化学・応用微生物研究所第10研究部の各講座に基礎を置くことになった [14]。

　さらに、昭和40年（1965）4月には大学院に関する政令が改正された。これを受けて東京大学大学院化学系薬学研究科の薬学専門課程と製薬化学専門課程は、東京大学大学院薬学系研究科の「薬学専門課程」と「製薬化学専門課程」の2課程に改められ、大学院薬学研究科として独立新設された。また、昭和42年（1967）製薬化学専門課程に「薬品物理分析学講座」も加わった。学部の講座は大学院の両専門課程に加えられた [15]。

・生命薬学専門課程の増設で3課程に

　こうした経緯を経て、昭和51年（1976）4月には大学院薬学系研究科に3つ目の専門課程となる「生命薬学専門課程」が増設された。また、前述した経緯で増設された3講座の「毒性薬理講座」「生体異物・免疫化学講座」「薬品代謝化学講座」を基幹講座とし、それに既存の「微生物薬品化学講座」と薬学科の「衛生化学・裁判化学講座」が協力講座として加わり、合計5講座が生命薬学専門課程を構成することになった。

　これにより、大学院薬学系研究科は「薬学専門課程」「製薬化学専門課程」および「生命薬学専門課程」の3課程となり、「薬の総合科学」の確立へと進んで行った。その確立に進む講座担当教授のうち、ここでは増設された3講座の福田英臣、大澤利昭、広部雅昭の研究とその発展がもたらした成果について検証した。

◆福田英臣——神経薬理学の第一人者 [16] （写真95）

　昭和52年4月、新設の毒性薬理学講座教授となった福田英臣は、旧制東京高等学校を経て昭和27年（1952）に東京大学薬学科を卒業した。前任の名古屋市立大学時代を含め、福田は運動の神経機構の薬理学的および毒性学的研究

や中枢神経系の興奮伝達機構の薬理学的研究、医薬品の毒性発達機序に関する研究を主要なテーマとした。殊にスモン病の病因や中枢性筋弛緩薬を中心とした神経薬理学研究、さらに GABA 作動性薬物、アドレナリン作動性薬物の中枢作用機構や運動制御系の神経伝達機構などの研究で多くの成果を挙げた。

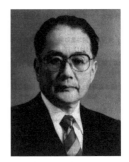

写真 95　福田英臣

　こうした功績に対し、平成 2 年（1990）には「運動系神経機構の中枢薬理学的研究」で日本薬学会学術賞を受賞するなど、神経薬理学の分野で数々の新知見を発見し、薬学および医薬品開発において新展開を行った。福田の研究成果は薬学領域ばかりでなく医学分野にも新風を与え、神経薬理学の牽引者となった。

◆大澤利昭——毒薬物の免疫学研究で成果 [17]（写真 96）

　昭和 51 年（1976）4 月、生体異物・免疫化学講座教授となった大澤利昭は、旧制成蹊高等学校を経て昭和 28 年（1953）に東京大学薬学科を卒業。衛生裁判化学を専攻し、薬毒物の微量化学的研究と薬毒物など生体にとって異物が惹起する種々の生体反応の免疫学的研究を主なテーマに取り上げた。多量の薬毒物の鑑定分析とその基礎的な研究では、生体試料中から生体成分による障碍なしに効率よく定性定量する方法の開発を行うなど、数々の新知見を得た。

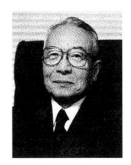

写真 96　大澤利昭

　また、従来の生物学的な免疫学をより分子論的な方法で研究を進め、細胞膜複合糖質の化学と機能や、リンパ球活性化機構、細胞性免疫のメディエーターの研究を推し進めた。さらに、研究は制がん剤の効果の検討にも及んだ。これらの研究が高く評価され、昭和 61 年（1986）に「免疫の基礎及び応用——レクチン・リンホカインを中心にして——」で日本薬学会学術賞を受賞した。

◆広部雅昭——生体反応の有機化学的研究で新知見 [18]（写真 97）

　新設の薬品代謝化学講座教授に就任した広部雅昭は、新制の木更津一高から昭和 35 年（1960）に東京大学薬学部を卒業した。薬化学講座助教授を務めた経験から新設講座の担当に際し、薬物代謝を含む生体反応の有機化学的研究

を推進すると決めた。そして、生体反応モデルの設計
と機能に関する生物有機化学的研究や生理活性物質の
デザインと合成、代謝、作用機作に関する分子論的研
究を展開し、数々の新知見を得た。さらに不安定な活
性代謝中間体の解析法に関する研究を研究課題とする
など、幅広い領域で成果を挙げた。平成7年（1995）
にはこれら分野での研究成果により「生体機能分子構
築とその展開」で日本薬学会賞を受賞した。

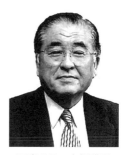

写真97　広部雅昭

③ 次世代を背負う教授誕生で新時代へ

　この間、前述のように薬学部3代目教授あるいはその年代に近い落合英二、
菅澤重彦、石館守三、伊藤四十二、野上寿の定年退職と浮田忠之進の急逝により、
後任の4代目教授に該当する人事が次々と行われた。この時代から旧制の帝
国大学出身者にまじり、徐々に新制大学出身者が教授に就任し、「宗家」は新
時代への移行が始まった。

　4代目あるいはその年代に該当する新任教授には落合の後任に助教授の岡本
敏彦が薬化学講座を、菅澤の後任には山田俊一が薬品製造化学講座を、石館の
後任には助教授の田村善蔵が薬品分析講座を継いだ。さらに伊藤の後任には国
立予防衛生研究所病理部室長の山田正篤が生理化学講座を継ぎ、野上の後任は
助教授の花野学が製剤学講座を継ぎ、浮田の後任には一時、薬害研究施設の生
体異物研究部門教授大澤利昭が併任したが、国立予防衛生研究所化学部長の野
島庄七が衛生化学講座を担当した。

　岡本・山田・田村・大沢の各教授の足跡については既に記述したので、ここ
では山田正篤、花野学、野島庄七の各後任教授の研究業績を探った。

◆山田正篤──緒方・伊藤の遺志を継ぐ [19]（写真98）

　昭和23年に東京大学医学部医学科を卒業後、東大付属伝染病研究所、国立
予防衛生研究所、米国コロラド大学医学部生物物理学教室研究員を経て、昭和
44年（1969）9月生理化学講座担当教授となった。

　山田は生命現象の最も基本的な問題の1つであるDNAの複製機構を教室の
テーマに取り上げ、哺乳類細胞の培養を駆使して、できるだけ物質に基礎を

置く分子生物学的な手法で研究を進めた。具体的な研究課題を挙げると DNA 複製点に関する研究や S 期 DNA 複製開始点に関する研究、さらに DNA 結合タンパクと細胞周期、WEE ウイルス感染細胞の DNA 合成阻害機構、HeLa 細胞ヒストンのポリ ADP リボシル化などの研究を精力的に展開した。こうした研究を通じて薬学領域に活用できる数々の基礎的成果を挙げ、わが国薬学に生物系の導入を最初に提唱し実践した緒方・伊藤の遺志を継いだ。

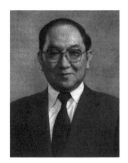

写真 98　山田正篤

◆花野学──薬物の体内動態研究を深化[20]（写真 99）

　新制の徳島大学薬学部を卒業後、東京大学大学院を修了して昭和 46 年（1971）4 月「宗家」の教授となった。恩師野上寿が種子をまき育てた薬剤学領域において花野はその意志を継ぎ、薬物の有効性、安全性を支配する要因の解析を主テーマに *in vivo* および *in vitro* における薬物体内動態の研究を中心とした研究を展開し、数々の新知見を得た。その一方で、物理化学的研究では固形製剤の気相中での分解反応機構の解明を行い、薬剤学分野において多くの成果を挙げた。昭和

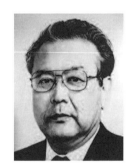

写真 99　花野学

62 年（1987）にはこれらの研究が評価され、「分子的機構に基づいた薬物動態予測法の開発」で日本薬学会学術賞を受賞した。

◆野島庄七──生化学分野から薬学を牽引[21]（写真 100）

　旧制浦和高等学校を経て昭和 22 年（1947）東京帝国大学薬学科を卒業した。卒業後は優れた生物系薬学研究者を輩出した国立予防衛生研究所で水野傳一の指導を受けた。その後、国立予防研究所生物化学室長、製薬化学科微生物薬品化学講座助教授、さらに国立予研化学部長を経て、昭和 49 年（1974）10 月東京大学薬学部衛生化学講座教授に就任した。

　野島は生体膜脂質の生化学的研究を衛生化学教室の

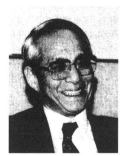

写真 100　野島庄七

主テーマとした。生体膜脂質の代謝に関する研究や生体膜脂質の免疫化学的研究、人工膜を用いた膜脂質動態の研究を展開し、生化学面から数々の成果に結びつけた。これらの一連の業績により、昭和57年（1982）に「生体膜脂質の生化学的研究」で日本薬学会学術賞を、さらに平成10年（1998）には「膜リン脂質の構造と代謝に関する研究 —— 大腸菌ホスホリパーゼ研究を中心に ——」で日本学士院賞を受賞した。日本生化学会会長、日本薬学会会頭を務めた昭和後期から平成時代を代表する生化学者の一人として、わが国薬学の進展に寄与したと高く評価された。

1. 続々新制大学出身の教授が生まれる

　昭和51年（1976）に柴田承二、山田俊一、高木敬次郎と菅孝男の4教授が、翌52年（1977）には滝沢武夫教授が定年退職した。次いで同55年には水野傳一教授が、昭和58年（1983）には岡本敏彦、田村善蔵の両教授が定年退職した。

　後任人事では、柴田の後任には助教授の三川潮が昇任して生薬学・植物化学講座担当に、山田の後任に助教授の古賀憲司が教授に昇任して薬品製造化学講座担当に就任した。また、高木の後任は薬害研究施設教授の粕谷豊が薬品作用学講座担当となり、菅の後任に九州大学教授の清水博が薬品製造工学講座の併任となった。滝沢の後任は東レ研究所主任の大野雅二が薬品合成化学講座を、水野の後任は名取俊二が微生物薬品化学講座をそれぞれ継いだ。岡本の後任は助教授の首藤紘一が薬化学講座担当に、田村の後任に中嶋暉躬が薬品分析化学講座の担当となった。

　これらの後任の5代目あるいはその年代に該当する教授には、前述の野島庄七と粕谷豊の両教授以外はすべて新制大学出身者が就任しており、昭和50年代後半には「宗家」薬学部は人的面からも新時代を迎えた。

　ここでは、既に紹介した粕谷を除き、三川・古賀・清水・大野・名取・首藤・中嶋の各教授の研究方向とその成果について考察した。

◆三川潮 —— 天然物の生合成に取り組む [22]（写真101）

　日比谷高校から昭和33年（1958）東京大学薬学科を卒業、生薬学教室で研鑽を積み、昭和51年（1976）4月生薬学・植物化学講座教授に就任した。主テーマに天然物の生合成の研究を取り上げ、^{13}C をトレーサーとする新しい方

法を駆使して菌類代謝副産物の生合成を追及し、数々
の新知見を得た。また、教室伝統の漢薬成分の研究で
は in vitro スクリーニング法を導入して広範囲に研究
を推進した。さらに酵素阻害を指標とした生理活性物
質の検索と分離、生体膜に対する薬物の使用、代謝産
物生産に関する組織培養などに関する広範な研究を展
開し、成果を挙げた。

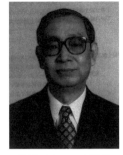

写真 101　三川潮

◆古賀憲司
　——不斉合成法の開発などで成果[22, 23]（写真 102）
　福岡高校から昭和 35 年（1960）東京大学薬学部
を卒業、薬品製造化学教室で研鑽を重ね、昭和 51
年（1976）4 月薬品製造化学講座教授に就任した。
前任の山田俊一教授の主題を継承し、光学活性異性
化合物の合成と反応を主テーマとした。そして、不
斉合成法の新規開発や光学活性天然有機化合物の全
合成、大環状化合物の合成とその機能について研究
に取り組み、新知見を得て、この分野の業績を幅広
く発展させた。これらの功績により平成 6 年（1994）

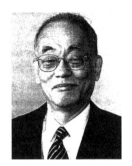

写真 102　古賀憲司

に「新規不斉合成反応の設計と展開」で日本薬学会学術賞を、翌 7 年（1995）
には日本学士院賞を受賞した。研究だけでなく薬学教育にも情熱を注ぎ、6 年
制に関連する薬学教育のあるべき姿を検討する文部省の諮問委員会（通称古賀
委員会）で報告書「薬学教育の改善について」をまとめるなど、多才な面も見
せた。

◆清水博
　——バイオホロニクス分野で研究[24]（写真 103）
　瀬戸高校から昭和 31 年（1956）東京大学薬学科を
卒業、前任菅孝男教授の後任として昭和 52 年（1977）
薬品製造工学講座の担当となった。バイオホロニクス
という新しい分野で活躍し、細胞における種々の生命
現象の物理化学的本質の解明に取り組んだ。その成果

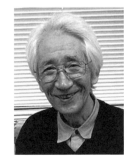

写真 103　清水博

として、生体高分子の間には新しいタイプの相互作用と協力性があり、これが生命状態に固有な動的秩序を与える原因となっていることを明らかにした。その後、同様のアプローチで細胞膜と薬物の相互作用などの研究を進め、新知見を得るなど薬学領域に新しい風を吹き込み続けた。

◆大野雅二──生理活性物質の合成に取り組む[25]（写真 104）

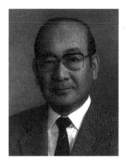

　昭和 28 年（1953）北海道大学理学部化学科を卒業し、昭和 52 年（1977）産業界から滝沢教授の後任として薬品合成化学講座教授に就任した大野は、教室の主な研究テーマに天然物をリード化合物とする生理活性物質の合成研究を取り上げた。β-ラクタム化合物、制がん性ヌクレオチド・ペプチド・テルペン、抗ウイルス性オリゴヌクレオチドなどを対象に新規の合成法の開発に関し、数々の新知見を得た。また、有機素反応の開発や応用にも取り組み、有機合成と酵素反応の

写真 104　大野雅二

結合、ヘテロ環化合物の合成研究で新分野を開拓した。平成元年（1989）には「生物活性天然物の分子設計とその活性機構への有機合成的展開」で日本化学会賞を受けた。

◆名取俊二──生体の防御機構で成果[25]（写真 105）

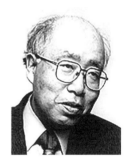

　甲府一高から昭和 38 年（1963）東京大学薬学部を卒業し、水野傳一教授の後任として昭和 55 年（1980）に微生物薬品化学講座を継いだ。教室の主要テーマとして生体の調節機構を取り上げた。その方向の 1 つは真核細胞の転写制御の解明であり、転写制御蛋白の検索から精製、構造およびその機能に関する幅広い研究を進めた。もう 1 つの方向は発生と分化に伴う生体調節に関する研究であり、昆虫の生体防御蛋白や成虫原基（imaginal disc）の生化学的研究を精力的

写真 105　名取俊二

に展開し、独自の境地を開く数々の成果を挙げた。これらの功績により平成 9 年（1997）に「昆虫（センチニクバエ）の生体防御機構に関する研究」で日本薬学会賞を受賞した。

◆首藤紘一──薬化学の伝統力発揮 [26]（写真106）

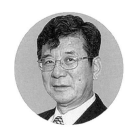

新宿高校から昭和37年（1962）東京大学薬学部を卒業、岡本敏彦教授に師事し、薬化学の研鑽を重ね、昭和58年（1983）薬化学講座教授に就任した。首藤は薬化学研究として芳香物求電子置換反応や芳香族アミドの立体化学という新しい発見を含む基礎有機化学研究を展開させた。そのほか発がんの初期課程や発がんプロモーターのがん研究とレチノイド研究を行った。レチノイド研究ではレセプターを想定した生物活性試

写真106　首藤紘一

験を指標とする先見的研究を推し進め、創薬研究に留まることなく医薬品研究を指向したレセプター関連創薬研究の先駆者として名高い。一見両立しない、これらの2つの方向の研究を同時に展開した驚きの研究で、薬化学の本領を示したものと評価された。これらの成果である「発がんと制がんの化学研究」に対し、平成10年（1998）日本薬学会賞が贈られた。

◆中嶋暉躬──蜂毒成分研究などの第一人者（写真107）

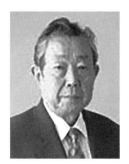

豊多摩高校から昭和30年（1955）東京大学薬学科を卒業、石館守三教授に師事し、広島大学薬学科教授などを経て、昭和58年（1983）4月薬品分析化学講座教授に就任した。中嶋は超微量で生理活性を強く示す蜂毒成分について取り組み、この分野の世界的な第一人者として数々の新知見を得た。その方向性は超微量生理活性物質の分析に視点を強めて行き、新分野を開拓した研究者であった。これら一連の研究成果に対し平成4年（1992）「動物起源の生物活性物質の解明に関する研究」で日本薬学会学術賞が贈られた。

写真107　中嶋暉躬

2. 変革と挑戦の姿勢を明確に

以上のように、昭和33年（1958）部として独立以降、「宗家」の薬学部は製薬化学科の新設や講座の増設を急速に進め、より幹を太くし強固な根を張ってきた。この課程で4代目教授に当たる岡本敏彦、柴田承二、田村善蔵などが定年退職し、5代目に該当する首藤紘一、三川潮、古賀憲司、中嶋暉躬など

の後任教授には新制大学出身者が次々に就任した。

・「生命薬学専門課程」新設で新時代へ

　このような時期を迎えつつあった「宗家」は、既に述べたように昭和51年（1976）に教育・研究方針として大学院薬学系研究科に新構想の「生命薬学専門課程」を新設した。そのなかに毒性薬理学、生体異物・免疫化学、薬物代謝化学の3講座を増設して、下記の表のように3専門課程18講座に再構築したのである（**表5**）。ここに至り「宗家」薬学部は新しい時代に入った。

　この構想は「薬学研究白書」を下敷きに大学院課程を含め、より確実に「薬の総合科学」を確立することで「薬を造り創る」方向を目指し進んだ。この動きは改めて「宗家」が変革と挑戦の姿勢を明確にしたものであった[27]。そして、昭和50年代中頃から60年代初頭頃にはすべての講座担当教授は新制大学出身者となったが、その経緯は既に述べた通りである。

　このように「宗家」が「薬を造り創る」姿勢を明確に打ち出すことによって一方では、わが国薬学を益々医療面に関する教育研究とその技術論から遠のかせ、一貫してそれを軽視する方向に繋がった。時を同じくして特許制度は昭和51年（1976）以降、先進国と同様の「物質特許」に変わり、それまでのような製造工程の一部を換えるような特許くぐり的なことは許されず、わが国も基礎研究を重視する「薬を創る」ことを目指す欧米先進国に仲間入りした。

・私立薬大のジレンマ

　こうした変化のなか、私立薬科大学はそれまでと同じように「薬剤師教育に力を入れる」ことを標榜してきたが、薬学教育の充実を求めて基礎薬学のレベ

表5　3専門課程18講座

①薬学専門課程：薬の創製、生産のための基礎学の研究＝8講座：薬化学、生薬学・植物化学、生理化学、薬品分析化学、製剤学、薬品作用学、応用微生物研究所第8研究部
②製薬化学専門課程：薬の生産の原理的・具体的な領域を研究＝5講座：薬品製造化学、薬品製造工学、薬品物理化学、薬品合成化学、薬品物理分析学
③生命薬学専門課程：薬の生体との相互作用を研究＝5講座：毒性薬理学、生体異物・免疫化学、薬品代謝化学、衛生化学・裁判化学、微生物薬品化学

ルアップを図れば図るほど、患者のための薬学から離れ、研究者の薬学に陥ってしまうというジレンマから抜け出せなかった。昭和40～50年代にかけて私立薬系大学は大学院修士・博士課程を開設したが、その殆どは「宗家」の東京大学薬学部をひな型とする傾向が強く、薬剤師教育の充実にはあまり目が向かなかった。言い換えれば、私立薬科大学・薬学部関係者は薬剤師教育の何たるかをよく把握していなかったからにほかならなかった。

3. 薬剤師教育の芽生えと「宗家」

一方、わが国薬学が創薬指向に向かう時期に前後して薬剤師教育を導入する動きがようやくクローズアップした。昭和41年（1966）に日本薬剤師会が「医療薬学」の必要性を主張し、新しいカリキュラム案を提案したからである。翻れば、前述のように昭和24年に来日した米国薬剤師協会使節団の勧告後、「医療薬学」教育の必要性を最初に訴えたのは昭和25年（1950）、当時国立久里浜病院薬剤科長の久保文苗（**写真108**）である。

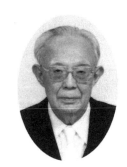

写真108　久保文苗

・久保文苗が口火を切る

昭和11年（1936）に東京帝国大学薬学科を卒業した久保は、臓器薬品化学教室の副手としてステロイドや解熱剤の研究に従事していた。しかし、病後の久保の体調を心配した恩師の緒方章から就職先として病院薬局を薦められたのが縁で、病院薬剤師の路を歩むことになった[28]。その久保が「従来の調剤技術、薬局方を中心とした教育では、薬剤師は病院においてそれほど重要な職種として取り扱われなくなるだろう。医薬品の実際すなわち病院で用いられている薬について生体への作用、また生理学、解剖学など生体についての知識を学び、実際どんな形で使用されているかを学んで欲しい」[29]と訴えた。この発言は長い間放置されていたが、後年久保が日本薬剤師会の薬学教育委員会委員長に就任したのを機に、昭和41年に日薬として「医療薬学」の新カリキュラム案を提案したのである。

それを契機にして、昭和48年（1973）以降になって北里大学、名城大学、東邦大学、東京薬科大学など私立の大学院や専攻科が独自路線で「臨床（医療）

薬学教育」を組み入れ、「宗家」の東大薬学部が軽視し続けてきた医療人薬剤
師を目指す、職能教育の導入に踏み切った。これらの動きが事態を動かし昭和
55 年（1980）には大学基準協会が薬学教育基準のなかで医療薬学の科目を提
示し、薬剤師教育を重視する動きが活発化した[30]。

　そうなると履修科目が増え、修学年限 4 年では薬を「創る」薬学研究者と
「薬を患者に適応する場での技術と科学を持つ」薬剤師の養成という 2 方向を、
基準に従ってほぼ一律に近いカリキュラムで行うのは難しくなった。

・6 年制の実施と宗家の意識

　この 2 方向が薬学教育の上で明確に区分され、医療人としての薬剤師教育
が行われるようになったのは、平成 18 年（2006）に「薬学 6 年制」が実施
されてからである。前述したように、最初に薬剤師教育の重要性を強調したの
は米国薬剤師協会使節団だが、半世紀後の平成 4 年（1992）に行われた医療
法の改正で、薬剤師で参議院議員の石井道子（東京薬科大学出身）と日本薬剤
師会会長の高木敬次郎（東京大学名誉教授）が主導して、薬剤師が医療人とし
て法的に規定された後、医薬分業は劇的に進展する情勢となった。ここに至り、
初めて医療人薬剤師を養成する教育が不可欠という観点から 6 年制の薬剤師
教育が実現したのだった。

　しかも、この問題は「宗家」より、厚生労働省や日本薬剤師会、私立薬科大
学などが苦慮しつつも意見をまとめ実現したように思える。特に女子学生の多
い私立薬大では、6 年制の実施で受験生の減少が大学経営の悪化につながると
して最後まで難航した。

　その一方で、明治以来の薬を「造る」から「創る」を目指す薬学者や研究者
の養成も薬学教育のアイデンティティとして欠かせないものとの主張が主に
「宗家」や国公立大学、文部科学省から出された。

4. 宗家の薬学科と薬科学科

　この 2 つの目的を明確に区別するため、平成 18 年学校教育法および薬剤師
法の改正により薬剤師養成教育は 6 年制の「薬学科」で行い、創薬など基礎
薬学を主とする研究者教育は 4 年制＋大学院の「薬科学科」で行うことで歴
史的課題を解決したように思える。そのなかで 6 年制の薬剤師教育に対する
「宗家」東大薬学部の態度は一貫して消極的に見える。「宗家」が目指している

薬学の軸足は昭和50年代に増設・再構築した3専門課程18講座（**表5**）を骨格に置きつつ、その後も大学院大学として「薬の総合科学」の殿堂への完成を目指し大講座制の採用や大学院の強化など改革に改革を重ねてきた。

・薬剤師養成定員の1割の意味

　その結果、平成31年（2019）現在の大学院薬学系研究科・薬学部の組織図[31]（**表6**）からは極めてバランスのとれたものになっているのだが、「宗家」の薬剤師育成に対する姿勢は、定員80名のうち、6年制の薬学科8名、4年制の薬科学科72名であることから伺える。大学院課程においても人員面は同様の傾向であり、組織上も骨格はほとんど同様である。

　薬学部は、創薬から調剤・服薬指導まで、薬に関する幅広い分野の責任を持って研究・教育を行う義務を背負っている。勿論、今日の東大薬学部が「宗家」であるという意識を有しているかどうかは別として、同薬学部の教育研究の目的は〈創薬科学および基礎生命科学の発展に寄与する研究者、医療行政に貢献

表6　薬学部2学科の組織

■薬科学科（4年制）：薬学がカバーすべき広範な基礎科学の教育に重点を置き、高い能力を持つ研究者、医療行政に貢献する人材を輩出する教育・研究を行う 　1．有機薬科学講座 　　薬化学・天然物合成化学・有機合成化学・天然物化学・基礎有機化学 　　（・薬用植物化学） 　2．物理薬科学講座 　　生体分析化学・生命物理化学 　3．生物薬科学講座 　　衛生化学・生理化学・分子生物学・遺伝学・細胞情報学・蛋白質代謝学 　・協力講座 　　　細胞生物化学・細胞分子化学・発生病態学 ■薬学科（6年生）：薬学のカバーすべき広範な基礎科学の教育に加え、病院や薬局での実務実習を通じて高度で実践的な医療薬学の知識と技術を身につけた薬剤師資格を有する医療従事者、研究者を輩出する教育・研究を行う 　1．創薬学講座 　　薬品代謝化学・蛋白構造生物学・免疫・微生物学 　2．医療薬学講座 　　分子薬物動態学・薬品作用学・機能病態学 　・協力講座（病院） 　3．社会薬学講座

（『東京大学大学院薬学系研究科・薬学部 概要2019』より作成）

する人材、高度医療を担う薬剤師の養成〉（薬学部規則第 1 条の 2）を掲げている。

　ここで掲げた研究者と薬剤師を養成するという「宗家」の目的は「国家のニーズ」に合致するものの、薬剤師教育を軽視してきた従来の「宗家」が、ごく少人数ながら薬剤師の養成を謳い、それも高度医療を担う薬剤師の養成を打ち出した姿勢は関心を集めた。そして、この薬剤師とは薬学がカバーする広範な基礎科学の教育に加え、〈病院や薬局での実務実習を通じて高度で実践的な医療薬学の知識と技術を身につけた薬剤師資格を有する医療従事者・研究者を輩出する教育研究〉を行うとした。

　ただ、こうした考えの下に、従来から薬剤師の教育・業務研究に関心の薄い「宗家」が送り出す 1 年に 8 名という極めて少数の薬剤師が、どのような成果や指導力を発揮できるのか疑問視する声も少なくない。とは言え、その一方には明治以来、「宗家」出身者のうち一部の指導者であったが、薬剤師の職能拡大と確立は「宗家」の責任であるとして、薬剤師の先頭に立って果敢に挑戦し、それを築いてきた伝統や遺産を失うことのないよう切望するとのエールもある。事実、定員 8 名と少ないこともあるが、「宗家」の学生の間では 6 年制への人気や関心は高いとも聞いた。

・大阪大学、薬学教育改革を実施

　一方、大阪大学薬学部は薬学教育改革を断行したことで受験生が増加したという。同薬学部は 6 年制実施後 10 年を経たのを契機に、平成 31 年度から薬学部教育の大幅改革を断行、関係者に衝撃をもたらした。同部の改革は 4 年制・6 年制を発展的に解消する形で 10 年一貫研究コースを含め、6 年制＋大学院の「新全 6 年制薬学教育システム」と命名し、先進研究コース・薬学研究コース・Pharm D コースの 3 コースを実施したのである。3 コースのうち、どの研究コースを選んでも薬剤師国家試験の受験資格が得られるようにしたのが特徴である。この改革で受験生が増えたという[32]。つまり、創薬研究者を目指しながら薬剤師資格を持てるというコンセプトが受験生に受け入れられたと言える。むしろ、薬学部へ進学しながら薬剤師国家試験の受験資格を得られない方が不思議と思われていたのかも知れない。

　言うまでもなく、医学部を卒業すれば医師国家試験の受験資格が得られ、歯学部や看護学部も同様にそれぞれの国家試験への受験資格が得られる。しかも、

それぞれの国家資格を持っている研究者や実務者への道が開かれている。薬学部だけが、特異的な状況に置かれているように思える。

・徳島大学も 6 年制一本化へ

大阪大学に続き、徳島大学薬学部も令和 3 年（2021）度の入学生から 4 年制の創薬科学科（定員 40 名）と 6 年制の薬学科（定員 40 名）の併設を廃止し、6 年制の教育課程に一本化することを決定した。創薬科学科での教育・研究体系を発展的に融合させた「新 6 年制課程」と位置付け、薬剤師資格を持ち医療を理解した研究者を養成するコース（30 名）と高度な基礎力と研究マインドを備えた薬剤師を養成するコース（50 名）を設けるというものである[33]。4 年制の併設を廃止し、6 年制一本化に踏み切った国公立薬系大学は岐阜薬科大学、大阪大学に続き 3 校目となった。

こうした傾向は、薬剤師という資格を用いるか用いないかは別としても、創薬や臨床の分野において薬剤師という国家資格と博士号を取得し、リーダーとなり得る資質を持つ薬剤師研究者の養成が薬学部の存在意義として受け入れられたように思える。創薬研究者といっても、臨床を理解できなければ通用しない。文科省も大阪大学などの改革を認可したところから判断すると、「金太郎飴」のような現状の薬学教育より、コアカリキュラムを大幅に逸脱しない限り、それぞれの薬科大学・薬学部が独自色を打ち出すことを歓迎しているのであろう。

こうした状況のなか、東京大学薬学部が薬剤師の養成とその教育に情熱を示さず、「宗家」としてその分野の発展に積極的に手を貸さなければ、「薬学部」の看板を書き変えなければならない事態も予感させてしまう。さらに言えば、令和時代を迎えた今日、大阪大学の「新全 6 年制システム」の実施などを機に、再び薬学教育の在り方と薬剤師の資質および定員問題などについても議論が興るとよいと思う。この時、「宗家」が議論に加わるのか加わらないのか。また議論をリードできるのか、できないのかが気になるところである。

参考文献

1. 東京大学百年史．部局史二「第八編　薬学部」．東京大学出版会；1987．p.1115．
2. 根本曾代子．藤園回想．廣川書店；1964．p.260-261．
3. 日本薬剤師会．日本薬剤師会史；1973．p.605-606．
4. 東京大学百年史．前掲．p.1116-1117．

 5. 同上．p.1130.
 6. 対談でつづる昭和の薬学の歩み．辰野高司編．薬業時報社；1994．p.71-77.
 7. 東京大学百年史．前掲．p.1132-1133.
 8. ファルマシア　1986；22（2）：193-194.
 9. 東京大学百年史．前掲．p.1135-1136.
10. 同上．p.1138-1139.
11. 同上．p.1141-1142.
12. ファルマシア　2014；50（9）：919.
13. 東京大学百年史．前掲．p.1149-1152.
14. 同上．p.1137.
15. 同上．p.1138，1142.
16. 同上．p.1153.
17. 同上．p.1145-1156.
18. 同上．p.1152.
19. 同上．p.1144.
20. 同上．p.1145.
21. 同上．p.1148.
22. 同上．p.1151.
23. ファルマシア　2004；40（11）：1056.
24. 東京大学百年史．前掲．p.1151-1152.
25. 根本曾代子．日本の薬学―東京大学薬学部前史―．南山堂；1981．p.300.
26. 教室の流れ．東京大学大学院薬学系研究科薬化学教室．www.f.u-tokyo.ac.jp/~yakka/summary04.html.
27. 東京大学百年史．前掲．p.1149-1151.
28. 対話でつづる昭和の薬学の歩み．前掲．p.188-196.
29. 久保文苗．病院薬剤師を志す学徒の教育に臨むもの．薬局　1950；1（1）：2-3.
30. 半谷真七子．日本における医療薬学教育の変遷．薬学史事典．薬事日報社；2016．p.355-356.
31. 東京大学大学院薬学系研究科・薬学部 概要 2019．p.1-8.
32. 薬事日報．2019 年 2 月 25 日付
33. 同上．2020 年 2 月 7 日付

結びに代えて――

　本書では、東京大学薬学部の前身である東京帝国大学薬学科（医学校の製薬学科時代を含む）が薬学教育・研究の「宗家」として、どのようにして学術と技術の独占・蓄積を行い、それを通じて人材の供給源となって薬学を根付かせ、わが国薬学を発展させてきたかについて考察した。

　そのなかで「宗家」帝国大学薬学科は、新制大学となった戦後昭和の末期頃まで一世紀を超える遺産として、次のことを脈々と引き継いできた。

1. 建学の目的は「製薬」にあること
2. わが国薬学は、明治期に政府要請でドイツから帰国した長井長義が国産医薬品の開発を目指し、「有機化学」をその主軸としたこと
3. 留学、講座制、学位授与権を通じて学と技の独占と確立を図り、「ゴッドファーザー」の役割を果たしたこと
4. 一世紀超にわたり医薬分業が未実施の国情にあったため、「宗家」が主導するわが国の薬学と薬学教育は「薬を造る、創る」ことであり、「薬剤師を養成」する教育を軽視してきたこと――であった。

　以上のような遺産を築いてきた「宗家」の永い歴史のなかで、薬学史上からも見落とせない特徴として、次の２点があることが分かった。

　第１は、わが国薬学は従来から指摘されているほど有機化学一辺倒でなく、早い時期から生物系薬学の導入が叫ばれ実現されたこと。第２は、６年制実施後、「宗家」の薬剤師養成への関心が一層薄れ、また全般的に４年制の薬科学科の大学院進学者が減るなど薬学教育の再構築が必要な機運を迎えているように思われること――である。

　以下、その２点について検証を試みた。

◆柴田承桂と長井長義の薬学論

　第１は、日本の薬学は有機化学一辺倒の伝統が強いと言われてきたが、必ずしもそうではない考えが比較的早い時期から発芽していることが分かったことである。明治期の薬学創始者である柴田承桂の「薬学振興論」と長井長義の

「薬学の進むべき道」に見られるように、柴田は薬を造るには有機化学は必要だが、そればかりでなく薬理学や生理学などを取り入れなければいけないと主張した。長井は、薬理学などは他の領域に任せ、薬学は薬を造ることを主眼にし、有機化学を主軸にせよと訴えた。つまり、柴田は薬学を総合的な科学ととらえ「創薬」をも考えていたのに対し、長井は薬学を製薬化学ととらえ、薬の「製造」を目指したのであった。

　両人とも当代の有機化学者でベルリン大学の A.W. ホフマン教授のもとに留学しただけに、わが国薬学に有機化学を主軸に置く点では一致していた。ただ、薬学は生体と薬物の関係を研究すべきだとする点で認識の差があった。両人のその後の歩みは、柴田が学問の世界から去り、薬事行政・法制への道を進んだのに対し、長井は 70 歳を超えるまで東京帝国大薬学科教授として牽引し、その傍ら薬学会会頭を終生務めるなど、学問の世界に君臨した。

　そのため、わが国薬学は長井が主導する有機化学を主体として進み、生体と薬物を研究する思想は草創期には育たなかった。

◆生物系薬学の推進者たち

　こうした長井の有機化学主体の薬学に、柴田の主張した薬理学や生理学などを導入し、薬学は生体と薬物の関係を研究しなければならない――として種子を播き実践したのが長井の直弟子、緒方章だった。緒方は幕末の蘭方医・緒方洪庵の孫で、父親の惟準をはじめ一族は殆どが医師、医学研究者になっていた。章一人が薬学を専攻し、有機化学の研究者として出発した。その緒方の博士論文は、長井の許可を受けて医学科薬理学の林春男教授の指導でまとめた「局所麻酔性を有する化合物の研究」であった。化学構造と薬理作用という医学・薬学双方の観点からの論文だっただけに、有機化学系博士論文の多い大正 8 年（1919）当時は異色であった。緒方を指導した林は「薬学の論文は緒方のようなものが多くなるのが本当だ」と述べたという。ちょうどその頃、ホルモン、ビタミンなど新医薬品が登場し、「今のままの薬学では対応できない。もっと医学的知識を取り入れる必要がある」という慶松勝左衛門の後押しもあった。

　緒方が撒いた種子は昭和 5 年（1930）、最初に生物系として設置された緒方主宰の「臓器薬品化学講座」として実を結び、唾液腺ホルモン「パロチン」の発見・製品化の成果を挙げた。同講座は昭和 30 年（1955）頃、「生理化学講座」（伊藤四十二教授）と「薬品作用学講座」（高木敬次郎教授）の 2 講座に分か

れて開講し生物系は定着した。緒方の求める薬学に近づいた。緒方も「自分の思っている薬学になりつつあるのは感慨深い」と述べている。

　一方、もう１つの流れがあった。朝比奈泰彦門下の浅野三千三は植物化学を専門としたが、太平洋戦争中から戦後にかけて東大伝染病研究所教授（化学部長）として、緒方路線とは違う医学・薬学領域にわたる研究で新分野の生物系薬学を拓いた。主な研究は結核菌に対する化学療法剤や薬物代謝による脳内アミノ酸の変化、緑膿菌代謝産物の研究など広範に及んだ。また、近藤平三郎の副手を務め、後に千葉大学薬学部教授（兼国立予防衛生研究所部長）となった宮木高明は、近藤の了解を得て学生時代から興味を抱いた微生物や予防医学、腐敗、細胞性免疫などの分野に目を向け、薬学における新境地を開いた。

　そして、昭和30年代以降の高度経済成長下に発生した水銀公害に対し、核心的研究を発揮した衛生裁判化学教授浮田忠之進の研究スタートは、伝染病研究所浅野教授の助教授として行った化学構造と抗菌性の関係の研究であり、その後は有機化学と生化学を結んだ有機生化学研究の先駆者となった。浅野門下の水野傳一は昭和17年（1942）、卒業後直ちに伝染病研究所に入所、浅野の遺志を継いだ。昭和36年（1961）薬学部に新設された「微生物薬品化学講座」教授として薬学領域における生物化学系講座の充実・発展に心血を注ぐわが国生化学界のリーダーでもあった。さらに、生体膜脂質の生化学研究を衛生化学教室の主体テーマとした野島庄七や生理化学の山田正篤らがわが国薬学を生物系から発展させた指導者であると高く評価されている。

　これら「宗家」の生物系薬学の推進者の多くが、東大伝染病研究研や国立予防衛生研究所で研鑽を重ねた出身者であったのは注目される。

◆有機化学の華々しい成果と重なる

　このように生物系薬学の導入が具体的な形で現れたのは、緒方の助手時代の明治末期から大正初期頃からであるが、その時期はわが国薬学史上、決して遅い時期でなかったと言える。ただ、その時期は近藤平三郎の植物塩基研究や慶松勝左衛門のサルバルサン合成など有機化学や有機合成化学の発展が、また朝比奈泰彦が有機化学を駆使して数々の植物成分を解明するなど、緒方の10年余の先輩たちが華々しい成果を挙げた時期と重なっていた。

　そのため、わが国薬学と薬学教育は有機化学系一辺倒の伝統が強いという印象を払拭できなかった。加えて医薬分業が一世紀以上も未実施の国情から開局

薬剤師の業務は「医薬品の末端を担う商業人」的色彩を強めてしまったため、薬剤師教育を軽視する風潮が根底にあった。そして、昭和24年（1949）に来日した米国薬剤師協会使節団の「日本の薬学教育は有機化学者を養成している」という批判が有機化学一辺倒説を決定的にした。

　こうした様々な経緯を考慮すれば、わが国薬学と薬学教育が有機化学一辺倒で発展してきたという歴史的な説は再検証されてよいのではないかと考える。

◆「宗家」をめぐる新たな流れ

　第2は、わが国薬学教育の持つ歴史的課題と言える薬剤師養成か研究者養成かを解決するために薬学6年制に踏み切ったものの、新たな問題点が見えてきていることである。

　1つ目の問題点は、「宗家」が薬剤師養成にこれまで以上に関心を示さない姿勢を示していることに起因するように思える。それは「宗家」の薬学部1年の定員80名のうち、薬剤師養成教育を目指す6年制の薬学科は10%の8名に過ぎず、90%が基礎薬学研究者養成を目的とする4年制の薬科学科72名であることから分かる。

　この比率では「宗家」として臨床薬学の進展や研究マインドを持つ薬剤師養成に手を貸す余裕があるのだろうかと思わざるを得ない。有力薬科大学では6年制の上に大学院4年を設け、自前で博士号を有する薬剤師の研究教育者を養成していることで、「宗家」離れが進んでいる。薬剤師養成教育・研究面では「ゴッドファーザー」の役割を担うことができない流れになっている。

　もう1つの問題点は、「宗家」や一部の有力薬系大学を除き、4年制の薬科学科では大学院前期（修士）も後期課程（博士）も進学希望者が減少し逆風にさらされていることが明らかになっていることである。こうした傾向が拡大して行けば、薬科学科の存在価値の縮小に結びつきかねない。その理由の把握は早急に行わなければならないが、1つに平成30年で4＋2年者（修士修了）の薬剤師国家試験の受験資格を認める経過措置が終わったことが影響しているかも知れない。

◆「薬科学科」への思惑

　そのためなのか、国公立大学のなかには地方の薬剤師不足もあって6年制へ定員をシフトすることを考えているところも少なくない。岐阜薬科大学は既

に実施に踏み切った。また、さらに顕著な動きとして大阪大学薬学部のように4年制を廃止し、6年制のみに踏み切ったところも出始めた。大阪大学では薬学部の「新全6年制」薬学教育システムの開始と大学院薬学研究科との一体化による薬学教育改革を実施した。この特長は創薬研究者を目指しながら薬剤師国家試験の受験資格を得られるように6年制＋4年間の大学院を充実させて、研究能力の高い薬剤師研究者を養成し、創薬・臨床両分野で指導的役割を担える人材の育成を、3つの研究コース（先進研究・薬学研究・Pharm. D）を設けて目指すとしている。この改革で受験生は増えたという。

　さらに徳島大学薬学部も令和3年（2021）の新入生から4年制の併設を止め、6年制一本化を決定した。

　こうした動きからは、薬剤師国家試験の受験資格が得られない4年制の薬科学科の在り方を巡り薬学教育が再び岐路に立たされているように思われる。極言すれば「宗家」をはじめ「薬科学科」の看板を掲げる薬系大学の動向に影響を与えるのは間違いないであろう。こうした動きに対し、わが国薬学の教育・研究を主導してきた「宗家」がリーダーシップを発揮して対応するのか否か、注目される。

　それにしても、薬学6年制に踏み切った新しい時代の医療人として薬剤師、殊に街の調剤薬局における薬剤師の業の成果が未だはっきりと国民に理解されていないように見えるのは何故であろうか。原因はどこにあるのか、早く見極めなければ薬剤師の業の有り様に負の評価がつきまとってしまう。薬剤師は医療人として「なぜ輝けないのか」「どうすれば輝けるのか」を問い直す必要がある。人工知能（AI）の登場はよい機会と捉えるべきであろう。患者の声に耳を傾け、的確な情報提供ができるよう研究を続ける姿勢があれば、薬剤師の業は人工知能に置き代えられない。

　今日の薬学教育と薬剤師は、患者や医療関係者など外部から与えられた状況に教育や行政がどう適応して行くかではなく、薬剤師が自分の立場から好ましいと考える状況を積極的につくり出すことが必要な時代になっている。その成否が医療において「輝ける医療人薬剤師」への道に至ると思えてならない。

あとがき

　本書『東京帝国大学医学部薬学科──人物と事績でたどる「宗家」の責任と挑戦』を書きたいと思ったのは、今から10年以上前の平成20年（2008）頃です。その当時、私は母校東京薬科大学の創立130年史編纂に編集委員長として取り組んでいました。

　母校は明治13年（1880）、薬剤師養成を目指し創立された東京薬学校に始まる最古の私立薬科大学ですが、薬学の「宗家」は本書に記述したように明治6年（1873）創立の第一大学区医学校製薬学科を前身とする東京帝国大学医学部薬学科です。130年史の編集作業を通じて母校は創立以降、「宗家」と深い関わりを持ち、その影響を強く受けてきたことを学びました。

　例えば、母校の創始者藤田正方先生（医師）は、第一大学区医学校製薬学科の学生監として薬学教育に従事しましたが、薬学校設立から6年後に急逝しました。その時、直ちに校長となって薬学校の継続発展に努めたのが東京帝国大学薬学科教授の下山順一郎先生です。明治45年（1912）に逝去されるまで約25年間校長を兼務され、薬剤師養成に心を砕きました。副校長格で尽力したのも同じ教授の丹波敬三先生でした。また、大正6年（1917）専門学校へ昇格する時にも校長・理事長の丹波先生を支えたのは下山先生の愛弟子である池口慶三先生です。昇格後は池口先生が丹波先生の跡を継ぎ、私学経営に当たりました。

　その後も母校は専門学校時代の校長、そして戦後の学制改革により昭和24年（1949）新制大学に昇格した後も学長は東京帝国大学薬学科出身者で、教授や専門科目の非常勤講師も殆どが同様でした。

　私が東京薬科大学（男子部）に在学した昭和29年（1954）から33年までの4年間は、新制大学に昇格した間もない頃です。学長は村山義温先生で、専門課程は不完全ながら7講座制（薬化学・生薬学・衛生裁判化学・生物薬品化学・薬品分析化学・薬剤学・薬物学）でした。このうち薬化学・衛生裁判化学・薬剤学の3教授は東京帝国大学薬学科出身者で、薬物学教授は千葉医科大学出身者でした。生薬学・生物薬品化学・薬品分析化学は母校出身者ですが、3教授とも卒業後に東京帝国大学薬学科などで選科生として修学・研究を続け、博士号を取得した経歴がありました。

つまり、明治以来わが国薬学・薬業の発展を主導してきた学歴社会の「主役」は東京帝国大学薬学科出身者であり、薬学専門学校出身者はその「脇役」だったのです。これは薬学の関係する領域だけの話ではありません。当時のわが国の政治、経済、法曹、医学、工業、農学などあらゆる分野がそうでした。

　そこで私は、自身が選んだ薬学の世界において、「主役」を務めてきた薬学「宗家」の東京帝国大学薬学科が誕生した歴史的・社会的背景と、「宗家」に与えられた使命や責任を全うしようと挑戦する姿を出身者の人物と事績をたどりながら描き、「宗家」の歴史に迫ってみたいと思ったのです。それが本書執筆の動機でした。

　こうした思いを史実に正しく物語風に読みやすくどの程度画けたか、また大きな思い違いはないかと不安でした。その危惧は矢島毅彦（前東邦大学薬学部教授）、秋山敏行（元東京大学薬学部助教授・元三共株式会社総合研究所）両先生のご校閲で払拭できました。改めてお礼申し上げます。この段階で薬事日報社からの出版も決まりました。まだ事実誤認など誤りがあるかも知れません。すべて私の責任ですのでご指摘下されば幸甚です。

　また、本書に関する「解説」を齋藤充生先生（日本薬史学会評議員）にご執筆戴きお礼申し上げます。本書の持つ意味合いや位置づけなどを示して戴き、読者の方々への道しるべになると思います。

　こうした経緯を経て出版された本書ですが、内容の一部は断片的に平成30年（2018）11月から約1年間、「薬史あれこれ」と題して東京都薬剤師会の「都薬雑誌」に掲載したものを基にしています。単行本として発刊するのを機に大幅に加筆し再構築しましたが、書名をどうするか最後まで悩みました。帝国大学などとするのは時代錯誤ではないかと考えたからです。ただ、今日でも大学の格付け紹介に「早慶」や「MARCH」と同じように「旧帝大」とか「七帝大」といった表現をよく見受けることから、ずばり『東京帝国大学医学部薬学科』としました。東京大学薬学部関係者や薬学教育に関わる人たち、さらに薬学教育に関心をお持ちの方々に何らかのお役に立てればと願っています。

　最後になりましたが、資料をご提供戴きました皆様、ならびに出版のお世話を戴いた薬事日報社取締役出版局長の河辺秀一氏、出版局の小山大輔氏に心から感謝申し上げる次第です。

令和2年（2020）1月11日　　　　　　　　　　　　　　西川　隆

　　　　　　　有病無息で傘寿と5歳を迎え、妻と次女に感謝しつつ記す。

228

解　　説

日本薬史学会　評議員　齋藤充生

　本書は、日本の近代薬学の黎明期に創設された東京帝国大学医学部薬学科（現東京大学薬学部）を「宗家」として取り上げ、東京大学では最後に設置された学部（学年定員では最小）となる薬学部として独立した昭和期までの様々な事象や人物像が、多様な資料や写真により活写され、また、現在への影響なども考察されている。読みやすい入門書として、また、豊富な参考文献を足掛かりにさらなる研究を行う上での出発点ともなるべき貴重な記録である。

　一般的には、「わが国薬学の父」といわれる長井長義以来、従来の日本の薬学は、製薬志向で、特に有機化学を重視し、病態や医療には関心が薄く、調剤学等の薬剤師教育を軽んじていたと認識されているが、本書では模範薬局を整備した丹羽藤吉郎、「薬学ノ運命如何」で生理学、薬効学などの他科学問の習得の必要性を説いた柴田承桂、水質・食品検査や毒物鑑定を薬学の一分野として積極的に取り込んだ丹波敬三の進言など、必ずしも黎明期には有機化学一偏倒の考え方ばかりではなかったことが明らかにされている。

　すでに西洋では、医学とは別個の薬学という学問領域が確立しており、いわゆるお雇い外国人のミュルレルから大学病院薬局の整備に薬剤師の招聘が求められたのは当然であり、西洋で実地に学んだ留学生が医薬分業のシステムを意識することもあったと思われる。

　しかしながら、当時は、西洋諸国から輸入される医薬品の鑑定や国産化が急務であり、医務局長の長与専斎（後に医学校長を兼務）の「製薬学校設立申請書」にみられる真贋鑑別や製薬に重きを置く姿勢はやむを得なかったものと考えられる。その後、第一次世界大戦でのドイツからの医薬品輸入の途絶による主要医薬品の国産化など、「宗家」は司薬場（後の衛生試験所、現在の国立医薬品食品衛生研究所）との緊密な連携の下、製薬に関し大きく貢献することになる。一方で、第二次大戦下でのペニシリン（碧素）製造研究では、発酵技術の面で農学系研究者が主体となり、戦後の実用生産も食品メーカーで行われるなど、通常の医薬品と異なる経緯をたどった。

　「宗家」は医学部薬学科という位置づけもあり、麻黄からのエフェドリン単

離など、和漢薬を対象とした日本独自の成果は創成期から見られたものの、薬学分野において、生理学、薬理学などの生物系薬学が本格的に展開し、薬学が化学と生物学に基礎を置いた創薬を目指す総合科学となったのは、戦後期以降になる。薬効評価のためのスクリーニング法の開発、医薬品特許が製法特許から物質特許に変わったことなども、海外で開発された医薬品の合成経路を変えた国産化から、本格的に創薬重視に転換した誘因と考えられる。そのような産官学挙げての努力の結果、日本が世界有数の新薬（新有効成分）開発国となり、ICH 3 極の一角として世界の医薬品開発をリードするまでになった。また、創薬以外にも、戦後の黄変米や水銀公害、キノホルムによる薬害の解明に果たした役割も大きい。

　日本の医薬分業は、制度としては明治 7 年（1874）の医制に始まるが、薬剤師不足や伝統的な医師による自己調剤の慣習から、明治 22 年（1889）の薬律では医師の自己調剤が例外として認められ、常態化することとなった。日本薬剤師会は、法による強制分業を目指したが、戦後の米国薬剤師協会使節団の勧告、GHQ 指令による分業法の追い風も、医師らの強い反対により頓挫し、最終的には、「宗家」出身者の日本薬剤師会長時代の掉尾を飾る石館守三、高木敬次郎らによる日本医師会との融和の方針転換をもとに、医療法における医療の担い手としての薬剤師の追記、国民皆保険制度下での経済的側面からの政策誘導が行われ平成期以降に急速に医薬分業が一般化することとなった。

　薬剤師業務について、令和元年（2019）の医薬品医療機器法・薬剤師法改正では、革新的医薬品を迅速に医療現場に届けるための先駆け審査指定制度、条件付き早期承認制度の導入、添付文書の電子化、薬剤師による継続的な服薬状況の把握及び薬学的管理の義務付け、「地域連携薬局」、「専門医療機関連携薬局」の創設による薬局機能の分化など、重点化が図られる一方、一時的例外的措置とはいえ、医薬品等総括製造販売責任者の薬剤師要件が必須ではなくなった。また、同年、厚生労働省医薬・生活衛生局総務課長通知「調剤業務のあり方について」では、薬剤師が最終確認を行えば、薬剤師以外の者が、PTPシートの数の取り揃えや一包化した薬剤の数量の確認などを行うことが可能とされ、諸外国のテクニシャン・調剤助手のような公的資格要件のないままに、薬剤師以外の「調剤行為」が一部容認されることとなった。これは、薬剤師業務の質の転換を迫るだけでなく、今後、処方箋枚数で決められた薬剤師の配置数に大きな影響を与える可能性がある。また、産業競争力強化法に基づくグレー

解　説

ゾーン解消制度では、「患者サポートプログラム」として、電話等により症状や治療法、服薬状況の確認、医薬品の有効性と安全性、医薬品の情報、投薬スケジュールの管理に資する情報等を、特定の医療用医薬品を処方されている患者や家族に対して積極的に提供することは医行為に該当しないとの見解が出され、副作用把握や服薬指導に類する行為も薬剤師以外が行うことが可能となった。

　このような薬学、薬剤師、薬局のあり方を根本的に変えうる大変革の中、日本薬史学会を創立した朝比奈泰彦による「薬学薬業界の矛盾を解決するために薬学薬業の歴史を探り、批判整理しなければならない」との言葉は、大きな意味を持つものである。

　薬学部の6年制（薬学科）への移行は先行した医学、歯学、獣医学とは異なり、部分的にしか行われなかった。特に東京大学では、6年制の薬学科への移行が定員の1割しか行われなかったことは、「宗家」として、極めて特異な方向へ向かうものである。

　その背景として、冒頭に挙げた「宗家」薬学の研究志向と医療職としての薬剤師養成教育の軽視の傾向があることは無視できない。明治期まで医薬分業の考え方が日本になく、医療職としての薬剤師の活躍の場が少なかったという背景はあるにしても、多数の実務家を輩出した東京大学の医学部や法学部と比べても、また、帝国大学であった京都大学薬学部と比べても、際立った特徴といえる。

　一方、「宗家」独特のシステムとして、教養学部への大枠での入学と2年次の進学振り分けにより、人文社会系の十分なリベラルアーツを学んだ後に薬学部への進路を選ぶことが可能となっている。ドライラボ（非実験系講座）の設置も国立大学として最も早い平成13年（2001）であり、医科研、定量研（旧応微研／分生研）などの外研を含め、薬学部進学後の進路の選択肢も多い。このことは、薬学教育モデルコアカリキュラムに過度に縛られない多様性と「哲学」をもった薬学研究者を生み出すばかりでなく、医学部にみられるような生命・医療に軸足を置いた起業家や、製薬企業において総括責任者として経営層に進出する薬剤師有資格者を生む原動力となることが期待される。

　また、「宗家」では、薬剤師受験資格のある薬学科と、創薬研究者養成の薬科学科の選択は教室配属される4年次であり、6年制の選択も病院薬剤部（臨床薬物動態学講座）への配属者に限定していない。このため、定員数としては

多くないが、研究マインドを持った薬の専門家としての医療チームでの活躍、特に、医学・薬学的妥当性や経済性の視点も踏まえたポリファーマシー対策や重症化予防、フォーミュラリーの合理的設計・維持などで特色を出せる薬剤師となることが期待される。

　現在、日本の薬学には、高齢化の進行とそれに伴う医療費の増大だけでなく、日本の総人口減少という平時では明治以来初めての経験の中、調剤報酬のモノからヒトへの潮流、AI・ロボットによる労働力の補完・置換、新技術・新興国の発展と ICH の拡大に伴う日本の製薬プレゼンスの相対的低下など、対応・解決すべき課題が山積している。これまでも幾度となく試練を乗り越えてきた「宗家」が、先達の知恵と勇気と経験に倣い、どのように進化を遂げ、難局を切り拓いていくか、見守っていきたい。

　なお、本書に登場するミュルレル、下山順一郎などの銅像は東京大学本郷キャンパス(バス通り沿い)にあるので、現地を訪ねた際に探してみていただきたい。

　著者には本書の完成をねぎらいつつ、薬剤師養成で大きな役割を果たした下山順一郎らの系譜を引く東京薬学校（現東京薬科大学）など、私立薬学校の潮流についても今後の著作を期待したい。

索　引

数字・英字

CI&E　193
DDS　176，183
DDT　140，181
DI　158
DNA　209
GHQ　76，129，167，193，199，200
INH　112，123，132
Liberal Arts　196
PHW　194
RNA　114
tRNA　103

あ

青木大　117
青山胤通　72，136
アカデミズム　123，126，147
阿賀野川水銀事件　169
赤星三彌　185
赤堀四郎　95
秋谷七郎　111，135，139，140，142，182
アコニット　86
浅野三千三　104，107，108，110，113，115，119，120，142，182，224
朝比奈泰彦　49，53，68，69，73，75，76，79，85，104，122，131，148，163，169，179，180，187，188，224
アスパミノール　158
アーセミン　71，72，125
アーセミン商会　72，125

アネモニン　105，106
アミノ酸輸液の父　135
アミノプロピロン　170
アモネンの推定構造　49
荒田義雄　110
アルカロイド　44，68，80，83，84，85，86，87，121，147，172
アルサミノール　71
安香堯行　41，59

い

飯高洋一　203，204
飯田英夫　132
飯盛挺造　13
医学校付属医院薬局　14
医学博士号辞退事件　27
池口慶三　30，40，41，52，55，60，68，73，77，137，148
池田謙斉　13，39
池原森男　98，103
石井道子　159，217
石黒武雄　126，131，160，161，173，174
石館守三　106，107，111，118，158，179，180，182，185，188，190，214
石福寛治　111
石渡三郎　83
イスランジア黄変米事件　120
医制　15，22，29，30，64
為政修　110
イソニコチン酸ヒドラジド　99，112，132
乙卯研究所　82，84，85，171

233

伊藤四十二　118，152，154，157，186，223
稲垣克彦　111，182
犬伏康夫　172
イミダベンツォイソヒノリン　132
医薬品研究　174，178
医薬品国産化　65，147
医薬品食品衛生研究所　34
医薬品製造試験部　74
医薬品の国産化　34，79，160
医薬品の真贋の鑑定　64
医薬品不足　34，67，72，74，82，129
医薬分業　10，11，15，22，29，30，38，47，52，57，64，117，128，141，152，159，194，200，224
医薬分業法　166，168
医療の担い手　159
医療費適正化政策　159
医療薬学　216，217
医療薬剤学　176
岩倉具視　38
岩垂亨　71
院外処方箋の発行　117
飲食物取締法規　55

う

ウィーランド　109
ウィリス　7
ウイルステッター　75，105
上尾庄次郎　98，100，170
上野金太郎　149
鵜飼貞二　110，128，195，201
浮田忠之進　135，142，185，224
宇野豊三　165
梅澤浜夫　111，182

え

エイクマン　16，33

衛生化学教室　140，210
衛生化学・裁判化学講座　144，207
衛生化学雑誌　137，138
衛生学　38
衛生学科　156
衛生裁判化学　31，79，143，185
衛生裁判化学教室　138，140
衛生裁判化学講座　72，142
衛生試験所　64，68，75
衛生試験法　137，143
益進倶楽部　63
榎本武揚　59
エフェドリン　35，48，51，121，151
エミール・フィッシャー　105
エメチン　102，132
エーラミゾール　71
エレクトロニクス技術　204
延長法　153
エンテリックコーティング　176
エンドキサン　184

お

黄変米事件　120，168
大井玄洞　13
大内兵衛　167
大岡増次郎　139
正親町実正　30，56
大口喜六　56
大隈重信　7，56
大蔵省醸造試験所　93
大阪大学薬学部　103，219，226
大阪薬学専門学校　196
大澤利昭　118，144，205，206，208，209
大槻弌　41
大野雅二　213
緒方章　20，44，82，85，107，111，112，131，133，148，150，157，223

234

緒方洪庵　151

岡本敏彦　80，88，98，185，209，
　214

奥井誠一　143，185

落合英二　80，83，85，99，111，
　182，186

小野瓢郎　41

恩田重信　54

か

開局薬剤師　58，199

化学工業全書　72

化学構造と生理作用　46

かかりつけ薬局　159

柿沼三郎　126，137

学位授与権　25

学位令　26

核磁気共鳴装置　86

学歴主義の脇役　154，199

学歴主義の主役　199

掛見喜一郎　117，131，175

可児重一　154

粕谷豊　118，155，158，185，205

カーター　142

画期的新薬　96，200

学校薬剤師　136，137，154

金沢大学薬学部　110

金沢薬学専門部　109

かび米　120

亀谷哲治　98，132

亀田幸雄　110

刈米達夫　161，165，169

カルモチン　74

川崎近太郎　139

川瀬清　201

川畑秀信　179

川村弘　154

菅考男　202

き

木島正夫　108

基礎薬学　80，200

北里柴三郎　124

北里大学　216

キニーネ　44，73，86，88，140，
　181

キノホルム　186，186，189

寄付講座　148

岐阜市立薬学専門学校　127

岐阜薬学専門学校　126，155

岐阜薬科大学　128，225

木村康一　108，169

局方品　67

九州大学薬学科　139

九州薬学専門学校　59，60

旧帝国大学　198

キュリー夫人　81

教育刷新会議　195，196

教育の機会均等　198

京都大学ウィルス研究所　189

京都大学薬学科　197

京都大学薬学部　164，178

京都帝国大学　27，61，160，178

京都帝国大学医学部薬学科　160，175

京都帝国大学福岡医科大学　62

京都帝国大学薬学科　126，147，162，
　178

京都薬学専門学校　198

京都薬科大学　198

教養主義教育　196

共立薬科大学　92

魚類の放射能禍　168

義和団の乱　62

近代医学　8

近代測定器　86

近代的な医療制度の導入　10

近代的病院薬剤師の育成　62

く

薬の総合科学　201，202，205，215，
　218
久原躬弦　71
久保文苗　216
熊谷洋　158
熊本大学薬学部　59，61
熊本薬学専門学校　61，76，110
黒沢潤三　153
クロロフィル　105
クーン　180
軍需用医薬品　129
軍用医薬品　73，82

け

警視庁衛生検査所　55
慶松勝左衛門　53，58，62，71，76，
　79，104，123，147，148，155，
　160，173，175，223，224
欠乏医薬品　68
ゲールツ　9
健康保険制度　54，57
健保分業運動　57

こ

公害問題　143
光学活性化合物　135
工業所有権戦時法　70
講座制　20，24，29
講座増設　147
膠質化学　149
公衆衛生福祉局　194
公職追放令　85
講書始の儀　87，92
公私立専門学校規定　60
合成医薬品工業　67
合成化学　43，74，84
合成化学研究　48
厚生省中央薬事審議会　92

抗生物質　175
酵素タンパク質　100
高等教育の改革　194
抗ハンセン病治療薬　182
抗マラリア剤　111
古賀憲司　135，212
国産製薬所　125，136
国産代用新薬　74
国民医療対策大綱　141
国民皆保険制度　56，117
国立医薬品食品衛生研究所　12，165
国立衛生試験所　165，168，187
国立学校設置法　185
国立総合大学令　196
国立予防衛生研究所　95，110，113，
　210，224
古在由直　125，148
児玉桂三　76
国家須要に応える学　19
国家地方警察本部科学捜査研究所　141
国家の須要　18
ゴッドファーザー　80，222，225
後藤新平　124
小林芳人　185
小山哉　16，41
コルシェルト　16
コレステロール　91
コロイド化学　137
近藤平三郎　20，53，62，68，73，
　76，79，80，86，93，98，99，
　104，125，131，148，169，171，
　194，224

さ

西園寺公望　56
西郷隆盛　7
再審査制度　92
斉藤邦吉　187
斉藤昇　187

裁判化学　141
酒井甲太郎　61, 62
酒井式座薬器　63
坂口康蔵　139
坂口武一　179
相良知安　7, 13
佐久間象山　62
ザーチュルナー　87
里田勲　131
サビオール　71
サムス　167, 194
作用機序解明　206
サリチル酸　31
サリドマイド　135, 169
サリドマイド事件　118
サルバルサン　32, 71, 72, 124,
　125, 126, 136, 224
サルファ剤　134, 165, 175, 182
澤村良二　143
三共　32, 71, 73, 125
三師会協調路線　187
三師会長会議　154
三条実美　9
サントニン　67

し

ジェイキンス　167
塩野義三郎　68, 82
塩野義製薬　102, 184
塩原又策　68
私学教育の振興　190
私学の雄　77
ジギタミン　74, 82
静岡薬科大学　128, 155, 156, 171
実際薬学　116
質量分析装置　86
指定医薬品制度　30, 52, 55
シノメニン　82, 83, 86
柴田桂太　119

柴田承桂　12, 13, 14, 38, 43, 51,
　97, 119, 201, 222
柴田承二　98, 104, 107, 108, 119,
　122, 185
シーハン，J.　182
ジベンツォヒノリチン誘導体　132
島田耕一　41
清水藤太郎　108
清水博　212
下山事件　136, 140, 143
下山順一郎　11, 20, 25, 27, 28,
　56, 62, 73, 77, 81, 104, 124,
　159
社会薬学研究会　96
社会薬学講座　96
司薬場　9, 10, 12
司薬場設置に関する伺書　9
上海自然科学研究所　124
重要医薬品　69, 73, 147
種々薬帳　122
首藤紘一　214
シュミット，C.　49
正倉院薬物　108, 121, 122
正倉院薬物調査　169
樟脳　106, 180
生薬学　79, 105, 161, 166, 169,
　185
生薬学講座　104, 107, 111, 119,
　120, 149
生薬学・植物化学講座　123
昭和天皇　87, 92
職能教育　196, 216
植物塩基研究　224
植物化学　105, 111, 169, 224
植物成分化学　147
植物成分研究法　127
植物成分の生合成　121
植物薬品化学講座　204
ジョセフ・ブランスキー　194

処方箋　10, 57, 154
私立熊本薬学校　59, 61
私立薬学専門学校　60
真贋鑑別　11
神教丸　83
新制大学　128, 196, 200
新全6年制薬学教育システム　219

す

水銀公害　143, 224
推薦博士　36
菅澤重彦　98, 101, 112, 123, 126,
　130, 131, 155, 173, 175, 183,
　185
杉井善雄　140
鈴木梅太郎　71
鈴木善幸　187
鈴木秀幹　108
鈴木友二　175, 177
図説正倉院薬物　122
スタウディンガー　86
ステロイド　91, 102, 216
須藤憲三　109
ストレプトマイシン　84
スモン　179, 186, 189, 208

せ

生化学　121, 156, 177
製剤学　47, 116, 185
製剤学講座　175
製造特許　74, 200
生体異物研究部門　205
生体異物部門　206
生体異物・免疫化学講座　206, 207
生体反応の免疫学的研究　208
生物化学　107, 111
生物化学系講座　114
生物化学講座　175
生物活性研究所　95

生物系薬学　156, 223
生物薬剤学　176
生物薬品化学講座　177
舎密開宗　34
生命薬学専門課程　206, 207, 215
製薬化学　20, 51, 161, 223
製薬化学科　202
製薬化学専門課程　118, 207
製薬学　13
製薬学科　11, 13, 156
製薬学科廃止案　19, 37
製薬学校設立申請書　10, 64
製薬技術者　58
製薬士　20, 25, 26
生理解剖学　156
生理化学　150, 185
生理化学講座　155, 223
赤外線吸収スペクトル　86
瀬崎仁　176
セファランチン　84, 110
ゼルチュルネル　87
全国公私立病院薬局長会議　22
戦災者バザー　130
専門学校令　60
染料医薬品奨励法　68, 70

そ

臓器薬品化学　126, 148
臓器薬品化学教室　157, 216
臓器薬品化学講座　44, 116, 133,
　148, 154, 155, 223
宗家　15, 20, 25, 52, 56, 64, 65,
　67, 79, 80, 86, 88, 95, 97,
　102, 106, 124, 127, 131, 147,
　188, 196, 198, 201, 214, 222
創製　96, 179, 201
創薬　49, 202, 203, 204, 217, 218
副島種臣　7

た

第一次国産化時代　70, 74
第一次世界大戦　34, 65, 67, 71,
　79, 82, 124, 136, 147, 160
第一製薬　71, 72, 131, 136, 161,
　173
第一大学区医学校製薬学科　11
第一ラジオアイソトープ研究所　174
大学教育改革　193
大学東校　8
大学南校　7, 12, 28
大学令　73
第二次世界大戦　180
代用医薬品　74, 82
代用新薬　71
唾液腺ホルモン　155
高木敬次郎　123, 133, 157, 185,
　206, 217, 223
高木誠司　149, 160, 161, 163, 177
高野一夫　153
高橋三郎　16, 41, 53, 58, 68
高橋順太郎　49
高橋酉蔵　161, 169
高橋秀松　41
高橋隆造　73
高松豊吉　72
滝沢武夫　204
武田孝三　141
武田長兵衛　68
武田薬品　106, 108, 181
竹中稲美　154
武見太郎　154, 187
太刀川隆治　91
辰野高司　120, 152, 201
田中角栄　187
田辺五兵衛　68
田辺五兵衛商店　32
田辺製薬　134
谷岡忠二　154

田原良純　27, 33, 60, 68, 69, 72,
　76, 90, 124
田宮猛雄　168
田村憲造　106, 180, 188
田村善蔵　185, 186, 188, 209
単位反応　135
丹波敬三　11, 25, 27, 30, 56, 58,
　60, 68, 71, 77, 79, 136
タンバルサン　32, 71, 72, 136

ち

地衣成分　106, 121
チーゲル　31
千葉医学専門学校　55
千葉大学薬学部　94, 224
中央薬事審議会　170, 181
中外製薬　101
中庸道　77
調剤学　22, 38, 47, 77, 116, 199
調剤訓　62, 63
陳克恢　49

つ

通学生　39
塚元久雄　101, 139
造る・創る　200, 201, 217
津田恭介　34, 80, 83, 85, 89, 98,
　101, 181
坪井正道　203
鶴藤丞　155, 157, 185

て

帝国臓器製薬　76
帝国大学医科大学紀要　29
帝国大学の特権　194
帝国大学評議会　26
帝国大学模範薬局　22
帝国大学薬学科　198
帝国大学令　17, 18, 28, 61, 73

適塾　151
出口文太　82
テトロドトキシン　34，90
寺阪正信　77
伝染病研究所　104，110，113，142，224
天然化学　89
天然物化学　106
天然物の構造研究　89
天然有機化学　86，108，111

と

ドイツ医学　7，8
ドイツ式薬局　14，15
ドイツ製医薬品　67
ドイツ薬学　8
東京医学校　12，16
東京医学校製薬学科　12，59
東京医科歯科大学　141
東京衛生試験所　33，34，69，74，75，163
東京開成学校　16
東京司薬場　12，33
東京女子高等師範学校　36
東京大学　16，25
東京大学医学部製薬学科　16
東京大学応用微生物研究所　91
東京大学南方自然科学研究所　119
東京大学百年史　19，72，186
東京大学付属病院薬局の源流　14
東京大学薬学科　197
東京大学薬学部設置申請　185
東京帝国大学　18
東京帝国大学医学部薬学科　73
東京帝国大学医科大学薬学科　18，19
東京帝国大学伝染病研究所　84，107，109，136
東京帝国大学薬学科　148，179，222
東京薬学校　29，32，52

東京薬学専門学校　54，58，76，83，198
東京薬学専門学校女子部　139，140
東京薬科大学　29，77，198，216
東邦大学　216
東洋製薬　68，70，74
東洋薬報　49
徳島大学薬学部　220
毒性薬理学講座　206，207
ドナン　149，163
富田真雄　87，161，162，171，172
トームス，H.　37
友田嘉平　68
富山薬学専門学校　73，126，127
豊倉康夫　186
ドラッグインフォメーション　158
ドラッグデリバリーシステム　176
トリカブト　88

な

内国製薬　68，70，73，74
ナイトロジェン・マスタード　184
ナイトロミン　184
永井一雄　40
長井長義　13，20，25，26，34，38，43，46，56，60，62，64，68，73，79，81，97，151，201，222
中垣正幸　174
長崎医学校　7，9
中嶋暉躬　214
長瀬雄三　163
中谷宇吉郎　167
永田亘　98，102
永山芳男　154
長与専斎　9，12，38，39，64
名取俊二　213

に

新潟薬科大学　100

西崎弘太朗　76
日英同盟　67
日露戦争　62，81
日本医師会　153，167，187
日本医薬情報センター　156
日本医薬品統制会社　129
日本衛生学会　137
日本女子大学校　36
日本新薬　125
日本の薬学教育　225
日本病院薬剤師会　64，190
日本薬学会　36，46，60，64，84，
　95，103，114，143，174，201，
　205
日本薬学図書館協議会　156
日本薬剤師会　30，32，52，54，130，
　141，152，158，187，216，217
日本薬剤師会史　57
日本薬剤師協会　166
日本薬史学会　108，119，123
日本薬局方　39
日本薬局方注解　51
日本薬局方調査会　170
ニューウエルト　13
丹羽藤吉郎　11，12，15，19，21，
　25，37，54，58，60，63，68，73，
　79，123，125

ね
ネオカイン　74，82

の
納富嘉博　16
野上寿　104，107，115，185，210
野沢清人　130，154
野島庄七　144，203，210，224
ノボホルム　74

は
バイオホロニックスプロジェクト　115
黴菌学　149
梅毒　71，125
売薬法　32，55，56，58
ハイロウスキー　180
長谷川秀治　84，90，110
長谷川淳　116，185
長谷純一　110
畑忠三　115，138
醗酵化学　149
発色反応　180
服部健三　32，53，72，79，136，
　140
花野学　119，210
浜名政和　98，101
早石修　114
林春雄　151
林芳信　183
パリ大学　166
パロチン　152，223
バンカイン　74
ハンゼン　13
万有製薬　71，125，182
伴義雄　101，134

ひ
ピグメントX　120
微生物化学研究センター　115
微生物薬品化学講座　112，113，202，
　203，207，211，213，224
微生物薬品学　95
砒素化合物　126
ビタカンファー　106，180，188
必須医薬品　68
日野九郎兵衛　68
ビフィズス菌　189
病院薬剤師　53，64，199，216
病院薬局　117，216

病院薬局の宗家　22
病院薬局協議会／学術フォーラム　64
比良野矯　126，127
平山増之助　41
平山松治　41，68，70
微量分析化学　180
ヒルゲル，A.　17，31
広部雅昭　206，208

ふ

ファイグル　180
ファイファー　86
ファーマコダイナミクス　206
ファルマシー　45
ファルマシア　96，190
不完全講座　79
福岡医科大学　61
福田英臣　158，206，207
フグ毒　86，90
福永忠道　204
福原有信　68
藤田穆　106
藤田直市　107，108，111，115，119
藤田正方　29，77
藤田路一　108，119，185，204
藤田勇三郎　202
物質特許　215
物理薬剤学　176
腐敗研究所　93，95
フリュッキゲル　17
不良医薬品取締機関　9
フルッキガー　28
ブルトーゼ　74
フルベッキ　7
古屋恒次郎　41
プレーグル　86，180
ブロバリン　74
プロミン　182，183
文化勲章　85，87，92，107

分業元年　142，187
分業実施期成同盟　130
分業推進3カ年計画　141
分業の可否　167
分業法修正案　154
文献情報　156
粉乳砒素中毒事件　168
フンボルトの理念　18

へ

米国教育使節団　193
米国薬剤師協会使節団　116，166，
　　175，200，217，225
碧素　182
碧素委員会　111，182
別課　31
ペッテンコーファー　12，39
ヘテロサイクルズ　99
ペニシリン　111，182
ベヒホルト　136
ペプチド研究　100
ベルリン大学　13，18，149

ほ

邦語学校　16
放射性医薬品　174
放出医薬品　129，130
北清事変　62
北陸大学薬学部　110
星薬科大学　98，174
戊辰戦争　7，59
北海道大学　102，202
ホフマン　8
ホフマン，A.W.　12，20，35，38，
　　46，50，223
ホフマン，K.　100
ホルデ　124
ホルンスト　81

ま

益富寿之助　108
マトリン　83，86，90，121
マルチン　12，16
丸山ワクチン　92
満鉄中央試験所　124

み

三浦謹之助　49
三川潮　123，211
水野傳一　104，112，203，210，
　213，224
溝口恒輔　149
湊顕　195
水俣病　169
南満州鉄道株式会社　71，124
ミニ帝大　199
宮木高明　80，85，91，93，114，
　201，224
三宅秀　15，21，38
宮道悦男　127，195
宮本禎一　195
ミュルレル　8，11，14
民間情報教育局　193

む

無機薬化学　161
無機薬化学講座　173，174
村上信三　195
村山義温　69，74，167，195

め

明治維新　7
明治天皇　16
明治薬学専門学校　54
明治薬科大学　40，123，178
名城大学　216
明薬内閣　54

も

模範薬局　21，38
百瀬勉　107，179，183
森有礼　19
森鹿三　108
森島庫太　160
森永薬品　182
森春雄　148
森本栄太郎　60
モルヒネ　87

や

薬害研究施設　118，205
薬害作用部門　205，206
薬界の巨人　53，55，59
薬界のスポークスマン　95
薬害の防止　186
薬化学　79，185
薬化学教室　93，98
薬化学講座　80，82，211
薬学科　202，217，218
薬学概論　95，96，110，201
薬学科創設　147
薬学教育　8，14，76，110，147，
　156，173，175，194，196，215
薬学教育改革　226
薬学教育改正案　97
薬学教育協議会　97，156，196
薬学教育上の問題　198
薬学教育審議会　194，195，197
薬学教育制度　194
薬学教育の改善について　212
薬学教育問題検討委員　97
薬学教育6年制問題　92
薬学研究者の育成　198，199
薬学研究の正しい方向　201
薬学研究白書　95，97，114，201，
　205，215
薬学校　64

薬学校通則　64
薬学雑誌　43, 48, 83, 124
薬学三十年の回顧　107
薬学士　20, 26
薬学振興会　149
薬学振興論　43, 51, 151, 201, 222
薬学専門学校　76, 109, 127, 197,
　198
薬学専門課程　118, 207
薬学誕生　9
薬学中興の祖　129
薬学の運命如何　43
薬学の研究　97, 201
薬学の原点　97
薬学の死守　19
薬学の進歩発展　44
薬学の進むべき道　43, 46, 223
薬学の盛衰　48
薬学の創始者　11
薬学の父　36
薬学の哲学　96
薬学の目的　10, 77
薬学の歴史如何　48
薬学博士　27
薬学博士号　40
薬学部独立　196
薬学部の実態と将来への構想　94, 96
薬学分科制　156
薬学への帰巣本能　114
薬学6年制　11, 217, 225, 226
薬業調査会　82
薬剤学　116, 119
薬剤学講座　116, 175, 176
薬剤学懇談会検討会　117
薬剤学科　156
薬剤学の創始者　117
薬剤師　40
薬剤師教育　200, 201, 215
薬剤師国家試験　156, 219, 225

薬剤師資格　22
薬剤師の育成　64
薬剤師の師父　59, 61
薬剤師の職能　199
薬剤師の役割　8
薬剤師の養成　219
薬剤師法　55, 56, 58
薬剤師養成　15, 198, 224
薬剤師養成教育　217
薬剤取締之法　9
薬剤部　117
薬事日報　131
薬事二法　154
薬動学研究　175
薬品営業並薬品取扱規則　40
薬品合成化学講座　202, 203, 204,
　211
薬品合成講座　118
薬品作用学講座　133, 150, 155,
　158, 185, 223
薬品製造　79
薬品製造学　21, 125, 161, 170,
　185
薬品製造学教室　131, 173
薬品製造学講座　100, 123, 131,
　132, 134, 161, 169, 175, 202
薬品製造学会　73
薬品製造工学　202
薬品代謝化学講座　206, 207, 208,
　212
薬品物理化学講座　174, 202, 203
薬品物理分析学講座　202, 203, 204,
　207
薬品分析化学　126, 148, 161, 185
薬品分析化学講座　107, 149, 161,
　163, 179, 183, 189, 211, 214
薬物学　156
薬物送達システム　176
薬舗　10

薬舗開業　64

薬舗主　15, 58

薬律　21, 22, 30, 40, 55, 56

薬律改正案　30

薬理評価法の開発　206

薬歴　159

薬歴管理指導料　159

矢島治明　98, 100

薬科学科　217, 218, 225

薬科大学設立基準　155

薬局の距離制限　154

薬効学　46, 151

薬効評価　49

矢内原忠雄　184

藪田貞次郎　182

山川健次郎　37

山川浩司　201

山科郁男　178

山田俊一　123, 134, 202, 209

山田董　41

山田正篤　157, 209, 224

ゆ

有機化学　36, 38, 48, 67, 71, 74,
　75, 84, 94, 106, 116, 121, 133,
　151, 194, 199, 222

有機生化学研究　142

有機微量分析法　180

有機薬化学　161, 172

有機薬化学講座　170, 171

有効無害主義　56

輸入医薬品　124

輸入薬　67

よ

ヨアヒモグル　149

洋語学校　15

横田喜右衛門　126

吉岡正則　189

吉田富三　184

吉田学　16

吉富製薬　184

吉矢佑　159

ヨヒンビン　86

ら

ライヒスタイン, T.　102

ラキサトール　82

ラジウム　81

ランガルト　12, 13, 16

り

リービッヒ　38

リープライヒ　13

リーベルマン　81

硫化ソーダ法　163, 164

臨時医薬制度調査会　167

臨時製薬部　68, 69, 74

臨時薬業調査会　68, 72

臨床（医療）薬学教育　97, 216

る

ルテオスカイリン　121

れ

レイストリック　120

連合国軍総司令部　76, 129, 193

ろ

労働保険調査会　57

ロビンソン, R.　132

わ

渡辺武　108

西川　隆（にしかわ たかし）

日本薬史学会理事、薬学博士。1935年東京・神田に生まれ育つ。1958年東京薬科大学卒業、1995年塩野義製薬医薬開発部部長で定年退職。その後、東京薬科大学常務理事、日本私立薬科大学協会常務理事などを務める。著書に「くすりから見た日本」「くすりの社会誌」、共著に「医薬分業の歴史」（いずれも薬事日報社）ほかがある。2018年「薬学史事典（Encyclopedia of Pharmaceutical History）の編著に対する功績」で日本薬史学会賞を受賞。

東京帝国大学医学部薬学科
―― 人物と事績でたどる「宗家」の責任と挑戦

2020年3月25日　第1刷発行

著者　西川　隆

発行　株式会社薬事日報社

〒101-8648　東京都千代田区神田和泉町1番地
電話　03-3862-2141（代表）
URL　http://www.yakuji.co.jp/
組版・印刷　音羽印刷株式会社
©2020 Takashi Nishikawa　　　　　　　　　　ISBN978-4-8408-1524-6